B. Hackenberg, A. Hohmann

BASICS Public Health

BASICS

Berit Hackenberg, Anja Hohmann

BASICS Public Health

Fachliche Beirätin: Prof. Dr. Petra Kolip, Bielefeld

ELSEVIER

Elsevier GmbH, Bernhard-Wicki-Str. 5, 80636 München, Deutschland
Wir freuen uns über Ihr Feedback und Ihre Anregungen an kundendienst@elsevier.com

ISBN 978-3-437-42172-3
eISBN 978-3-437-09723-2

Wichtiger Hinweis
Die medizinischen Wissenschaften unterliegen einem sehr schnellen Wissenszuwachs. Der stetige Wandel von Methoden, Wirkstoffen und Erkenntnissen ist allen an diesem Werk Beteiligten bewusst. Sowohl der Verlag als auch die Autorinnen und Autoren und alle, die an der Entstehung dieses Werkes beteiligt waren, haben große Sorgfalt darauf verwandt, dass die Angaben zu Methoden, Anweisungen, Produkten, Anwendungen oder Konzepten dem aktuellen Wissensstand zum Zeitpunkt der Fertigstellung des Werkes entsprechen.
Der Verlag kann jedoch keine Gewähr für Angaben zu Dosierung und Applikationsformen übernehmen. Es sollte stets eine unabhängige und sorgfältige Überprüfung von Diagnosen und Arzneimitteldosierungen sowie möglicher Kontraindikationen erfolgen. Jede Dosierung oder Applikation liegt in der Verantwortung der Anwenderin oder des Anwenders. Die Elsevier GmbH, die Autorinnen und Autoren und alle, die an der Entstehung des Werkes mitgewirkt haben, können keinerlei Haftung in Bezug auf jegliche Verletzung und/oder Schäden an Personen oder Eigentum, im Rahmen von Produkthaftung, Fahrlässigkeit oder anderweitig übernehmen.
Obwohl alle Werbemittel mit ethischen (medizinischen) Standards übereinstimmen, stellt die Erwähnung in dieser Publikation keine Garantie oder Anerkennung der Qualität oder des Wertes dieses Produkts oder der Aussagen der Herstellerfirmen dar.

Für die Vollständigkeit und Auswahl der aufgeführten Medikamente übernimmt der Verlag keine Gewähr.
Geschützte Warennamen (Warenzeichen) werden in der Regel besonders kenntlich gemacht (®). Aus dem Fehlen eines solchen Hinweises kann jedoch nicht automatisch geschlossen werden, dass es sich um einen freien Warennamen handelt.

Bibliografische Information der Deutschen Nationalbibliothek
Die Deutsche Nationalbibliothek verzeichnet diese Publikation in der Deutschen Nationalbibliografie; detaillierte bibliografische Daten sind im Internet über https://www.dnb.de abrufbar.

23 24 25 26 27 5 4 3 2 1

In ihren Veröffentlichungen verfolgt die Elsevier GmbH das Ziel, genderneutrale Formulierungen für Personengruppen zu verwenden. Um jedoch den Textfluss nicht zu stören sowie die gestalterische Freiheit nicht einzuschränken, wurden bisweilen Kompromisse eingegangen. Selbstverständlich sind immer alle Geschlechter gemeint.

Planung: Susanne Szczepanek
Gestaltungskonzept: Waltraud Hofbauer, Andrea Mogwitz, Rainald Schwarz
Projektmanagement: Birgit Pietzsch, München; Dr. Nikola Schmidt, Berlin
Redaktion: Dr. Nikola Schmidt, Berlin
Rechteklärung: Niklas Borck, München
Herstellung: Hildegard Graf, Germering
Satz: STRAIVE, Puducherry/Indien
Druck und Bindung: Drukarnia Dimograf Sp. z o. o., Bielsko-Biała/Polen
Umschlaggestaltung: SpieszDesign, Neu-Ulm
Titelfotografie: © pirke, AdobeStock.com (Skalpell); © by-studio, Fotolia.com (Pillen); © tom, Fotolia.com (Stethoskop)

Aktuelle Informationen finden Sie im Internet unter www.elsevier.de

Vorwort

Liebe Leserinnen und liebe Leser,

die Coronapandemie hat in den letzten Jahren die Welt erschüttert und unseren Alltag auf den Kopf gestellt. Die damit einhergegangenen Herausforderungen haben einmal mehr unterstrichen, welchen Stellenwert das übergeordnete Verstehen von Krankheitsprozessen und deren globale Versorgung einnehmen. Hierdurch rückt auch das Fach Public Health zunehmend in den Fokus einer breiteren Öffentlichkeit. Als Ärzte und Ärztinnen von morgen sollten sich Medizinstudierende dessen bewusst sein. Wir hoffen, durch dieses Werk einen Einstieg in die spannende und vielfältige Welt der Public Health zu ermöglichen.

Der erste Allgemeine Teil soll die Werkzeuge vermitteln, die gebraucht werden, um epidemiologische und klinische Daten richtig zu interpretieren. Im folgenden Speziellen Teil stellen wir Kapitel für Kapitel unterschiedliche Bereiche von der Gesundheitsversorgung, über Gesundheitsökonomie bis hin zu internationalen Fragestellungen der Global Health vor. Die anschließenden Fallbeispiele sollen helfen, Gelerntes anhand von praktischen Bezügen zu vertiefen.

Dieses Buch wäre ohne die tatkräftige Unterstützung vieler Menschen nicht möglich gewesen. Wir möchten uns an dieser Stelle bei Frau Professor Petra Kolip und Herrn Professor Wendelin Schramm für ihre fachliche Unterstützung bedanken. Vielen Dank an Frau Dr. Nikola Schmidt für das Projektmanagement sowie das tolle Lektorat. Ein besonderes Dankeschön gebührt auch Frau Birgit Pietzsch und Frau Susanne Szczepanek, die dieses Projekt auf dem Weg von der ersten Idee bis zum fertigen Buch mit vielfältigen Anregungen begleitet haben. Zudem danken wir dem Elsevier-Verlag sowie Frau Heike Hübner für die Umsetzung der Grafiken und Herrn Niklas Borck für die Klärung der Bildrechte.

Wiesbaden und Heidelberg, im Oktober 2022
Berit Hackenberg und Anja Hohmann

Abkürzungsverzeichnis

AIDS	acquired immunodeficiency syndrome
AMG	Arzneimittelgesetz
ARR	absolute Risikoreduktion
AWMF	Arbeitsgemeinschaft der Wissenschaftlichen Medizinischen Fachgesellschaften
BÄK	Bundesärztekammer
BfArM	Bundesinstitut für Arzneimittel und Medizinprodukte
BIP	Bruttoinlandsprodukt
BMG	Bundesministerium für Gesundheit
BoB	Bundesoberbehörde
BZgA	Bundeszentrale für gesundheitliche Aufklärung
BZÄK	Bundeszahnärztekammer
DALY	disability-adjusted life year
DiGA	digitale Gesundheitsanwendungen
DKG	Deutsche Krankenhausgesellschaft
DMP	Disease-Management-Programme
DRG	Diagnosis Related Groups
DSM	Diagnostic and Statistical Manual of Mental Disorders
EbM	evidenzbasierte Medizin
EMA	European Medicines Agency; Europäische Arzneimittel-Agentur
ePA	elektronische Patientenakte
EPHO	Essential Public Health Operations
G-BA	Gemeinsamer Bundesausschuss
GBD	Global-Burden-of-Disease-Projekt
GdB	Grad der Behinderung
GKV	Gesetzliche Krankenversicherung
GKV-SV	Spitzenverband Bund der Krankenkassen
GMK	Gesundheitsministerkonferenz der Länder
GNI	Gross National Income
HRQoL	health-related quality of life
ICD	International Statistical Classification of Diseases and Related Health Problems
ICF	International Classification of Functioning, Disability and Health
IGeL	Individuelle Gesundheitsleistungen
IQTIG	Institut für Qualitätssicherung und Transparenz im Gesundheitswesen
IQWIG	Institut für Qualität und Wirtschaftlichkeit im Gesundheitswesen
KFRG	Krebsfrüherkennungs- und -registergesetz
KiGGS	Studie zur Gesundheit von Kindern und Jugendlichen in Deutschland des Robert Koch-Instituts
LDC	Least Developed Countries
K(Z)BV	Kassen(zahn)ärztliche Bundesvereinigung
K(Z)Ven	Kassen(zahn)ärztliche Vereinigungen
LKGen	Landeskrankenhausgesellschaften
MdE	Minderung der Erwerbsfähigkeit
MDG	Millennium Development Goals
NGO	non-governmental organization
NNT	number needed to treat
NPV	negativ prädiktiver Wert
ÖGD	Öffentlicher Gesundheitsdienst
PEI	Paul-Ehrlich-Institut
PKV	Private Krankenversicherung
PPV	positiv prädiktiver Wert
PrävG	Präventionsgesetz
PRO	patient reported outcome
PSA	prostataspezifisches Antigen
QALY	quality-adjusted life year
RCT	randomized controlled trial
RR	relatives Risiko
RKI	Robert Koch-Institut
SDG	sustainable development goals
SGB	Sozialgesetzbuch
SIR	standardisierte Inzidenzratio
SMR	standardisierte Mortalitätsratio
SOEP	Sozio-oekonomisches Panel
STD	sexuell übertragbare Erkrankungen
STIKO	Ständige Impfkommission
THW	Technisches Hilfswerk
WHO	World Health Organization
ZSKG	Zivilschutz- und Katastrophenhilfegesetz

Fehler gefunden?

An unsere Inhalte haben wir sehr hohe Ansprüche. Trotz aller Sorgfalt kann es jedoch passieren, dass sich ein Fehler einschleicht oder fachlich-inhaltliche Aktualisierungen notwendig geworden sind.

Sobald ein relevanter Fehler entdeckt wird, stellen wir eine Korrektur zur Verfügung. Mit diesem QR-Code gelingt der schnelle Zugriff.

https://else4.de/978-3-437-42172-3

Wir sind dankbar für jeden Hinweis, der uns hilft, dieses Werk zu verbessern. Bitte richten Sie Ihre Anregungen, Lob und Kritik an folgende E-Mail-Adresse: kundendienst@elsevier.com

Inhaltsverzeichnis

Allgemeiner Teil

ALLGEMEINE GRUNDLAGEN

METHODEN

Spezieller Teil

GESUNDHEITSFÖRDERUNG UND PRÄVENTION

GESUNDHEITSVERSORGUNG

GESUNDHEITSÖKONOMIE

DETERMINANTEN DER GESUNDHEIT

PRÄVENTION AUSGEWÄHLTER ERKRANKUNGEN

GLOBAL HEALTH

PANDEMIEN UND KATASTROPHENMEDIZIN

Fallbeispiele

Anhang

Allgemeiner Teil

BASICS

Allgemeine Grundlagen

Methoden

Definition

Public Health (im deutschen Sprachraum auch: Gesundheitswissenschaften) ist „die Wissenschaft und die Praxis der **Verhinderung von Krankheiten, Verlängerung des Lebens** und **Förderung der Gesundheit** durch organisierte Anstrengungen der Gesellschaft" (Definition der WHO nach Donald Acheson, in der deutschen Übersetzung gemäß RKI). Andere Definitionen, z. B. der Deutschen Gesellschaft für Public Health, ergänzen den Aspekt einer gerechten Verteilung und effizienten Nutzung der vorhandenen Ressourcen oder die Vielfalt der Handlungsfelder und Akteure sowie den Aspekt der Nachhaltigkeit der ergriffenen Gesundheitsmaßnahmen.

Drei wesentliche **Charakteristika** von Public Health sind:

- **Anwendungsbezug:** Theorie und Praxis sind immer miteinander verzahnt, die Wissenschaft ist problembezogen, Maßnahmen sollten auf ihre gesellschaftlichen Folgen hin untersucht werden.
- **Bevölkerungsbezug:** Im Gegensatz zur klinischen (Individual-) Medizin konzentriert sich Public Health auf die Bevölkerung. Es gibt einen System- bzw. Politikbezug.
- **Multi- bzw. Interdisziplinarität:** Eine Vielfalt von beteiligten Einzeldisziplinen und Methoden sorgt für einen umfassenden Ansatz, u. a. die Epidemiologie, Sozialmedizin, Gesundheitsökonomie.

Geschichte

Der Amerikaner Charles-Edward Winslow formulierte 1920 die **drei Phasen der Public Health:**

1. **Assanierung** (ab ca. 1830): Entwicklung einer öffentlichen Infrastruktur, die hygienische Umwelt- und Lebensbedingungen schafft, unter anderem durch Zugang zu sauberem Trinkwasser sowie Beseitigung von Abfällen und Abwasser. Zentrale Auslöser waren unter anderem der Cholera-Ausbruch in London 1854 (John Snow) oder die Typhus-Epidemie in Oberschlesien 1848 (Rudolf Virchow).
2. **Bakteriologie** (ab ca. 1900): Entwicklung von bevölkerungsbezogenen Strategien zur Unterbrechung von Infektionsketten, z. B. durch Isolation oder Impfung.
3. **Persönliche Hygiene** (ab ca. 1920): Fokus auf die Förderung einer individuellen, gesunden Lebensweise. Zunehmender Fokus auf Screening und Prävention nichtinfektiöser Erkrankungen.

Entwicklung in Deutschland

In Deutschland stellte **Johann Peter Frank** bereits 1790 den Zusammenhang zwischen Armut und Krankheit heraus und forderte, dass die Gesundheitssicherung eine staatliche Verwaltungsaufgabe sein müsse („medizinische Polizey") und dass Ärzte lokale Informationen zur Bevölkerungsgesundheit erheben sollten („medizinische Topographie"). Dies bereitete den Weg für die heutige Gesundheitsberichterstattung.

Im 19. Jahrhundert entstand dann die „soziale Medizin", deren führende Vertreter in Berlin die beiden Ärzte und Sozialreformer **Salomon Neumann** und **Rudolf Virchow** waren.

In München erhielt zeitgleich **Max von Pettenkofer** den ersten Lehrstuhl für Hygiene. Er prägte unter anderem den Begriff der **Sozialhygiene,** die Einflüsse von Lebensverhältnissen auf die Ausbrüche und Verläufe von Infektionskrankheiten untersuchte.

Anfang des 20. Jahrhunderts war Deutschland auf dem Gebiet der Hygiene führend, so besuchten im Jahr 1911 über 5 Millionen Menschen die Hygiene-Ausstellung in Dresden (→ Abb. 1.1). Auf diese Zeit geht auch die Einrichtung kommunaler Gesundheitsämter zurück.

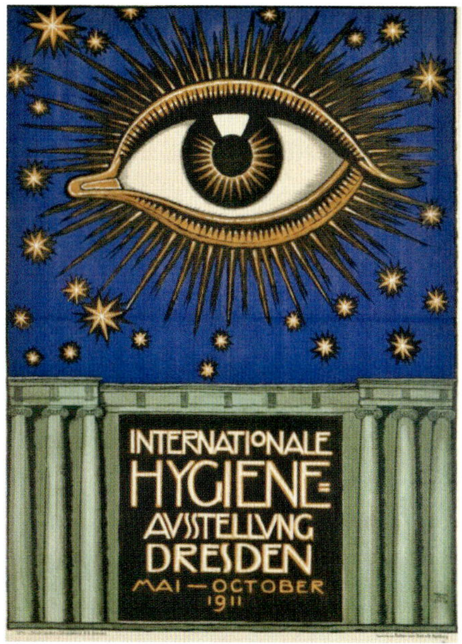

Abb. 1.1 Hygiene-Ausstellung in Dresden 1911 [O252]

Bereits vor der Machtübernahme der Nationalsozialisten gab es Verbindungen zwischen den Konzepten der Sozialhygiene und der Eugenik bzw. Rassenhygiene, erste eugenisch motivierte Sterilisationen wurden 1890 in der Psychiatrischen Universitätsklinik Zürich durchgeführt. Nach 1933 wurde dies jedoch mit unvorstellbarer Konsequenz und Grausamkeit umgesetzt, durch Massensterilisierungen und Genozid.

In der Nachkriegszeit geriet die bevölkerungsbezogene Perspektive auf Gesundheit in der Bundesrepublik Deutschland zunächst aus dem Fokus, auch aufgrund der Rolle der „Volksgesundheit" in der NS-Zeit. Erst in den 1980er-Jahren kam es wieder zu einer intensiven wissenschaftlichen Auseinandersetzung und Wiederbelebung der Public Health. Der englische Begriff „Public Health" wurde verwendet, um Assoziationen mit durch die NS-Zeit belasteten Begriffen wie „Sozialhygiene" oder „Volksgesundheit" zu vermeiden.

New Public Health

Mit der Verabschiedung der Ottawa-Charta 1986 erfolgte eine Neuausrichtung der Public Health. Der Fokus der „Old" Public Health lag insbesondere auf der Prävention von Erkrankungen in besonders vulnerablen, gesundheitlich unterversorgten Bevölkerungsgruppen, mit Ansätzen der Hygiene.

Die **New Public Health** erweiterte nun den Fokus: auf die **gesamte** Bevölkerung und das gesamte Spektrum der Gesundheitsversorgung, insbesondere der Gesundheitsförderung. Zur Epidemiologie kommen nun auch Disziplinen wie Gesundheitssystem- und Versorgungsforschung, Gesundheitsmanagement oder Gesundheitsökonomie hinzu (→ Abb. 1.2). New Public Health wird daher auch als **„öffentliche Gesundheitspolitik",** in Abgrenzung zur Old Public Health und deren Fokus auf **„öffentlicher Hygienepolitik"** verstanden.

Elemente der **Old Public Health** finden sich jedoch weiterhin in der öffentlichen Gesundheitsversorgung, z. B. bei Schutzmaßnahmen aufgrund von (drohenden) Epi- oder Pandemien (→ Kap. 40).

Flussaufwärts-Flussabwärts-Gleichnis

Das Flussaufwärts-Flussabwärts-Gleichnis ist eine Parabel, die in unterschiedlichen Versionen existiert (→ Abb. 1.3). Sie soll die Rolle der Public Health im Vergleich zur klinischen Medizin illustrieren: Eine Ärztin steht am Ufer eines reißenden Flusses und hört laute

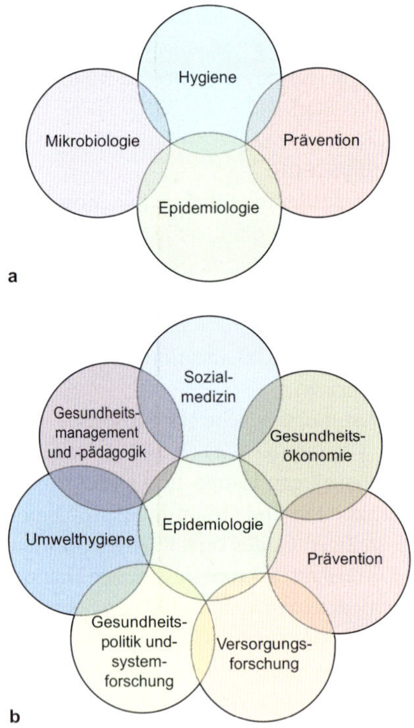

Abb. 1.2 Disziplinen der a) Old Public Health (öffentliche Hygienepolitik) und der b) New Public Health (öffentliche Gesundheitspolitik), nach BZgA [L143/P1064]

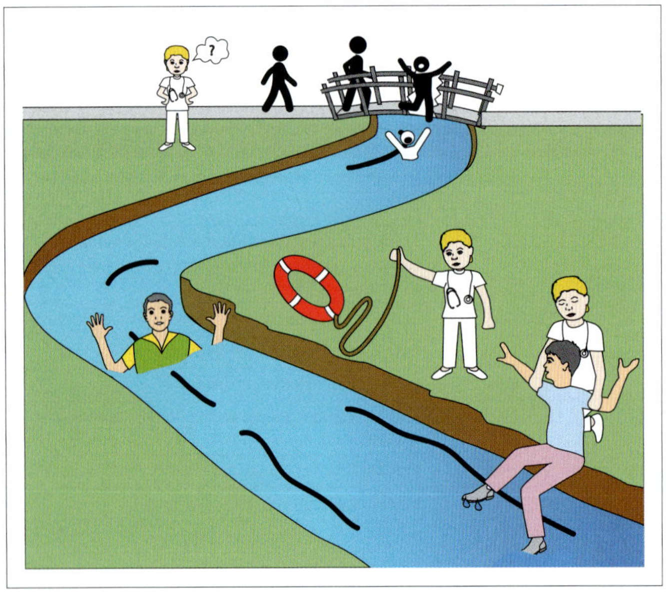

Abb. 1.3 Flussabwärts-Flussaufwärts-Gleichnis [L143/P1064]

Schreie eines Ertrinkenden, der den Fluss hinuntertreibt. Sie springt in die Fluten, rettet die Person, schafft es, sie hinauszuziehen und wiederzubeleben. Kaum ist ihr dies gelungen, hört sie erneut Schreie aus dem Fluss, springt wieder in den Fluss, wiederum rettet sie einen Ertrinkenden nur knapp. Unmittelbar hiernach hört sie erneut Hilferufe, rettet wiederum eine Person gerade noch aus dem Wasser. So geht es den ganzen Tag, ohne Pause und ohne dass die Ärztin es schafft, flussaufwärts hinter der Biegung nachzusehen, warum so viele Menschen in das Wasser fallen. Vielleicht ist eine Brücke morsch oder die Bewohner flussaufwärts haben nicht gelernt zu schwimmen? Vereinfacht gesagt, rettet die Medizin die Menschen flussabwärts, die Public Health hingegen sucht flussaufwärts nach den Gründen, warum die Menschen ins Wasser fallen, und versucht, diese zu reduzieren.

Zentrale Aufgaben der Public Health

Die WHO Europa hat fünf zentrale Aufgaben (**Essential Public Health Operations,** EPHO) im Bereich der öffentlichen Gesundheit formuliert sowie fünf übergeordnete Themen, die die Erbringung dieser Aufgaben ermöglichen sollen.
Die fünf zentralen Aufgaben sind:

1. **Surveillance** (Überwachung) von Gesundheit und Wohlbefinden der Bevölkerung
2. Beobachtung von **Gesundheitsgefahren** und gesundheitlichen Notlagen und **Gegenmaßnahmen**
3. **Gesundheitsschutzmaßnahmen** (u. a. in den Bereichen Umwelt-, Arbeits- und Nahrungsmittelsicherheit)
4. **Gesundheitsförderung,** einschließlich Maßnahmen in Bezug auf soziale Determinanten und gesundheitliche Maßnahmen
5. **Krankheitsprävention,** einschließlich Früherkennung

Diese Aufgaben sollen ermöglicht werden durch folgende **fünf Maßnahmen:**

1. Gewährleistung von gesundheitsorientierter Politikgestaltung und Steuerung **(Governance)**
2. Gewährleistung einer ausreichender Zahl von **Fachpersonal** in der öffentlichen Gesundheit
3. **Nachhaltige** Organisations- und Finanzierungs**strukturen**
4. **Öffentlichkeitsarbeit** und soziale Mobilisation für die Gesundheit
5. **Forschungsförderung** im Bereich der öffentlichen Gesundheit für die Anwendung in Politik und Praxis

Das **Robert Koch-Institut (RKI)** in Berlin ist das nationale Public-Health-Institut in Deutschland. Anknüpfend an die EPHOs ist sein Leitbild „Erkennen – Bewerten – Handeln".

Aktuelle Herausforderungen

Die **epidemiologische Transition** bezeichnet die Verschiebung des Krankheits- und Todesursachenspektrums von Infektionskrankheiten hin zu chronischen, (vorwiegend) nichtinfektiösen Erkrankungen.

Gegenwärtige und zukünftige Herausforderungen der Public Health sind unter anderem die Globalisierung und die gesundheitlichen Auswirkungen des **Klimawandels,** die **soziale Ungleichheit** von Gesundheitschancen, die **demografische Entwicklung** und Änderungen im Krankheitsspektrum. Dies sind zum einen nichtübertragbare Krankheiten, aber auch das Auftreten neuer Infektionskrankheiten (wie COVID-19 und Ebola) oder die zunehmende Resistenzentwicklung bei bekannten Infektionskrankheiten, wie Tuberkulose.

Zusammenfassung

- Public Health ist die Wissenschaft und Praxis der Verhinderung von Krankheiten, Verlängerung des Lebens und Förderung der Gesundheit. Sie ist anwendungs- und bevölkerungsbezogen sowie multidisziplinär.
- Die drei Phasen der Public Health sind Assanierung, Bakteriologie und persönliche Hygiene.
- Die epidemiologische Transition ist die Verschiebung des Krankheitsspektrums hin zu chronischen Erkrankungen.

→ 2 Gesundheit und Krankheit

Je nach Definition von Krankheit und Gesundheit unterscheidet sich, was krank bzw. behandlungsbedürftig ist. Es kann eine **statistische Norm** (Abweichung vom Mittelwert), **Idealnorm** (Abweichung vom WHO-Ideal, s. u.), **soziale Norm** (Abweichung von allgemein anerkannten Verhaltensweisen), **Funktionsnorm** (resultierende Einschränkungen im Alltag oder Beruf) oder **therapeutische Norm** (Blutdruckwerte, ab denen das Risiko einer Folgeerkrankung erhöht ist) angelegt werden. Die Betrachtungsweise kann **dichotom** – man ist entweder gesund oder krank – oder **kontinuierlich** sein. Gesundheit kann überdies auf der **Ebene** des Individuums (v. a. klinische Medizin) oder der Bevölkerung betrachtet werden (v. a. in der Public Health).

WHO-Definition der Gesundheit

Die wohl bekannteste, und in ihrer normativen Aussage umfassendste Definition der Gesundheit gibt die Weltgesundheitsorganisation (WHO). In der Präambel zu ihrer Verfassung (Stand: aus dem Jahr 1948) definiert sie:

> „Gesundheit ist ein Zustand vollständigen körperlichen, seelischen und sozialen Wohlbefindens (engl.: well-being) und nicht nur das Fehlen von Krankheit oder Gebrechen." *(WHO)*

Mit ihrer Definition der Gesundheit grenzt sich die WHO von der rein biomedizinischen Sichtweise ab. Es handelt sich um eine Idealnorm. Die multidimensionale Definition umfasst **körperliche, seelische und soziale Anteile.** Seit den 1980er-Jahren fordern einige WHO-Mitgliedsstaaten, v. a. aus dem asiatisch-pazifischen sowie dem arabisch-islamischem Raum, **Spiritualität** als eine vierte Dimension der Gesundheitsdefinition zu ergänzen.

Pathogenese

Unter **Pathogenese** versteht man Prozesse, die zum Entstehen einer Krankheit führen.

Die in der klinischen Medizin vorherrschende, naturwissenschaftlich-**biomedizinische Perspektive** auf Gesundheit ist v. a. pathogenetisch geprägt. Das heißt, Gesundheit ist die Abwesenheit von Krankheit bzw. eine noch nicht (vollständig) medizinisch diagnostizierte körperliche oder seelische Verfassung. Dieses Gesundheitskonzept kann im Alltag praktikabel sein, z. B. für eine Krankschreibung als Nachweis der Arbeitsunfähigkeit.

Das biomedizinische Modell wird ergänzt durch das **Risikofaktorenmodell,** das insbesondere die Auswirkung von individuellen Verhaltensweisen auf die Entstehung nicht übertragbarer, chronischer Erkrankung mitberücksichtigt.

Salutogenese

Salutogenese bedeutet – analog zur Pathogenese – die Entstehung von Gesundheit. Während der Fokus der klinischen Medizin auf der Pathogenese liegt, ist die Perspektive der Public Health bzw. Gesundheitsförderung die Salutogenese. Sie untersucht, durch welche Faktoren Gesundheit entsteht.

Der Begriff wurde durch **Aaron Antonovsky** geprägt. Er sieht den Gesundheitszustand als ein **Kontinuum** zwischen den beiden Polen Gesundheit und Krankheit, d. h., niemand ist je vollständig gesund oder vollständig krank (Gesundheits-Krankheits-Kontinuum, *HEDE-Kontinuum*). Konzepte, die der Salutogenese nach Antonovsky ähneln, sind: das Empowerment (nach Rappaport), die Selbstwirksamkeitserwartung (nach Bandura) sowie die erlernte Hilflosigkeit (nach Seligman).

Die von der WHO 1986 formulierte **Ottawa-Charta** zur Gesundheitsförderung ist ein Beispiel für die Anwendung des Salutogenese-Modells. Sie setzt auf die Förderung von Ressourcen, auf positive Gesundheitsziele und auf die Beteiligung (Partizipation) und Befähigung (Empowerment) der Menschen zur Stärkung ihrer Gesundheit (→ Kap. 7).

Klassifikationssysteme

Klassifikationssysteme vereinheitlichen Diagnosen und diagnostische Kriterien. Die WHO gibt hierfür die Internationale Klassifikation von Krankheiten (International Statistical Classification of Diseases and Related Health Problems, **ICD**) sowie die Internationale Klassifikation der Funktionsfähigkeit, Behinderung und Gesundheit (International Classification of Functioning, Disability and Health, **ICF**) heraus.

ICD Die ICD erfasst medizinische Diagnosen (→ Tab. 2.1). Gegenwärtig gilt die 10. Version der ICD (ICD-10), welche Krankheiten in 22 Kapitel, mit jeweiligen Haupt- und Untergruppen, gliedert. Etwa 20.000 Krankheiten und Gesundheitsprobleme werden hierbei mit bis zu 5-stelligen Codes verschlüsselt. So steht der Buchstabe I für Herz-Kreislauf-Erkrankungen, der Diagnoseschlüssel I63.1–9 für verschiedene Formen des akuten Schlaganfalls. In Deutschland ist die modifizierte ICD-10-GM amtliche Grundlage für Diagnoseverschlüsselungen in der ambulanten und stationären Versorgung, z. B. im Rahmen von Abrechnungen mit den Krankenkassen, aber auch bei der amtlichen Todesursachenstatistik. Die überarbeitete 11. Version der ICD (ICD-11) trat Anfang 2022 in Kraft.

DSM **Psychiatrische Störungen** werden, neben dem Kapitel 5 (F00-F99) der ICD, mit dem von der American Psychiatric Society

Tab. 2.1 ICD-10 GM (DIMDI) [W798]

Kapitel	Gliederung	Titel
I	A00-B99	Bestimmte infektiöse und parasitäre Krankheiten
II	C00-D84	Neubildungen
III	D50-D90	Krankheiten des Blutes und der blutbildenden Organe sowie bestimmte Störungen mit Beteiligung des Immunsystems
IV	E00-E90	Endokrine, Ernährungs- und Stoffwechselkrankheiten
V	F00-F99	Psychische und Verhaltensstörungen
VI	G00-G99	Krankheiten des Nervensystems
VII	H00-H59	Krankheiten des Auges und der Augenanhangsgebilde
VIII	H60-H95	Krankheiten des Ohres und des Warzenfortsatzes
IX	I00-I99	Krankheiten des Kreislaufsystems
X	J00-J99	Krankheiten des Atmungssystems
XI	K00-K93	Krankheiten des Verdauungssystems
XII	L00-L99	Krankheiten der Haut und der Unterhaut
XIII	M00-M99	Krankheiten des Muskel-Skelett-Systems und des Bindegewebes
XIV	N00-N99	Krankheiten des Urogenitalsystems
XV	O00-O99	Schwangerschaft, Geburt und Wochenbett
XVI	P00-P96	Bestimmte Zustände, die ihren Ursprung in der Perinatalperiode haben
XVII	Q00-Q99	Angeborene Fehlbildungen, Deformitäten und Chromosomenanomalien
XVIII	R00-R99	Symptome und abnorme klinische und Laborbefunde, die anderenorts nicht klassifiziert sind
XIX	S00-T98	Verletzungen, Vergiftungen und bestimmte andere Folgen äußerer Ursachen
XX	V01-Y84	Äußere Ursachen von Morbidität und Mortalität
XXI	Z00-Z99	Faktoren, die den Gesundheitszustand beeinflussen und zur Inanspruchnahme des Gesundheitswesens führen
XXII	U00-U99	Schlüsselnummern für besondere Zwecke

herausgegebenen Diagnostic and Statistical Manual of Mental Disorders (DSM) klassifiziert. Seit 2013 liegt es in der 5. Version (DSM-5) vor. Es definiert, ob und welche Verhaltensauffälligkeiten oder Normabweichungen als Krankheitssymptome bzw. psychische Störung gewertet werden.

ICF Die ICF hingegen erfasst die bio-psycho-sozialen Aspekte von Krankheitsfolgen, unter Berücksichtigung der Kontextfaktoren: Sie ist ressourcen-, nicht defizitorientiert, und beschreibt Krankheitsfolgen anhand von vier Komponenten: **Körperfunktionen** (Komponente b), **Körperstrukturen** (Komponente s), **Aktivitäten** und **Partizipation** (Komponente d) sowie **Umweltfaktoren** (Komponente e). Sie ist auf alle Menschen, nicht nur auf Menschen mit Behinderungen, anwendbar. Sie kommt unter anderem in der medizinischen Rehabilitation zum Einsatz.

Soziale Normen und Gesundheit

Was als Krankheit definiert wird, was als erklärungsbedürftig und behandelnswert angesehen wird, ist immer auch durch soziale Normen und gesellschaftliche Prozesse beeinflusst. Was Krankheitswert hat, kann sich also zwischen verschiedenen Kulturkreisen und Epochen unterscheiden.

Zum Beispiel galt Homosexualität lange als Krankheit: Erst seit 1991 wird sie nicht mehr als Diagnose in der offiziellen WHO-Klassifikation (ICD-10) aufgeführt. Transsexualität wird mit der ICD-11 nicht mehr unter Persönlichkeits- und Verhaltensstörungen, sondern in einem neuen Bereich (Probleme/Zustände im Bereich der sexuellen Gesundheit) aufgeführt.

Disease Mongering

Nicht nur soziale Normen, auch kommerzielle Interessen beeinflussen, was im öffentlichen Bewusstsein als Krankheit wahrgenommen wird. Die Journalistin Lynn Payer prägte hierfür den Begriff **Disease Mongering** (Deutsch: Krankheitserfindung).

Disease Mongering beschreibt gemäß Arzneimittelkommission der deutschen Ärzteschaft die Ausweitung dessen, was behandlungsbedürftig und behandelbar ist, um potenziell mehr Behandlungen zu verkaufen.

Gesunde Menschen sollen davon überzeugt werden, dass sie krank sind, oder leicht Kranke davon, dass sie schwer krank sind. Beispiele hierfür sind physiologische (Alterungs-)Prozesse, die zu medizinischen Problemen werden (z. B. Haarausfall), persönliche oder soziale Schwierigkeiten, die medizinische Diagnosen erhalten (z. B. „Soziale Phobie“) oder Krankheitsrisiken, die mit manifester Erkrankung gleichgesetzt werden (z. B. wird eine geringe Knochendichte zu Osteoporose).

Disease Mongering kann durch die Industrie und PR-Agenturen, aber auch durch (industriegesponserte) Patientenorganisationen sowie Wissenschaftler mit finanziellen Verbindungen zur Industrie betrieben werden. Mechanismen sind:

- **Die scheinbare Prävalenz erhöhen:** breite Diagnosekriterien anhand unspezifischer Symptome (Reizbarkeit, Verdauungsbeschwerden etc.), fehlende Abgrenzung zwischen milden Ausprägungen und klinischer Manifestation
- **Diagnose der Erkrankung fördern:** Ärzt*innen auf Unterdiagnostik hinweisen, Patient*innen zur Selbstdiagnostik ermutigen, Aufmerksamkeit durch Disease-Awareness-Kampagnen oder (gesponserte) Selbsthilfegruppen erhöhen
- **Behandlung fördern:** Therapieeffekte übertreiben, Nebenwirkungen oder Therapierisiken verharmlosen, Therapie in Frühstadien oder bei milden Ausprägungen ermutigen

Ein Beispiel ist das **Restless-Legs-Syndrom (RLS):** Bis zur Zulassung von Ropinirol war RLS eine selten diagnostizierte Erkrankung, für die es keine spezifische medikamentöse Therapie gab. Zeitgleich zur Markteinführung des Medikaments wurde eine durch den Hersteller finanzierte Studie veröffentlicht, die besagt, dass RLS in den USA eine Prävalenz von bis zu 10 % hat und daher deutlich unterdiagnostiziert ist. Über intensive Medien- und Disease-Awareness-Kampagnen wurde so eine (vermeintliche) Versorgungslücke geschlossen.

Zusammenfassung

- Die WHO-Definition der Gesundheit ist der Zustand vollständigen körperlichen, seelischen und geistigen Wohlbefindens, nicht nur die Abwesenheit von Krankheit. Es handelt sich hierbei um eine Idealnorm.
- Die Perspektive der Public Health auf Gesundheit ist salutogenetisch.
- Krankheitskonzepte können durch soziale und gesellschaftliche, aber auch wirtschaftliche Interessen beeinflusst werden.

→ 3 Epidemiologie

Definition

Epidemiologie ist wörtlich die Lehre (griech.: *lógos*) „von dem, was über das Volk kommt", (griech.: *epi* = über, *démos* = Volk). Sie untersucht die Verteilung von gesundheitsrelevanten Ereignissen wie Krankheiten oder Todesfällen, aber auch von deren Ursachen in Bevölkerungen und Bevölkerungsgruppen. Dies unterscheidet sie von der klinischen Medizin, bei der der einzelne Patient mit seiner konkreten Erkrankung im Mittelpunkt steht. Die deskriptive Epidemiologie beschreibt, wie Krankheiten, Risikofaktoren oder schützende Faktoren in der Bevölkerung (Population) verteilt sind. Die analytische Epidemiologie untersucht, welche Faktoren (Determinanten) zum Erhalt der Gesundheit bzw. Entstehen von Krankheiten beitragen.

Grundbegriffe

Wichtige epidemiologische Parameter zur Beschreibung der Verbreitung einer Erkrankung sind Inzidenz und Prävalenz.

Inzidenz Die Inzidenz gibt die Zahl der neu erkrankten Personen in einer Bevölkerung innerhalb eines gewissen Zeitraums an, entspricht also der Wahrscheinlichkeit **zu erkranken.** Es werden die kumulative Inzidenz und die Inzidenzrate unterschieden (→ Tab. 3.1). Voraussetzung ist, dass die untersuchte Bevölkerungsgruppe zu Beginn des Zeitraums gesund, aber unter Risiko **(at risk)** ist, also erkranken kann (bei Eierstockkrebs z. B. nur Frauen). Bei Zeiträumen wird der Durchschnitt der Bevölkerung zu Beginn und Ende (mittlere Bevölkerung) angenommen.

Prävalenz Die Prävalenz hingegen beschreibt den Anteil der Erkrankten an einer Bevölkerung – zu einem Zeitpunkt (Punktprävalenz) oder innerhalb eines Zeitraums (Periodenprävalenz). Sie entspricht der Wahrscheinlichkeit, **krank zu sein.** Eine Sonderform der Periodenprävalenz ist die **Lebenszeitprävalenz,** die angibt, wie viele Personen irgendwann in ihrem Leben mindestens einmal an einer bestimmten Krankheit leiden.

Mortalität und Letalität Spezielle Inzidenzmaße für die Sterblichkeit einer Erkrankung sind die Mortalität (bezogen auf die Gesamtbevölkerung) und Letalität (bezogen auf die Erkrankten). Die Letalität ist damit ein Maß für die Tödlichkeit einer Erkrankung.

Standardisierte Inzidenzratio und Mortalitätsratio Um die Inzidenz bzw. Mortalität einer Kohorte mit der Allgemeinbevölkerung zu vergleichen, können die standardisierte Inzidenzratio (SIR) bzw. die standardisierte Mortalitätsratio (SMR) berechnet werden. Hierfür werden die beobachteten Fälle mit den erwarteten Fällen verglichen, indem die Zahl der Fälle in der Kohorte durch die Zahl der Fälle in der Allgemeinbevölkerung dividiert wird.

Studientypen

Interventionsstudien

In der klinischen Forschung ist der Goldstandard die experimentelle **Interventionsstudie** (*Randomized Controlled Trial*, **RCT),** in der Versuchspersonen zufällig **(randomisiert)** unter **kontrollierten** Bedingungen einer Intervention zugeteilt werden (Interventionsgruppe) oder die Intervention nicht erhalten (Kontrollgruppe). Bei **doppelblinden** Studien wissen überdies weder der Prüfarzt noch der Teilnehmer, zu welcher Gruppe – z. B. Behandlung mit Medikament oder Placebo – der Teilnehmer randomisiert wurde. Ist nur einer von beiden hierfür verblindet, spricht man von einfach blinder Studie. Die Aussagekraft der Studienergebnisse kann durch die Durchführung an verschiedenen Standorten **(multizentrisch)** erhöht werden. Systematische Metaanalysen, also strukturierte Auswertungen der Ergebnisse mehrerer RCTs, haben den höchsten Evidenzgrad.

Beobachtungsstudien

In der epidemiologischen Forschung werden hingegen zumeist **Beobachtungsstudien** eingesetzt, d. h., Teilnehmer werden in ihrem Lebensalltag beobachtet, durch die Studie aber nicht beeinflusst. Gerade, wenn die Exposition mit einem Risikofaktor (z. B. Rauchen) schädlich ist, kommen Interventionsstudien aus ethischen, gesellschaftlichen oder politischen Gründen häufig nicht infrage.

Je nach Fragestellung können verschiedene Studientypen angewandt werden:

Tab. 3.1 Wichtige epidemiologische Häufigkeitsmaße und Maßzahlen

Häufigkeitsmaß	Berechnung
Kumulative Inzidenz (pro 100.000 Personen)	$\frac{\textit{Anzahl der Neuerkrankten im Zeitraum}}{\textit{Bevölkerung unter Risiko zu Beginn des Zeitraums}} \times 100.000$
Inzidenzrate (pro 100.000 Personen)	$\frac{\textit{Anzahl der Neuerkrankten im Zeitraum}}{\textit{Mittlere Bevölkerung unter Risiko im Zeitraum}} \times 100.000$
Punktprävalenz (in %)	$\frac{\textit{Anzahl der Erkrankten zum Zeitpunkt}}{\textit{Gesamtbevölkerung at risk zum gleichen Zeitpunkt}} \times 100$
Periodenprävalenz (in %)	$\frac{\textit{Erkrankte zu Beginn + Neuerkrankte im Zeitraum}}{\textit{Mittlere Bevölkerung at risk im Zeitraum}} \times 100$
Mortalitätsrate (pro 100.000)	$\frac{\textit{Gestorbene im Zeitraum}}{\textit{Mittlere Bevölkerung (at risk) im Zeitraum}} \times 100.000$
Letalität (%)	$\frac{\textit{Anzahl der an der Krankheit Gestorbenen im Zeitraum}}{\textit{Alle an der Krankheit Erkrankten im Zeitraum}} \times 100$

Kohortenstudien (Inzidenzstudien) Sie vergleichen Personen, die bestimmten Risikofaktoren ausgesetzt sind, mit nichtexponierten Personen. Über den Zeitverlauf wird **prospektiv** das Auftreten von Erkrankungen bzw. Todesfällen zwischen beiden Gruppen verglichen (→ Abb. 3.1a). Mittels Kohortenstudien können **Inzidenz** und **Mortalität** bestimmter Erkrankungen geschätzt werden. Außerdem können vergleichende Maßzahlen, wie das relative Risiko, die Odds Ratio und Hazard Ratio, und für den Vergleich mit der Allgemeinbevölkerung darüber hinaus die standardisierte Inzidenz- bzw. Mortalitätsratio berechnet werden. Kohortenstudien eignen sich gut, Zusammenhänge zwischen Ursache und Wirkung (Krankheit) zu erkennen, sind jedoch teuer und zeitaufwendig.

Bekanntestes Beispiel einer Kohortenstudie ist die **Framingham-Studie** (eine Kleinstadt in Massachussetts, USA), die seit 1948 die Risikofaktoren für das Auftreten der koronaren Herzerkrankung untersucht. Weitere bedeutende Kohortenstudien sind die **British Doctors Study** (die den Zusammenhang zwischen Rauchen und Mortalität britischer Ärzt*innen belegt), ihr Pendant, die **Nurses Health Study** (mit Fokus auf weiblicher Gesundheit) sowie die **European Prospective Investigation into Cancer and Nutrition (EPIC)-Studie,** die zwischen 1992 und 2000 über eine halbe Million Europäer rekrutierte, um den Zusammenhang zwischen Ernährung und Krebs zu erforschen.

Fall-Kontroll-Studien In Fall-Kontroll-Studien werden Personen, die bereits an der zu untersuchenden Krankheit leiden, mit nichterkrankten Kontrollpersonen verglichen. **Retrospektiv** wird erfasst, ob zuvor eine Exposition bestand (→ Abb. 3.1b). Wichtigste statistische Maßzahl ist die Odds Ratio; das relative Risiko bzw. die Inzidenzrate kann hingegen nicht ermittelt werden. Fall-Kontroll-Studien eignen sich besonders, um seltene Krankheiten (z. B. seltene Tumore) oder den Effekt multipler Expositionen (z. B. Rauchen und Kontrazeptiva) zu untersuchen.

Kohortenstudien und Fall-Kontroll-Studien gehören zu den **Längsschnittstudien,** da sie Daten an mindestens zwei Zeitpunkten erheben.

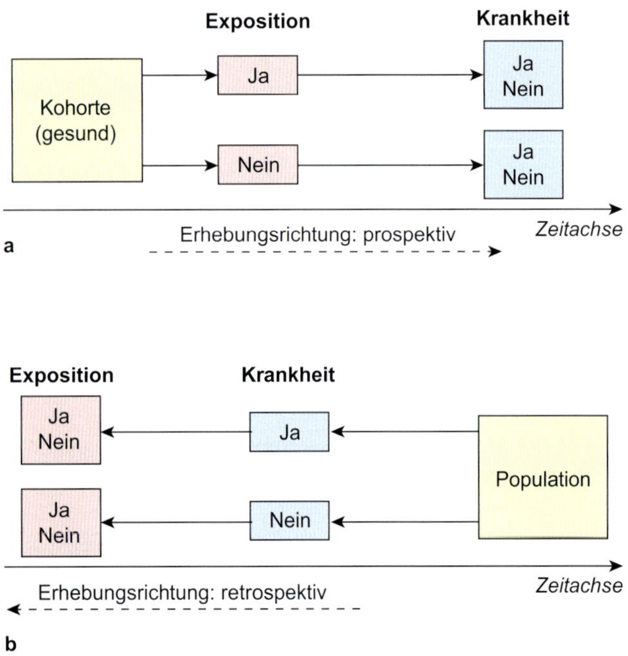

Abb. 3.1 Prospektive Kohortenstudie (a), retrospektive Fall-Kontroll-Studie (b) [L143/P1064]

Querschnittstudien (Prävalenzstudien) Diese untersuchen zu einem einzigen Zeitpunkt, inwieweit Exposition und Erkrankung innerhalb einer Stichprobe vorliegen. Dies kann durch bereits vorhandene Daten (z. B. Register), aber auch durch repräsentative Datenerhebungen (z. B. Befragungen) geschehen. Hieraus kann die **Prävalenz** verschiedener Risikofaktoren oder Erkrankungen innerhalb der Stichprobe ermittelt werden, Angaben zur Abfolge von Exposition und Erkrankung können nicht getroffen werden. Mithilfe von Querschnittstudien kann ebenfalls die Odds Ratio berechnet werden.

Weitere Studientypen sind z. B. **Fallberichte (case studies),** d. h. Beschreibungen einzelner Krankheitsverläufe. Kontrollgruppen gibt es hierbei nicht. Fallberichte sind unter anderem wichtig in der Arzneimittelsicherheit – so wurden 1961 die Nebenwirkungen einer Thalidomid-Einnahme in der Schwangerschaft (Contergan-Skandal) durch Fallberichte über kongenitale Fehlbildungen in der Zeitschrift *The Lancet* aufgedeckt.

In Deutschland sind die wichtigsten methodischen Standards zur Durchführung epidemiologischer Studien in den Leitlinien der wissenschaftlichen Fachgesellschaft für das Fach Epidemiologie, der **Deutschen Gesellschaft für Epidemiologie (DGEpi)**, zusammengefasst.

Fehlerquellen

Drei Arten von Fehlern können in Studien zu falschen Ergebnissen führen: zufällige Fehler, systematische Fehler (Bias), sowie Störfaktoren (Confounder).

Zufällige Fehler sind unvermeidbar, sie treten durch inter- und intraindividuelle Variabilität (z. B. mehrfache Blutdruckmessungen bei derselben Person) auf. Zufällige Fehler können durch wiederholte (im Idealfall: unendliche) Messungen oder eine größere Stichprobe ausgeglichen werden, systematische Fehler nicht.

Bias Von Bias spricht man, wenn das Ergebnis einer Studie nicht aufgrund der Intervention zustande kommt, sondern aufgrund eines systematischen Fehlers im Studiendesign oder der Auswertung verzerrt ist.

Bias reduziert die interne Validität einer Studie und führt dazu, dass der wahre Effekt einer Intervention über- oder unterschätzt wird, im schlimmsten Fall die Aussage der Studie gänzlich falsch ist. In Studien, die Gruppen miteinander vergleichen, unterscheidet man vier Haupttypen von Bias:

- **Selektionsbias** (*selection bias*): Die Teilnehmer der Vergleichsgruppen unterscheiden sich systematisch in ihren – im Hinblick auf die Studie relevanten – Eigenschaften, z. B. hinsichtlich Alter oder Vorerkrankungen.
- **Durchführungsbias** (*performance bias*): Die zu vergleichenden Gruppen unterscheiden sich nicht nur bezüglich der Studienintervention, sondern werden auch sonst unterschiedlich behandelt (z. B. bessere medizinische Betreuung im Rahmen der Studienteilnahme).
- **Detektionsbias** (*detection bias*): Unterschiede in der Erfassung der Endpunkte. Entsteht vor allem, wenn Outcome-Parameter einen gewissen Ermessensspielraum haben und Teilnehmer oder Untersucher nicht verblindet sind (z. B. selbstberichtete Schmerzskala).
- **Verlustbias** (*attrition bias*): In einer Gruppe scheiden deutlich mehr Teilnehmer aus der Studie aus und stehen nicht mehr zur Erfassung der Endpunkte zur Verfügung, z. B. aufgrund schwerer Nebenwirkungen.
- **Publikationsbias** kann dadurch entstehen, dass vor allem Studien veröffentlicht werden, die einen signifikanten (positiven) Effekt einer Maßnahme nachweisen.

→

Gegenmaßnahmen sind unter anderem die Randomisierung bzw. die verdeckte Gruppenzuteilung sowie die Verblindung von Studienpersonal bzw. Teilnehmern. Gerade bei nichtmedikamentösen Studien ist eine Verblindung häufig nur schwer zu realisieren, ggf. ist eine verblindete Endpunkterfassung möglich. Um einer Verzerrung durch Studienabbrüche entgegenzuwirken, kann eine **Intention-to-Treat-Analyse** erfolgen, die auch die Studienabbrecher in die Datenauswertung mit einbezieht (→ Tab. 3.2).

Confounder (Störfaktor) Es handelt sich um Variablen, die sowohl mit dem Outcome als auch mit der Exposition assoziiert sind. Ein Beispiel hierfür ist die positive Korrelation zwischen Speiseeisverzehr und Anzahl der Ertrinkenden in einem Zeitraum. Man könnte also einen **kausalen** (ursächlichen) **Zusammenhang** zwischen Eiskonsum und Ertrinken annehmen. Hier ist der Confounder das warme Sommerwetter, das sowohl zu einem höheren Eisverzehr als auch zu mehr Schwimmern (und damit potenziell Ertrinkenden) führt (→ Abb. 3.2).

Häufige Confounder in epidemiologischen Untersuchungen sind Alter oder sozioökonomischer Status. In Interventionsstudien wird deswegen randomisiert. In Beobachtungsstudien kann eine – in Bezug auf potenzielle Confounder – homogene Studienpopulation gewählt werden oder die Teilnehmer können für bekannte Confounder **gematcht** (zugeordnet) werden, z. B. Teilnehmer gleichen Alters und Geschlechts in Fall- und Kontrollgruppe verglichen werden. Nach Durchführung der Studie kann eine **stratifizierte Analyse** (Auswertung, die nach den Ausprägungsstufen des Confounders geschichtet ist) vorgenommen werden.

Kausalität in Beobachtungsstudien

Der englische Statistiker und Epidemiologe **Sir Austin Bradford Hill** untersuchte den Zusammenhang zwischen Umweltexposition und Auftreten einer Erkrankung und stellte fest, dass in Beobachtungsstudien eine Kausalität nicht ganz bewiesen, jedoch als mehr oder weniger wahrscheinlich angenommen werden kann. Die **neun Bradford-Hill-Kriterien** sind Anhaltspunkte für eine Kausalität (Ursache-Wirkung-Beziehung):

1. **Stärke des statistischen Zusammenhangs** zwischen Exposition und Erkrankung
2. **Konsistenz** der Befunde zwischen verschiedenen Studien
3. **Spezifität** der Befunde für die Art und Dosis der Exposition, z. B. Auftreten der Erkrankung v. a. in einer bestimmten exponierten Berufsgruppe
4. **Zeitlicher Zusammenhang:** Die Exposition liegt vor der Erkrankung.
5. **Dosis-Wirkungs-Beziehung:** Eine stärkere Exposition bewirkt ein höheres Risiko.
6. **Biologische Plausibilität** der Befunde
7. **Kohärenz** aller verfügbaren Informationen
8. **Experimentelle Evidenz** (klinische Studien, Interventionen) vorhanden, die das Ergebnis stützen
9. **Analogie** zu vergleichbaren Zusammenhängen, für die Kausalität angenommen wird

Tab. 3.2 Methoden zur Verringerung systematischer Fehler

Bias	Kurzbeschreibung	Gegenmaßnahme
Selektionsbias	Verzerrte Zuteilung zu Studiengruppen	Randomisierung, verdeckte Zuteilung
Durchführungsbias	Ungleiche Behandlung neben der Intervention	Verblindung
Detektionsbias	Verzerrte Ergebniserfassung	Verblindung
Verlustbias	Ungleiche Anzahl Abbrecher oder ungleiche Gründe für Studienabbruch	Intention-to-Treat-Analyse
Publikationsbias	Selektives Berichten positiver (signifikanter) Ergebnisse	Publikation negativer (nicht signifikanter) Ergebnisse

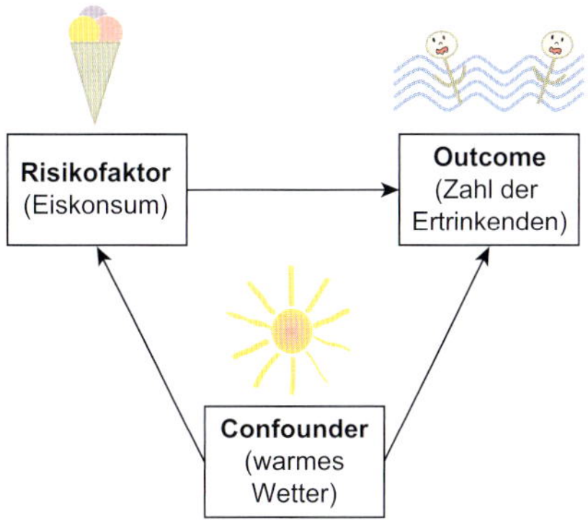

Abb. 3.2 Schematische Darstellung von Confounding [L143/P1064]

Gütekriterien von Tests

Die drei Gütekriterien von Tests sind:

- **Validität** (Gültigkeit) gibt an, inwieweit die Methode das misst, was gemessen werden soll.
- **Objektivität** bedeutet, dass die Ergebnisse unabhängig von der testenden Person sind.
- **Reliabilität** (Wiederholbarkeit) gibt an, inwieweit wiederholte Messungen unter identischen Bedingungen auch identische Ergebnisse liefern.

In der Epidemiologie wird zudem im Hinblick auf die Aussagekraft von Studien zwischen interner und externer Validität unterschieden:

- **Interne Validität** bezeichnet das Ausmaß, in dem das beobachtete Outcome auf die Exposition zurückzuführen ist, also der Einfluss durch Fehler, Verzerrungen (Bias) oder Störgrößen reduziert werden konnten.
- **Externe Validität** hingegen gibt an, inwieweit die Studienergebnisse auf andere Populationen übertragen werden können.

Zusammenfassung

- Die Inzidenz gibt die Zahl der Neuerkrankungen in einem Zeitraum an, die Prävalenz den Anteil der Erkrankten zu einem Zeitpunkt.
- Kohortenstudien untersuchen prospektiv, ob eine Exposition zum Auftreten einer Erkrankung führt, Fall-Kontroll-Studien retrospektiv, ob bei bereits bestehender Erkrankung zuvor eine Exposition bestand.
- Systematische Fehlerquellen sind Selektions-, Durchführungs-, Detektions-, Verlust- oder Publikationsbias.

Definition

Daten sind die Grundlage für die Auswertung und Beurteilung von Interventionen oder Beobachtungsstudien. Die Biometrie ist die Wissenschaft, die sich mit Messungen an lebenden Wesen und deren Auswertung (Statistik) beschäftigt. Es werden bestimmte Merkmale **(Variablen)** gemessen, die je nach Datentyp unterschiedliche Eigenschaften und damit auch unterschiedliche statistische Auswertungsmöglichkeiten haben.

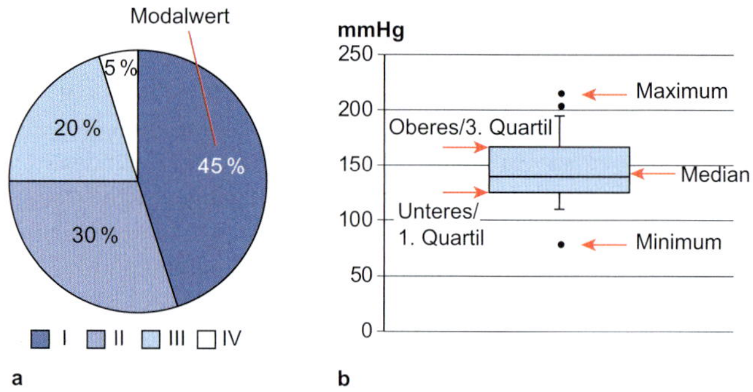

Abb. 4.1 Grafische Darstellung von Daten (jeweils fiktiv). a) Kreisdiagramm, qualitative Daten: Häufigkeit von pAVK-Stadien. b) Boxplot, quantitative Daten: systolische Blutdruckwerte. [L143/P1064]

Variablen

Die gemessenen Daten oder Variablen können zunächst in qualitative und quantitative Daten unterschieden werden.

Qualitative Variablen (kategorial)

- **Nominal** (kategorisch): nichtnumerische Daten, z. B. Augenfarbe oder Blutgruppe. Sonderform binäre oder dichotome Variablen: nur zwei Ausprägungen vorhanden (Beispiel: schwanger/nicht schwanger).
- **Ordinal:** nichtnumerische Daten, können jedoch in eine Rangfolge (zum Beispiel geordnet nach besserer Prognose) gebracht werden. Beispiel: Tumorstadien. Auch als **geordnet kategorisch** bezeichnet.

Quantitative Variablen (metrisch)

- **Diskret:** nur bestimmte (meist ganzzahlige) Werte, z. B. Anzahl der Geburten. Meist Ergebnis einer **Zählung.**
- **Stetig (kontinuierlich):** jeder beliebige Wert auf der Messskala möglich, z. B. Cholesterinwert. Meist Ergebnis einer **Messung.**

Qualitative Daten können nicht in quantitative umgewandelt werden, für sie sind keine Rechenoperationen möglich, selbst wenn sie als Zahlen kodiert sind. Quantitative Daten können hingegen zu qualitativen Kategorien zusammengefasst werden, z. B. eine Gruppe von stetigen Blutdruckwerten als ordinale Variablen Hypo-, Normo- und Hypertension.
Eine **abhängige Variable** (Ergebnis), z. B. das Schlaganfallrisiko, verändert sich in Abhängigkeit von dem Wert der **unabhängigen Variable** (Exposition), z. B. der Cholesterinwert.

Deskriptive Statistik

Die deskriptive (beschreibende) Statistik charakterisiert erhobene Daten anhand verschiedener Kenngrößen. Die grafische Darstellung erfolgt durch Diagramme.
Qualitative Daten Diese können als absolute oder relative (prozentuale) **Häufigkeiten** der verschiedenen Kategorien, z. B. in Form eines Kreis- oder Balkendiagramms dargestellt werden (→ Abb. 4.1a). Der **Modalwert** ist der Wert, der am häufigsten in der Stichprobe auftritt (im Beispiel: 45 % der Untersuchten leiden an pAVK Stadium I). Es ist bei qualitativen Daten nicht sinnvoll, Median oder Mittelwert zu berechnen, auch wenn sie als Zahlen kodiert sind.
Quantitative Daten Sie können durch folgende Kenngrößen beschrieben werden:

- **Minimum** und **Maximum** (höchster und tiefster Wert)
- **Perzentil/Quartil:** Wert, den ein bestimmter Anteil der Werte unterschreitet. Perzentil: als Prozentsatz, Quartil: als Viertel. Das 1. Quartil (3. Quartil) gibt an: Ein Viertel (drei Viertel) der Werte ist kleiner als dieser Wert.
- **Median:** Wert, der die Datenreihe in der Mitte teilt, sodass die Hälfte der Werte größer, die Hälfte kleiner ist. Ist bei einer geraden Anzahl Werte die Mitte zwischen den beiden mittleren Werten. Entspricht dem 50 %-Perzentil bzw. dem 2. Quartil.
Median und 1./3. Quartil können gut in Form eines Boxplots visualisiert werden (→ Abb. 4.1b).
- **Mittelwert:** Summe aller Einzelwerte, geteilt durch die Anzahl der Werte. Kennzeichnet typische Werte in der Mitte einer Datenreihe. Nachteil: reagiert empfindlicher auf Ausreißer als der Median.

Die Verteilungsform der Messwerte einer stetigen Variablen kann in Form eines Histogramms visualisiert werden. Dies lässt erkennen, ob die Daten symmetrisch um den Mittelwert verteilt sind. Bei **Normalverteilung** nimmt es die Form einer Gaußschen Glockenkurve an. Zusätzlich können **Streuungsmaße** bestimmt werden:

- **Standardabweichung:** Variabilität der betrachteten Werte in Bezug auf den Mittelwert (Summe der quadrierten Abstände zum Mittelwert). Empfindlich für Verzerrung durch Ausreißerwerte.
- **Interquartilabstand:** Abstand zwischen 1. und 3. Quartil. 50 % aller Werte liegen innerhalb dieses Bereichs (im Boxplot: innerhalb der Box).

Statistische Planung und Auswertung

Ziel der induktiven Statistik ist es, von einer Stichprobe auf die Gesamtheit (z. B. gesamte Bevölkerung) zu schließen. Es wird hierfür angenommen, dass die Stichprobe repräsentativ ist. So kann der (nicht erhobene) wahre Wert für die Grundgesamtheit geschätzt werden (Schätzwert).

Konfidenzintervall

Das Konfidenzintervall (Vertrauensintervall) ist der Bereich um den geschätzten Wert, in dem der wahre Wert (z. B. der Mittelwert) mit hoher Wahrscheinlichkeit liegt: Ein **95 %-Konfidenzintervall** enthält in 95 % der Fälle den wahren Wert. Eine große Fallzahl und geringe Variabiliät innerhalb der Stichprobe bedeuten wenig Unsicherheit und damit ein kleines Konfidenzintervall.
In Studien zeigen Konfidenzintervalle, im Gegensatz zu p-Werten, die Richtung des untersuchten Effekts an. Enthält das Intervall den Wert des „Null-Effekts“ (z. B. 0 mmHg Blutdruckdifferenz oder eine Odds Ratio/ein relatives Risiko von 1), ist das Ergebnis nicht signifikant.

Nullhypothese, Signifikanzniveau und p-Wert

Nullhypothese Um den Effekt einer Intervention zu untersuchen, werden zuvor Hypothesen aufgestellt. Die **Nullhypothese H0** nimmt an, dass es keinen Effekt gibt und ein Unterschied zwischen den Stichproben auf Zufall beruht, also nicht für die Grundgesamtheit angenommen werden kann. Die **Alternativhypothese H1** hingegen nimmt an, dass es einen tatsächlichen Unterschied gibt. Statistisches Testen hat zum Ziel, die Alternativhypothese (es gibt einen Effekt) zu belegen, indem die **Nullhypothese widerlegt** wird. Ein **Fehler 1. Art (Alpha-Fehler)** entsteht, wenn man fälschlicherweise H1 annimmt, obwohl H0 zutrifft. Ein **Fehler 2. Art (Beta-Fehler)** entsteht, wenn man H0 beibehält, obwohl H1 zutrifft.

> Fehler **1**. Art (**A**lpha-Fehler): H**1** (**A**lternative) wird fälschlicherweise angenommen.

Signifikanzniveau Das Signifikanzniveau legt fest, wie wahrscheinlich ein Alpha-Fehler ist: Ein Signifikanzniveau von 0,05 bedeutet, dass in 5 % der Fälle die Nullhypothese H0 verworfen wird, obwohl sie zutrifft, der gemessene Unterschied also in Wahrheit auf Zufall beruht.

p-Wert Als Ergebnis eines statistischen Tests erhält man den p-Wert. Ist dieser kleiner als das Signifikanzniveau, ist das Ergebnis signifikant und darf von der Stichprobe auf die Grundgesamtheit übertragen werden. Große Stichproben führen eher zu niedrigen p-Werten, dadurch können auch kleine, ggf. kaum relevante Unterschiede statistisch signifikant sein. Es muss daher unterschieden werden zwischen statistischer Signifikanz und gesundheitlicher **Relevanz** der Befunde.

Statistische Planung

Teststärke (Power) und Effektstärke Die **Teststärke (Power)** gibt die Wahrscheinlichkeit an, mit der ein vorhandener Unterschied als signifikant nachgewiesen wird, die **Effektstärke** hingegen die Größe des erwarteten Unterschieds. Beide gehen in eine Fallzahlberechnung ein: Vor Durchführung einer Studie wird geschätzt, wie groß die Stichprobe für ein signifikantes Ergebnis sein sollte. Hierbei richtet sich die statistische Planung, wie die Berechnung der Fallzahl, nach dem primären Endpunkt.

Endpunkt Als Endpunkt (engl.: *outcome*) bezeichnet man das vor Beginn einer Studie festgelegte Ziel der Intervention. Er entspricht der abhängigen Variable. Der **primäre Endpunkt** ist das Hauptziel, z. B. das Auftreten von Schlaganfällen unter einem Medikament. Die Studienhypothese wird anhand des primären Endpunkts gebildet, d. h. sein Erreichen entscheidet über das Ergebnis der Studie (positiv oder negativ). **Sekundäre Endpunkte** sind zweitrangige Ziele, die mit dem primären Endpunkt in Zusammenhang stehen, z. B. die Verträglichkeit des Medikaments. Tertiäre Endpunkte sind z. B. Nebeneffekte auf eine andere Erkrankung.

Vierfeldertafel

Die Vierfeldertafel kann genutzt werden, um **Risiken** zu vergleichen bzw. Risikomaße auszurechnen. Denn auch bei nichtexponierten Personen kann eine Erkrankung auftreten. Anhand der Vierfeldertafel kann unter anderem berechnet werden, wieviel wahrscheinlicher dies durch die Exposition wird (→ Abb. 4.2).

Absolutes Risiko (AR) Wahrscheinlichkeit einer Gruppe, zu erkranken. Berechnung: Risiko der Exponierten, zu erkranken: **Zahl exponiert Kranke/alle Exponierten,** in diesem Fall: AR = a/(a + b). Beispiel: 25/100 = 0,25 bzw. 25 % der Raucher erkranken an Lungenkrebs. Risiko der Nichtexponierten, zu erkranken: **Zahl nichtexponiert Kranke/alle Nichtexponierten,** AR = c/(c + d). Beispiel: 5 % der Nichtraucher erkranken an Lungenkrebs.

Absolute Risikoreduktion (ARR) (auch: attributales Risiko oder Risikodifferenz). Unterschied des absoluten Erkrankungsrisikos zwischen Exponierten und Nichtexponierten: **AR der Exponierten – AR der Nichtexponierten,** ARR = [a/(a + b)] – [c/(c + d)]. Da auch Nichtraucher erkranken können, ist nur das zusätzliche Risiko der Exposition (z. B. Rauchen) zuzuschreiben. In diesem Fall: ARR = 25 % – 5 % = 20 % der Raucher erkranken durch das Rauchen.

Number needed to treat (NNT) Anzahl, die behandelt werden muss, um genau eine Erkrankung zu verhindern. Berechnung: NNT = 1/ARR, also **1/(AR der Exponierten – AR der Nichtexponierten).** Beispiel: 1/0,2 = 5. Fünf Raucher müssten aufhören zu rauchen, um das Auftreten eines Lungenkrebsfalls zu verhindern. Synonyme: Number needed to screen (NNS), Number needed to harm (NNH): Wenn fünf weitere Personen zu rauchen beginnen, ist auch mit Auftreten eines weiteren Lungenkrebsfalles zu rechnen.

Relatives Risiko (RR) Maß, wie viel wahrscheinlicher eine Erkrankung durch Exposition ist. Berechnung: **AR der Exponierten/AR der Nichtexponierten,** RR = [a/(a + b)]/[c/(c + d)]. Beispiel: 25 %/5 % = 0,25/0,05 = 5. Raucher haben gegenüber Nichtrauchern ein fünffach höheres Risiko, an Lungenkrebs zu erkranken. Ein RR von 1 bedeutet, dass das Risiko gleich groß ist. Aus der RR lassen sich direkt der relative Risikozuwachs (RR – 1) sowie die relative Risikoreduktion (1 – RR) berechnen.

> In Prüfungsfragen können Spalten und Zeilen der Vierfeldertafel vertauscht dargestellt werden. Es ist daher wichtig, sich zu vergegenwärtigen, wieso welche Parameter in die Berechnung eingehen, anstatt sich Formeln wie a/(a + b) zu merken!

Odds Ratio Die Odds Ratio (Chancenverhältnis) ist ein dimensionsloser Quotient zur Ermittlung relativer Risikounterschiede. Sie ist analog zum relativen Risiko, wird jedoch verwendet, wo Informationen über die Gesamtpopulation fehlen (Fall-Kontroll-Studien). Sie vergleicht die Chancen zu erkranken jeweils **innerhalb** der Gruppen der Exponierten und Nichtexponierten: OR = [(a/b)/(c/d)] = (a × d)/(b × c). Diese Berechnung heißt auch Kreuzprodukt.

	Krank	Gesund	
Exposition Test: krank	Exponiert krank (a) Richtig positiv	Exponiert gesund (b) Falsch negativ	Alle Exponierten (a + b)
Keine Exposition Test: gesund	Nichtexponiert krank (c) Richtig positiv	Nichtexponiert gesund (d) Falsch negativ	Alle Nicht-exponierten (c + d)
	Alle Erkrankten (a + c)	Alle Gesunden (b + d)	

Abb. 4.2 Vierfeldertafel [L143/P1064]

Sensitivität und Spezifität

Anhand der Vierfeldertafel lässt sich auch die Güte von Tests, z. B. im Rahmen von Screeninguntersuchungen, beurteilen (→ Abb. 4.2). Statt einer Risikoexposition kann in diesem Fall ein positives Testergebnis (also eine Erkrankung laut Test) angenommen werden.

Sensitivität (Empfindlichkeit) Wahrscheinlichkeit eines positiven Testergebnisses, wenn erkrankt: richtig positiv Getestete/alle Erkrankten, in diesem Fall: a/(a + c).

Spezifität (Treffsicherheit) Wahrscheinlichkeit eines negativen Testergebnisses, wenn gesund: richtig negativ Getestete/alle Gesunden, in diesem Fall: d/(b + d).

Eine Erhöhung der Sensitivität geht zumeist mit einer verminderten Spezifität einher und umgekehrt. Hier kommt es darauf an, ob die Entdeckung der Erkrankung (z. B. HIV-Suchtest mittels ELISA, hohe Sensitivität) im Vordergrund steht oder die Bestätigung des Vorliegens der Erkrankung (z. B. HIV-Bestätigungstest mittels Immunoblot, hohe Spezifität). Wie wahrscheinlich eine Erkrankung bei positivem Test ist, hängt jedoch auch von der Erkrankungswahrscheinlichkeit (Prätestwahrscheinlichkeit) ab. Diese entspricht im Allgemeinen der Prävalenz. **Nur** im Falle einer repräsentativen Studie darf diese aus der Vierfeldertafel entnommen werden, um den positiv bzw. negativ prädiktiven Wert zu berechnen:

Positiv prädiktiver Wert (PPV) Auch positiver Vorhersagewert: Wahrscheinlichkeit, dass man bei positivem Testergebnis tatsächlich erkrankt. Abhängig von der Prävalenz. PPV = Sensitivität × Prävalenz/Sensitivität × Prävalenz + 1-Spezifität × 1-Prävalenz. Vereinfacht in der Vierfeldertafel (nur bei repräsentativer Studie!): richtig positiv/alle positiv Getesteten, PPV = a/(a + b).

Negativ prädiktiver Wert (NPV) Wahrscheinlichkeit, dass man bei negativem Testergebnis tatsächlich gesund ist. NPV = Spezifität × 1-Prävalenz/Spezifität × 1-Prävalenz + 1-Sensitivität × Prävalenz. Vierfeldertafel: richtig negativ/alle negativ Getesteten, NPV = d/(c + d)

Zusammenfassung

- Statistisches Testen hat zum Ziel, die Nullhypothese zu widerlegen.
- Mit der Vierfeldertafel können Erkrankungsrisiken berechnet und verglichen werden.
- Sensitivität und Spezifität sind Maße für die Güte eines Tests.

→ 5 Demografie

Die Demografie (griech.: *demos* = Volk, *graphe* = Beschreibung) untersucht und beschreibt die Merkmale von Bevölkerungen. Dies sind die **Bevölkerungsgröße,** die **Altersstruktur** und die **geografische Verteilung,** aber auch Faktoren, die für deren Veränderung ursächlich sind. Die Daten stammen v. a. aus staatlichen Quellen, z. B. Geburten- und Sterberegistern, Volkszählungen oder Stichprobenerhebungen.

Bevölkerungsentwicklung

Die Bevölkerungsgröße wird direkt durch drei Komponenten beeinflusst: die Zahl der Geborenen, die Zahl der Gestorbenen sowie der Wanderungssaldo aus der Differenz von Zu- und Abwanderung.

$$\text{Bevölkerungsanzahl} = \text{Geburten} - \text{Sterbefälle} + (\text{Zuzüge} - \text{Wegzüge})$$

Die **natürliche Bevölkerungsbewegung** ist die Differenz zwischen Lebendgeburten und Sterbefällen. Dem gegenüber stehen **räumliche Bevölkerungsbewegungen,** also Zu- und Abwanderung. In Deutschland werden seit Mitte der 1970er-Jahre weniger Menschen geboren als im gleichen Zeitraum sterben, die natürliche Bevölkerungsbilanz ist somit negativ. Dies wird auch als **Geburtendefizit** bezeichnet, im Gegensatz zu einem **Geburtenüberschuss,** der entsteht, wenn mehr Kinder geboren **werden als Menschen sterben. Ohne einen positiven Wanderungssaldo,** also ein Überwiegen der Zuzüge gegenüber den Fortzügen aus Deutschland, würde die Bevölkerung damit seit fast 50 Jahren schrumpfen. Während dies in Teilen der 1980er-Jahre und gegen Ende der 2000er-Jahre der Fall war, steigt die Bevölkerungszahl insgesamt aktuell aufgrund eines positiven Wanderungssaldos wieder.

Indikatoren

Mithilfe demografischer Indikatoren können Veränderungen innerhalb der Bevölkerung erfasst und bewertet werden (→ Tab. 5.1).

Generell unterscheidet man zwischen **Periodenmaßen,** die Merkmale im zeitlichen Querschnitt erfassen (z. B. pro Jahr, im 5-Jahres-Zeitraum) und **Kohortenmaßen,** die Personen im Längsschnitt über den Lebensverlauf verfolgen, z. B. alle Geburten eines Jahrgangs.

Maßzahlen der **Fertilität** (Fortpflanzung) charakterisieren das Ausmaß der Erneuerung einer Bevölkerung durch Geburten. Während die **Geburtenrate** (auch: zusammengefasste Geburtenziffer) auf die Gesamtbevölkerung bezogen wird, werden **Fertilitätsraten** nur auf Frauen im gebärfähigen Alter (zwischen 15 und 45, teilweise bis 50 Jahre) bezogen. Die **Reproduktionsraten** geben hierbei jeweils nur die Zahl der geborenen Töchter pro Frau an.

Mütter- und Säuglingssterblichkeitsmaße sind ein Indikator für die medizinische Versorgung von Schwangeren und Neugeborenen, aber auch für die gesundheitliche Lage der Bevölkerung allgemein. Die Säuglingssterblichkeit bezieht sich auf das erste Lebensjahr, die Kindersterblichkeit auf die ersten fünf Lebensjahre.

- Die **Lebenserwartung** berechnet sich aus Sterbetafeln, die entweder für gewisse Zeiträume **(Periodensterbetafel)** oder für Geburtsjahrgänge **(Kohortensterbetafeln)** erstellt werden. Zumeist werden Periodensterbetafeln verwendet und aus der Lebenserwartung des aktuellen Zeitraums die zukünftige Lebenserwartung extrapoliert. Kohortensterbetafeln können erst berechnet werden, wenn alle Mitglieder des Geburtsjahrgangs verstorben sind.

Generell kann zwischen der **Lebenserwartung bei Geburt** sowie der **ferneren Lebenserwartung** unterschieden werden. Die fernere Lebenserwartung besagt, wie viele Jahre Personen im Alter X (z. B. mit 65 Jahren) noch durchschnittlich zu leben haben. Sie liegt höher als die Lebenserwartung bei Geburt, da ja auch zuvor eine (geringe) Wahrscheinlichkeit zu versterben bestand.

Tab. 5.1 Demografische Indikatoren, bezogen auf ein Kalenderjahr

Indikator	Berechnung
Fertilitätsrate, allgemein (je 1.000)	$\frac{\text{Anzahl lebendgeborener Kinder}}{\text{Frauen im gebährfähigen Alter}} \times 1.000$
Nettoreproduktionsrate	$\frac{\text{Anzahl lebendgeborener Mädchen}}{\text{Frauen im gebährfähigen Alter}}$
Müttersterblichkeit (je 100.000)	$\frac{\text{Zahl der Müttersterbefälle}^1}{\text{Anzahl lebendgeborener Kinder}} \times 100.000$
Säuglingssterblichkeit (je 1.000)	$\frac{\text{Anzahl Sterbefälle im 1. Lebensjahr}}{\text{Anzahl lebendgeborener Kinder}} \times 1.000$
Kindersterblichkeit (je 1.000)	$\frac{\text{Anzahl Sterbefälle in den ersten 5 Lebensjahren}}{\text{Anzahl lebendgeborener Kinder}} \times 1.000$

[1] Müttersterbefälle = Todesfälle während Schwangerschaft bis 42 Tage nach Geburt

Geburten

Eine stabile Bevölkerungsgröße (Reproduktion) ist bei einer durchschnittlichen **Kinderzahl je Frau** von 2,1 gewährleistet. Dies ist für Deutschland seit den 1970er-Jahren nicht mehr der Fall.

Die Entwicklung der Geburtenzahl hängt – neben der Anzahl der potenziellen Mütter – mit dem Geburtenverhalten der Frauen zusammen. Für Deutschland zeigen sich folgende Trends:

- **Ältere Mütter:** Bekamen im Jahr 1970 Frauen ihr erstes Kind mit 24 Jahren (bzw. 22 Jahren in der DDR), lag das Durchschnittsalter Erstgebärender im Jahr 2018 bei 30 Jahren.
- **Mehr Kinderlosigkeit:** Die sog. endgültige Kinderlosenquote (Anteil der Kinderlosen an allen Frauen eines Jahrgangs, endgültig ab einem Alter von 50 Jahren) hat sich für die Jahrgänge zwischen 1937 und 1976 verdoppelt. Überdurchschnittlich oft sind dies Frauen mit akademischem Bildungsabschluss. Das heißt, mehr Frauen bekommen gar keine Kinder (abnehmende durchschnittliche Kinderzahl von 1,6 Kindern **je Frau**). Wenn, dann bekommen sie jedoch durchschnittlich zwei Kinder (stabile durchschnittliche Kinderzahl **je Mutter** von 2,0).
- **Ost- und westdeutsche Geburtsjahrgänge:** Bei ähnlichen durchschnittlichen Kinderzahlen gibt es im Westen häufiger kinderreiche Familien und kinderlose Frauen, im Osten häufiger Ein-Kind-Familien.

Lebenserwartung und Sterbefälle

Seit Beginn der statistischen Aufzeichnungen zum Ende des 19. Jahrhunderts zeigt sich ein langfristiger Trend zu einer höheren Lebenserwartung (→ Abb. 5.1). Gründe hierfür sind unter anderem Fortschritte in der medizinischen Versorgung, Hygiene, Ernährung und Wohnsituation, sowie verbesserte Arbeitsbedingungen und gestiegener Wohlstand. Auch für die kommenden Jahre wird eine weitere moderate Zunahme erwartet.

Nach der deutschen Wiedervereinigung lag die Lebenserwartung bei Geburt im Osten Deutschlands zunächst unter der im Westen, ist seither aber im Durchschnitt stärker angestiegen, sodass sie sich fast vollständig angeglichen hat.

Trends für Deutschland (nach der Sterbetafel 2018/2020):

- Lebenserwartung bei Geburt für Jungen 78,6 Jahre, für Mädchen 83,4 Jahre
- Fernere Lebenserwartung mit 65 Jahren: 17,9 Jahre (Männer), 21,1 Jahre (Frauen)

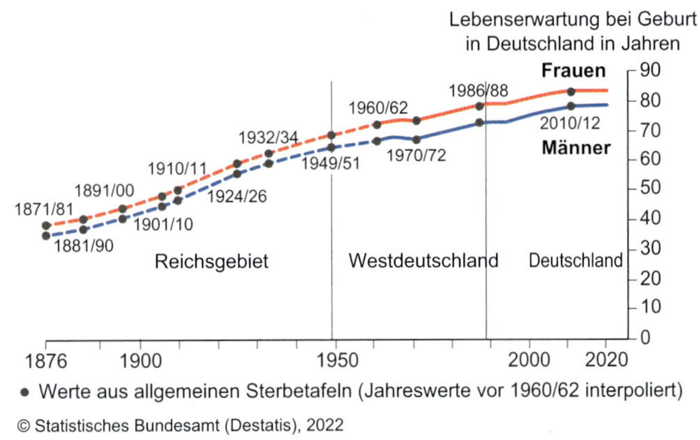

Abb. 5.1 Entwicklung der Lebenserwartung bei Geburt in Deutschland in Jahren [L143/W193]

- Differenz der Lebenserwartung bei Geburt zwischen West- und Ostdeutschland (ohne Berlin): 1,5 Jahre (bei Männern), keine bei den Frauen

Trotz steigender Lebenserwartung ist insgesamt von einer **Zunahme der Sterbefälle** auszugehen, da die zahlenmäßig starken Geburtsjahrgänge (Babyboom-Generation) das hohe Alter erreichen. Zugleich wird die Anzahl potenzieller Mütter abnehmen, da die geburtenschwachen Jahrgänge der 1990er-Jahre das gebärfähige Alter erreichen. Das Geburtendefizit wird sich somit weiter vergrößern.
Zu den Herausforderungen des **demografischen Wandels** siehe → Kap. 23.

Zu- und Abwanderung

Die Differenz aus Immigration und Emigration wird als **Wanderungssaldo** bzw. **Migrationssaldo** bezeichnet. Unterschieden werden kann zwischen Außenwanderung (über die Grenzen Deutschlands) und Binnenwanderung (Wohnsitzwechsel innerhalb Deutschlands über Gemeindegrenzen hinweg).
Die **innerdeutsche Binnenwanderung** wurde lange Jahre insbesondere durch die Wanderungsbewegungen nach der deutsch-deutschen Wiedervereinigung geprägt. In den ersten 20 Jahren (bis 2010) zogen über 1 Million Menschen mehr von Ost nach West als umgekehrt. Diese Bewegung nahm in den 2010er-Jahren deutlich ab und hat sich seit 2017 sogar leicht umgekehrt. Im Jahr 2019 fanden nur noch 28 % der Binnenwanderungen (ca. 1,1 Millionen Umzüge) in ein anderes Bundesland statt.
Der **Außenwanderungssaldo** war seit Beginn der Statistik in den 1950er-Jahren überwiegend positiv, seit 2010 ist ein positiver Wanderungssaldo zu verzeichnen (→ Abb. 5.2). Im Jahr 2015 wurde mit 2,1 Millionen Zuzügen der bisherige Höchststand erreicht.
Der Großteil der Zugewanderten im Jahr 2020 kam aus der EU, insbesondere aus Rumänien, Polen und Bulgarien. Da viele Zugewanderte, v. a. aus der EU, nicht dauerhaft in Deutschland bleiben, geht eine hohe Zuwanderung zeitlich versetzt mit einer hohen Abwanderung einher.

Bevölkerungsprognose

Mithilfe der Bevölkerungsvorausberechnung sollen die zukünftige Größe und vor allem die Altersstruktur der Bevölkerung geschätzt werden, auch als Grundlage für weitere Berechnungen und Planungen im Gesundheitswesen, wie z. B. Niederlassungssitze von Kinderärzt*innen. Die geschätzte Zahl der Pflegebedürftigen kann ein Anhaltspunkt für den zukünftigen Personalbedarf in der Altenpflege sein. Ausgehend von der aktuellen Altersstruktur werden Szenarien entworfen, die unterschiedliche Annahmen zu Geburtenhäufigkeit, Lebenserwartung und Wanderungssaldo treffen.
Die aktuelle **14. koordinierte Bevölkerungsvorausberechnung** des Statistischen Bundesamts (2019) entwirft folgende Prognose für die Entwicklung bis 2060:

- Weiterer Anstieg der Lebenserwartung durch verbesserte Lebensumstände, verringerten Nikotin- und Alkoholkonsum sowie weitere Verbesserungen der medizinischen Versorgung
- Insbesondere Reduktion des Sterberisikos im höheren Alter, d. h. insbesondere Zunahme der Zahl der Über-67-Jährigen
- Zunahme der Lebenserwartung bei Geburt bis 2060 für Männer +4 bis +8 Jahre, für Frauen +3 bis +6 Jahre

Besonders die Annahmen zum Wanderungssaldo haben einen starken Einfluss auf die erwartete Bevölkerungszahl: Je nachdem, ob von einem dauerhaft hohen Wanderungssaldo (über + 300.000 pro Jahr) oder keiner Nettozuwanderung ausgegangen wird, rangiert die Bevölkerungsprognose zwischen 83,0 Millionen und 65,2 Millionen Menschen im Jahr 2060.

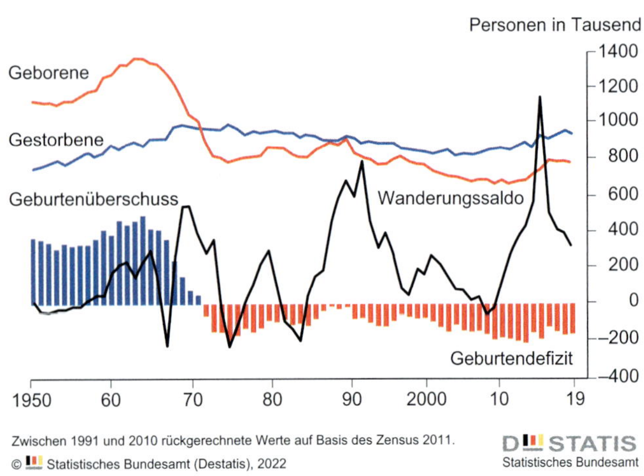

Abb. 5.2 Natürliche Bevölkerungsbewegung und Wanderungssaldo [L143/W193]

Zusammenfassung

- Die Bevölkerungsgröße wird durch die Zahl der Geburten, der Sterbefälle sowie den Migrationssaldo bestimmt.
- In Deutschland sterben pro Jahr mehr Menschen als geboren werden. Ohne Nettozuwanderung wird die deutsche Bevölkerung schrumpfen.
- Der Großteil der Zuwanderungen kommt aus den Ländern der EU.

Spezieller Teil

BASICS

Gesundheitsförderung und Prävention

Gesundheitsversorgung

Gesundheitsökonomie

Determinanten der Gesundheit

Prävention ausgewählter Erkrankungen

Global Health

Pandemien und Katastrophenmedizin

→ 6 Prävention

Definition
Die Prävention umfasst sämtliche Maßnahmen, die das Auftreten von Krankheiten vermindern oder zumindest verzögern sollen. Gesundheitsförderliches Verhalten soll somit verstärkt und Risikofaktoren sollen minimiert werden. Die Prävention zielt auf den kausalen Zusammenhang zwischen Risikofaktor und Krankheitsentstehung (z. B. Zähneputzen gegen die Entstehung von Karies) hin.

Primär-, Sekundär- und Tertiärprävention

Die Maßnahmen der Prävention werden je nach Zielgruppe in eine Primär-, Sekundär- und Tertiärprävention eingeteilt (→ Abb. 6.1). Dieses Modell wird auch als **triadisches Modell** bezeichnet.
Primärprävention Zielgruppe der Primärprävention ist der gesunde Mensch. Sie soll das Auftreten von **Krankheiten oder Krankheitsfolgen** vermindern oder zumindest das Risiko hierzu senken. Zu der Primärprävention zählen unter anderem Impfungen (→ Kap. 9) oder das Rauchverbot in Restaurants.
Sekundärprävention Diese dient Menschen, die bereits erkrankt, aber noch symptomfrei sind. Hierdurch sollen Krankheiten früher erkannt werden. Durch eine vorzeitige Diagnosestellung kann eine Behandlung früher begonnen und oftmals erfolgreicher und weniger kostenintensiv durchgeführt werden. Zu der Sekundärprävention zählen Vorsorge- und Früherkennungsprogramme (→ Kap. 8).
Tertiärprävention Von der Tertiärprävention profitieren Menschen, die bereits manifest erkrankt sind. Durch sie soll eine Verschlechterung des Gesundheitszustands verhindert werden. Die Lebensqualität und soziale Integration des Patienten sollen verbessert werden. Zu der Tertiärprävention zählen z. B. Rehabilitationsmaßnahmen nach einem Herzinfarkt oder einer onkologischen Erkrankung.

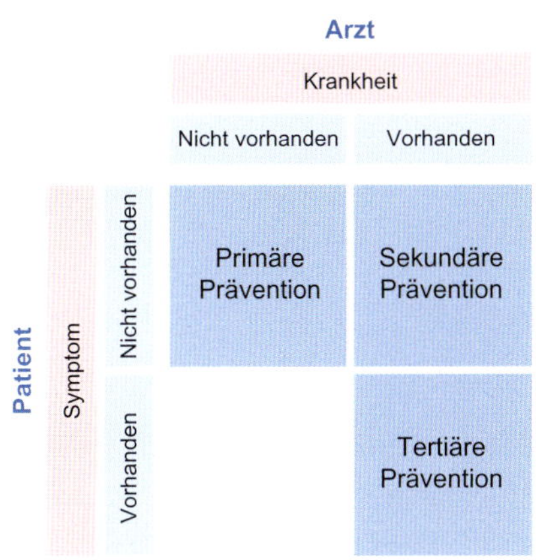

Abb. 6.1 Formen der Prävention [L143/P1065]

Verhaltens- und Verhältnisprävention

Des Weiteren kann zwischen einer Verhaltens- und einer Verhältnisprävention unterschieden werden.
Verhaltensprävention Sie zielt auf das Verhalten des einzelnen Menschen ab: Ein gesundheitsförderliches Verhalten soll bestärkt und ein Risikoverhalten minimiert werden (z. B. eine gesündere Ernährung und weniger Alkoholkonsum). Die Verhaltensprävention basiert somit auf Maßnahmen, welche den Dreischritt von Wissen, Einstellung und Verhalten positiv beeinflussen. Folglich funktioniert sie vorrangig über Aufklärung und Beratung. Der Mensch soll durch Einsicht und besseres Verstehen eine eigene Motivation zu einem gesünderen Lebensstil entwickeln. In der Praxis zeigt sich jedoch, dass entsprechende Angebote (z. B. Kochkurse für gesunde Ernährung) eher von Menschen wahrgenommen werden, die sowieso schon einen gesunden Lebensstil führen. Solche Maßnahmen treffen somit häufig nicht die gesuchte Zielgruppe und können Ungleichheiten abhängig vom sozioökonomischen Status eher noch verstärken.
Verhältnisprävention Diese setzt an den „Verhältnissen“ an, in denen der Mensch lebt. Maßnahmen sollen die Lebensbedingungen dahingehend verändern, dass der Mensch ein möglichst gesundes Leben führen kann. Oftmals sind dies staatliche Maßnahmen (z. B. Arbeitsschutz) oder Gesetze bzw. Verbote (z. B. Anschnallpflicht im Auto).

> Verhaltens- und Verhältnisprävention sind Teil der **Primärprävention!**

Das Präventionsparadox

Um das Präventionsparadox zu verstehen, müssen zunächst die Begriffe Bevölkerungs- und Hochrisikostrategien erklärt werden.
Bevölkerungsstrategien Auch **Primordialprävention** genannt. Bevölkerungsstrategien blicken auf die Risikoverteilung einer ganzen Population. Durch ihre Maßnahmen soll das Risikoprofil der gesamten Bevölkerung gesenkt werden. Sie hängen nicht vom individuellen, biologischen Risikoprofil des Einzelnen ab und basieren somit auf externen und strukturellen Ursachen.

> Veränderungen von Risikofaktoren, die die ganze Gesellschaft betreffen (z. B. Jodzusatz im Speisesalz zur Vorbeugung eines Jodmangels), zählen zur Bevölkerungsstrategie.

Hochrisikostrategien Im Gegensatz dazu zielen Hochrisikostrategien auf Menschen ab, die ein besonders hohes Risiko haben, eine Krankheit zu entwickeln. Diese Menschen sollen als solche erkannt und gezielt behandelt werden. Von diesen Maßnahmen profitiert nur eine kleine, gut selektierte Gruppe an Menschen. Der Effekt auf Bevölkerungsebene ist hingegen gering. Die Hochrisikostrategien basieren auf dem individuellen, biologischen Risikoprofil des Einzelnen.
Das **Präventionsparadox** besagt nun, dass Bevölkerungsstrategien zwar einen hohen präventiven Nutzen für die Gesamtpopulation haben, Einzelne jedoch oftmals nur sehr wenig profitieren. Aus diesem Grund ist die Akzeptanz für Bevölkerungsstrategien häufig geringer. Der Effekt einer Maßnahme ist jedoch auch abhängig von der Größe der Population und der Prävalenz der Erkrankung.

> Bevölkerungsstrategien sind für eine Gesamtpopulation effektiver als Hochrisikostrategien, auch wenn Hochrisikostrategien wiederum für die Einzelnen effektiver sind als Bevölkerungsstrategien!

Umsetzung in Deutschland

Um nichtmedizinische Präventionsmaßnahmen in Deutschland zu entwickeln und umzusetzen, gibt es zahlreiche Akteure. Das **Robert Koch-Institut (RKI)** sammelt in Studien des Gesundheitsmonitorings Daten zur Prävention (z. B. Impfrate) und bildet somit eine wichtige Grundlage für die Planung von Maßnahmen. Das **Bundesministerium für Gesundheit (BMG)** ist für die Gesetzgebung und jegliche Grundsatzfragen in Bezug auf Prävention verantwortlich. Zum BMG zählt die **Bundeszentrale für gesundheitliche Aufklärung (BZgA)** als wichtige deutsche Bundesoberbehörde. Sie arbeitet in vielen Bereichen (z. B. HIV/AIDS-Prävention, Sexualaufklärung und Familienplanung, Suchtprävention, Kinder- und Jugendgesundheit, gesunde Ernährung), initiiert hierfür zahlreiche

Aufklärungskampagnen und will so ein gesundheitsbewusstes Leben bestärken (→ Abb. 6.2). Die **Bundesvereinigung Prävention und Gesundheitsförderung** beinhaltet und strukturiert als Dachverband zahlreiche Organisationen, die sich mit Prävention beschäftigen. Auf Bundesebene finden sich **Landesvereinigungen für Gesundheitsförderung** bzw. **Landeszentren für Gesundheit.** Diese koordinieren Gesundheitsförderung auf Landesebene und sind mit den **Koordinierungsstellen Gesundheitliche Chancengleichheit (KGC)** verknüpft. Hierdurch wird die Zusammenarbeit zwischen Bundes- und Landesebene gestärkt.
Als wichtige juristische Stärkung trat in den Jahren 2015/2016 das **Präventionsgesetz (PrävG)** in Kraft. Es soll Präventionsmaßnahmen verbessern und stärken, ihre Koordination vereinfachen und sozialer Ungerechtigkeit entgegenwirken. In der **Nationalen Präventionskonferenz** beraten Sozialversicherungsträger (z. B. Krankenkassen) und Sozialpartner (v. a. Arbeitgeber- und Arbeitnehmerverbände) gemeinsam über nationale Präventionsstrategien.

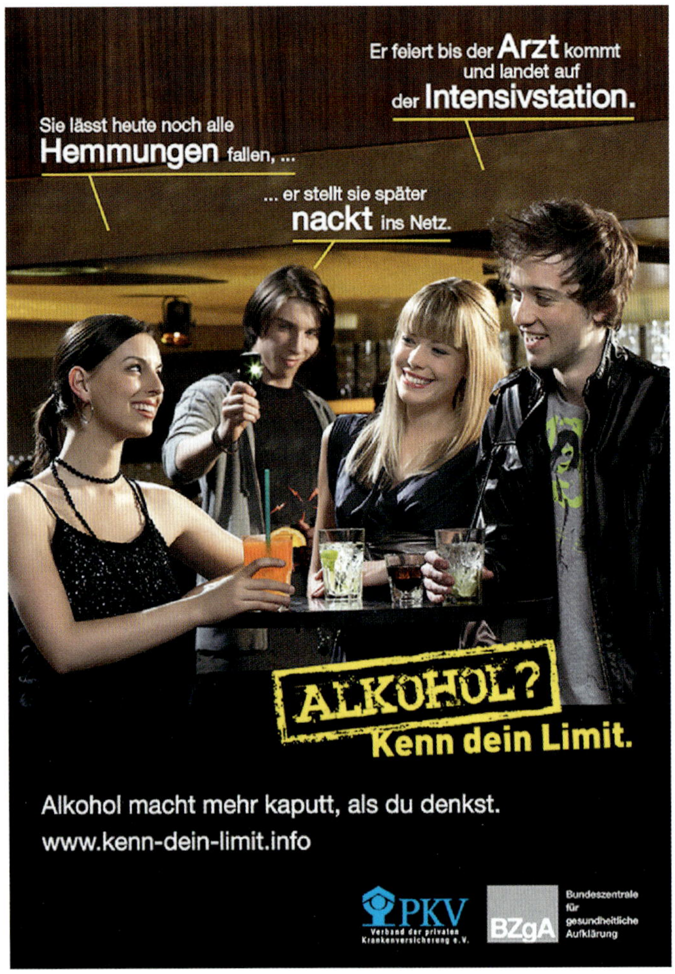

Abb. 6.2 Kenn-dein-Limit-Kampagne der Bundeszentrale für gesundheitliche Aufklärung (mit freundlicher Genehmigung und Unterstützung der Bundeszentrale für gesundheitliche Aufklärung (BZgA) im Rahmen der Jugendkampagne „Alkohol? Kenn dein Limit." (2009), www.kenn-dein-limit.info) [W233]

Zusammenfassung

- In der Prävention werden Primär-, Sekundär- und Tertiärprävention unterschieden.
- Verhaltens- und Verhältnisprävention sind Maßnahmen der primären Prävention.
- Bevölkerungsstrategien senken das Risiko der gesamten Population, während Hochrisikostrategien einzelnen, besonders gefährdeten Menschen dienen.
- Präventionsstrategien werden in der Nationalen Präventionskonferenz beschlossen und durch das Präventionsgesetz (PrävG) gestärkt.

Gesundheitsförderung Sowohl Prävention als auch Gesundheitsförderung sollen Krankheiten verhindern und die Gesundheit der Bevölkerung verbessern. Prävention fokussiert darauf, das Risiko spezifischer Krankheiten zu minimieren. Maßnahmen und Strategien der Gesundheitsförderung sind dagegen breiter angelegt und sollen die Gesundheit des Individuums stärken und dauerhaft erhalten.
Ebenen Maßnahmen und Strategien **individueller** Gesundheitsförderung zielen auf das Verhalten des Einzelnen ab (z. B. bessere Ernährung, mehr Bewegung), während **strukturelle** Gesundheitsförderung die Umwelt, in der sich das Individuum aufhält, zu verbessern versucht (z. B. Bau von Fahrradwegen).
Ressourcen und Schutzfaktoren Gesundheitsförderung soll **Ressourcen** stärken. Hierfür stehen unterschiedliche personale, soziale und materielle Ressourcen zur Verfügung (→ Abb. 7.1). **Schutzfaktoren** senken die Wahrscheinlichkeit für Störungen, falls Belastungen auftreten, und können interner/persönlicher (z. B. körperliche Fitness oder Lebenskompetenzen) oder externer/sozialer/umweltbezogener (z. B. sozialer Rückhalt, aber auch angemessene Ernährung, Wohnraum) Natur sein. Die Ausbildung von Schutzfaktoren wird als **Protektion** bezeichnet. **Resilienz** bezeichnet die individuelle Fähigkeit, körperliche oder seelische Belastungen zu überstehen.

Die Ottawa-Charta

Die Bevölkerung der Welt soll zu einem gesunden Leben befähigt werden, sodass sie in der Lage ist, ein sicheres und produktives Leben zu führen. Eine wichtige Voraussetzung hierfür war die Einsicht, dass Gesundheit durch Umwelt und somit auch durch Politik beeinflusst wird. Aus diesem Grundgedanken heraus wurde im Jahr 1986 auf der ersten internationalen Konferenz zur Gesundheitsförderung die **Ottawa-Charta** durch die WHO verabschiedet. Bis heute dient sie als wichtiger Leitfaden für die Gesundheitsförderung. Die Ottawa-Charta

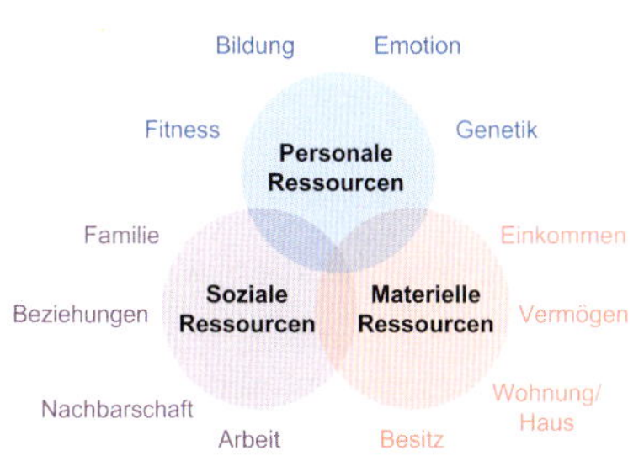

Abb. 7.1 Ressourcen der Gesundheit [L143/P1065]

beinhaltet drei Handlungsstrategien und fünf Handlungsfelder.
Die **drei Handlungsstrategien** sind:
1. **Anwaltschaftliches Eintreten für Gesundheit** (*advocacy*) – Für Gesundheitsförderung muss aktiv eingetreten werden.
2. **Befähigen und Ermöglichen** (*enable*) – Der Mensch soll seine Ressourcen nutzen und seine eigene Gesundheit stärken.
3. **Vermitteln und Vernetzen** (*mediate*) – Akteure der Gesundheitsförderung sollen aktiv miteinander arbeiten.

Zu den **fünf Handlungsfeldern** zählen:
1. **Gesundheitsfördernde Gesamtpolitik entwickeln** (*building healthy public policy*) – Politische Entscheidungen sollen stets ihre Auswirkung auf die Gesundheit der Menschen miteinbeziehen.
2. **Gesundheitsfördernde Lebenswelten schaffen** (*creating supportive environments*) – Die Umwelt des Menschen soll gesundheitsfördernd wirken (Wohnort, Arbeitsplatz etc.).
3. **Gesundheitsbezogene Gemeinschaftsaktionen stärken** (*strengthening community action*) – Zusammenschlüsse zur Gesundheitsförderung (z. B. Selbsthilfegruppen, Nachbarschaften) sollen gefördert werden.
4. **Persönliche Kompetenzen entwickeln** (*developing personal skills*) – Interne Schutzfaktoren sollen durch Aufklärung, Beratung und Schulungen fortlaufend gestärkt werden.
5. **Gesundheitsdienste neu orientieren** (*reorienting health services*) – Gesundheitssysteme sollen einen größeren Fokus auf Gesundheitsförderung legen und nicht nur die kurative Medizin im Blick haben.

Der Lebensweltansatz (Setting-Ansatz)

Der Lebensweltansatz fokussiert auf **Settings:** soziale Systeme im Alltag von Menschen, denen sie sich zugehörig fühlen und die ihre Gesundheit beeinflussen, z. B. Arbeitsplatz, Bildungseinrichtungen und Wohnumfeld.
Zum einen wird die **Erreichbarkeit der Zielgruppe im Setting** genutzt, insbesondere für Angebote der verhaltensbezogenen Prävention (z. B. Informationsmaterial oder -veranstaltungen zu den Themen Stress, Ernährung, Bewegung, Substanzmissbrauch). Dazu zählt Gesundheitsförderung im Wohnumfeld, in den Schulen, am Arbeitsplatz, in der primären Gesundheitsversorgung, in der Freizeit sowie die Gesundheitsberichterstattung und die digitale Gesundheitsförderung.
Zum anderen soll erreicht werden, dass das **Setting selbst gesundheitsförderlicher gestaltet** wird; dabei sollen die Mitglieder des Settings aktiv mitwirken. Beispiele hierfür sind das Deutsche Netzwerk für betriebliche Gesundheitsförderung (Luxemburger Deklaration 1997), das Gesunde-Städte-Netzwerk (Mailänder Erklärung 1990) und viele weitere.

Modelle zur Verhaltensänderung

Zunächst muss das Gesundheitsverhalten des Individuums in seiner Umwelt verstanden werden, um adäquate Ansatzpunkte für Interventionen zu finden und diese sinnvoll und zielgerichtet einsetzen zu können.

> Stehen das Verhalten und die individuelle Einstellung in einem Widerspruch zueinander, so spricht man von **kognitiver Dissonanz.** Der Mensch versucht, dieser Dissonanz entgegenzuwirken, in dem er Begründungen für sein Verhalten sucht („an meinem Arbeitsplatz rauchen alle").

Die unterschiedlichen Modelle zur Verhaltensänderung beziehen sich entweder auf das Individuum selbst, auf seine zwischenmenschlichen Beziehungen oder seine Interaktion in der Umwelt. Die folgenden Modelle überschneiden sich teilweise oder können auch in Kombination eingesetzt werden.

Modell der Gesundheitsüberzeugung (Health-Belief-Modell)

Dieses Modell ist in den 1950er-Jahren in den USA entstanden und benennt Faktoren, die Menschen dazu motivieren, ihr Gesundheitsverhalten zu verändern. Menschen wollen dabei vor allem negative Auswirkungen auf ihre Gesundheit vermeiden. Zu den Faktoren, die das gesundheitsbezogene Handeln bestimmen, zählen folgende:
- Die Erkrankung wird als schwerwiegend angesehen.
- Der Mensch sieht sich selbst als anfällig für die Erkrankung an.
- Der Mensch sieht einen Nutzen in präventiven Maßnahmen.
- Es gibt keine wesentlichen Hürden (z. B. hohe Kosten), die die Umsetzung dieser Maßnahmen behindern.

Bedrohlichkeit der Erkrankung und Anfälligkeit für diese formen die Grundlage der Motivation. Mögliche Kosten und Nutzen bestimmen dann die passende Maßnahme.

Basierend auf diesem Modell sind Aussagen wie „Patienten ihres Alters sind von der Erkrankung besonders betroffen“ wirksam.

Attributionstheorie

Bei der Attributionstheorie wird ein Verhalten anhand seines Ergebnisses (Erfolg vs. Misserfolg) rückblickend bewertet. Menschen suchen dabei nach möglichen Faktoren, die das Ergebnis bedingt haben können, und richten ihr zukünftiges Verhalten danach aus. Wichtig ist hierbei, ob der Faktor intern oder extern bedingt war, ob er stabil (also beim nächsten Mal wieder zu erwarten) oder instabil war, und ob er zu kontrollieren bzw. vorherzusehen war. Dies sollte man in der Anamnese beachten und aktiv erfragen: „Warum meinen Sie, konnten Sie nicht mit dem Rauchen aufhören?“.

Theorie der Schutzmotivation (Protection Motivation Theory)

Dieses Modell sieht die Furcht vor einer Erkrankung als entscheidenden Motivationsfaktor an. Furcht führt zu negativen Emotionen, die der Mensch möglichst vermeiden will. Hierdurch ändert der Mensch sein Verhalten, wenn

- die Erkrankung als schwere Bedrohung angesehen wird,
- er sich selbst als gefährdet sieht und
- er an die Wirksamkeit seines Handelns glaubt.

Wenn Furcht als Instrument zur Beeinflussung des Handelns verwendet werden soll (z. B. als Warnhinweise auf Zigarettenschachteln), muss jedoch immer beachtet werden, dass Furcht zu weiteren negativen Emotionen oder zu Vermeidungsverhalten führen kann.

Theorie des geplanten Verhaltens (Theory of Planned Behaviour)

In der Theorie des geplanten Verhaltens wird die Einstellung zu einem Verhalten mit seiner tatsächlichen Umsetzung verknüpft. Das Modell basiert auf den Annahmen, dass der Mensch einen freien Willen hat und sein Verhalten nach rationalen Gründen auswählt. Es ergibt sich aus dem Zusammenspiel von Einstellung, subjektiver Norm und wahrgenommener Verhaltenskontrolle (→ Abb. 7.2). In diesem Modell nehmen auch soziale Normen Einfluss. Es wird angenommen, dass der Mensch sich hiervon leiten lässt, weil er nach sozialer Erwünschtheit strebt. Dies kann der Arzt nutzen, indem er Angehörige in die Aufklärung über gesundheitsschädliches Verhalten miteinbezieht.

Sozial-kognitive Theorie

Die sozial-kognitive Theorie beschreibt, wie Menschen lernen, sich zu verhalten. Lernen ist dabei ein Prozess, der aus der Interaktion von Person, Verhalten und Umwelt entsteht. Bewegung als wichtiger Faktor für ein gesundes Leben ergibt sich beispielsweise aus der Sportlichkeit einer Person, aus dem Erlernen der Sportart (z. B. Volleyball) und dem passenden Angebot in der Umgebung (z. B. Volleyball-Verein). Menschen lernen nicht nur durch ihre eigenen Erfahrungen, sondern auch durch die Erfahrung anderer. Deshalb können Gruppenaktivitäten (z. B. Programme zum Abnehmen oder für die Alkoholabstinenz) ein wichtiges Instrument sein.

Transtheoretisches Modell

Dieses Modell besagt, dass Menschen in der Änderung ihres Verhaltens sechs Stufen durchlaufen:

1. **Absichtslosigkeit** (*precontemplation*): Keine Absicht zur Verhaltensänderung vorhanden.
2. **Absichtsbildung** (*contemplation*): Absicht zur Verhaltensänderung vorhanden.
3. **Vorbereitung** (*preparation*): Verhaltensänderung ist geplant und wird vorbereitet.
4. **Handlung** (*action*): Verhaltensänderung wird durchgeführt.
5. **Aufrechterhaltung** (*maintenance*): Gewünschtes Verhalten wird aufrechterhalten.
6. **Stabilisierung** (*termination*): Das erwünschte Verhalten ist zu einer festen Eigenschaft geworden und als solches stabil.

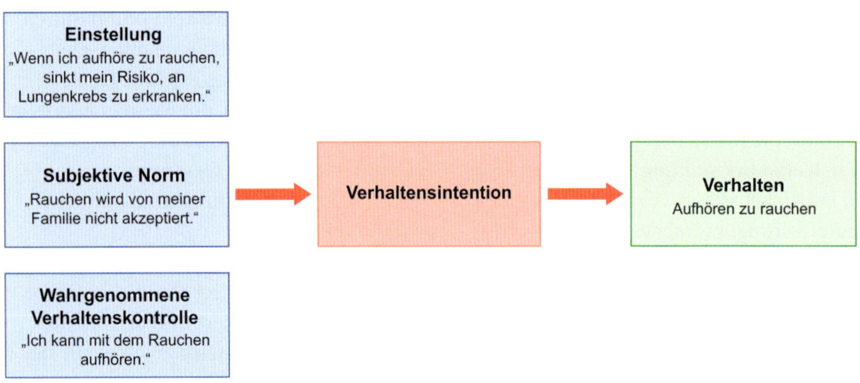

Abb. 7.2 Theorie des geplanten Verhaltens [L143/P1065]

Zusammenfassung

- In der Gesundheitsförderung sollen individuelle und strukturelle Ressourcen zu einem gesünderen Leben hin gestärkt werden.
- Die Ottawa-Charta dient als historisch wichtiges Dokument der Gesundheitsförderung.
- Unterschiedliche Modelle besagen, wie das Individuum mit seiner Umwelt interagiert und zeigen Ansatzpunkte zur Gesundheitsförderung auf.

→ 8 Screening und Früherkennungsprogramme

Definition

Gesundheitsuntersuchungen Die §§ 25ff. des SGB V beschreiben den Rechtsanspruch auf Gesundheitsuntersuchungen. Sie sollen gesundheitliche **Risiken** und Belastungen erfassen und bewerten, die **Früherkennung** von bevölkerungsmedizinisch bedeutsamen Krankheiten ermöglichen und umfassen auch eine **präventionsorientierte Beratung,** inklusive der Überprüfung des Impfstatus. Bei Kindern und Jugendlichen liegt ein zusätzlicher Fokus auf körperlicher, geistiger und psychosozialer Entwicklung. Erwachsene ab 18 Jahren haben Anspruch auf Untersuchungen zur Früherkennung von Krebserkrankungen.

Umsetzung und Begriffsklärung Die Umsetzung der Gesundheitsuntersuchungen erfolgt in Programmen, die üblicherweise als Screenings und Früherkennungsprogramme bezeichnet werden. Begrifflich abzugrenzen sind Vorsorgeleistungen nach § 23 SGB V (ambulante Leistungen in anerkannten Kurorten).

Screenings Sie sind gemäß § 25a SGB V organisierte Früherkennungsprogramme und werden für eine ganze Population geplant und durchgeführt. Es wird ihr Nutzen für die gesamte Bevölkerung bewertet, während der oder die Einzelne mitunter nur wenig profitiert.

Früherkennungsprogramme Im Gegensatz hierzu fokussieren sich Früherkennungsprogramme mehr auf den individuellen Menschen, wobei auch hier der Nutzen für die Gesamtbevölkerung integriert ist. Sie finden in der Regel beim betreuenden Arzt/der betreuenden Ärztin statt und beinhalten neben Maßnahmen zur Früherkennung von Krankheiten auch eine ausführliche, individuelle Gesundheitsberatung zur Prävention.

Screening

Methodik

Es gibt verschiedene Voraussetzungen, die für die Implementierung eines Screeningprogramms erfüllt sein müssen:

Die Krankheit muss ein relevantes Problem darstellen und es muss eine wirksame Therapie geben. Bevor die Erkrankung klinisch manifest wird, muss es eine latente, symptomfreie Phase geben, in der die Erkrankung jedoch bereits feststellbar ist (→ Abb. 8.1). Das Untersuchungsverfahren sollte möglichst sensitiv sein, aber ebenso möglichst wenige Risiken und Nebenwirkungen aufweisen. Der Nutzen des Screeningprogramms muss seine Kosten übersteigen.

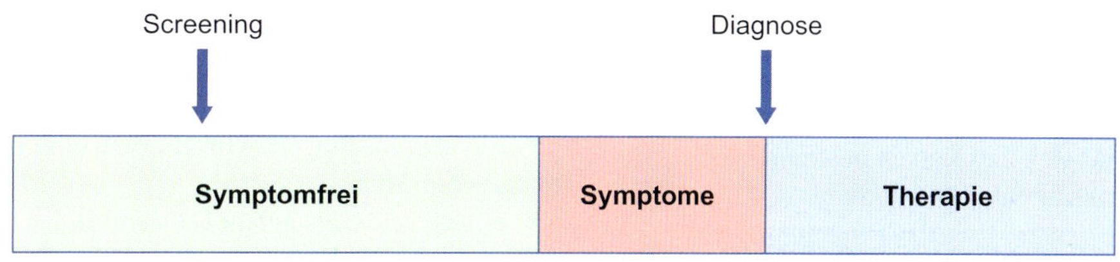

Abb. 8.1 Zeitpunkt des Screenings [L143/P1065]

Nach Auswahl der zu untersuchenden Subpopulation (z. B. anhand von Alter und Geschlecht) wird die Untersuchung durchgeführt. Anschließend sind vier Ergebniskonstellationen möglich:

A) **Falsch positives Ergebnis:** Es liegt keine Erkrankung vor, auch wenn der Screeningbefund auffällig ist. Hierbei sollte die Folgediagnostik möglichst wenig Schaden verursachen.

B) **Richtig positives Ergebnis:** Es liegt eine Erkrankung vor und der Screeningbefund hat dies korrekt erkannt. Für die Erkrankten müssen genug Kapazitäten für eine schnelle Weiterbehandlung zur Verfügung stehen.

C) **Falsch negatives Ergebnis:** Der Screeningbefund hat eine vorliegende Erkrankung nicht als solche erkannt. Dieses Ereignis sollte möglichst vermieden werden, da sich die Erkrankten in falscher Sicherheit wähnen. Es sollte ggf. eine erneute Testung erfolgen.

D) **Richtig negatives Ergebnis:** Es liegt keine Erkrankung vor und der Screeningbefund ist unauffällig. Hierbei sollten Patient*innen aufgeklärt werden, dass das Screening in der Regel nur eine Momentaufnahme darstellt und sich eine Erkrankung auch zukünftig noch entwickeln kann. Auch hier kann eine erneute Testung im Intervall sinnvoll sein.

Vorteile

Die Diagnose wird durch ein Screening vorzeitiger gestellt. Dadurch kann eine Behandlung früher begonnen und mögliche Komplikationen können verhindert werden. Wenn Folgeschäden vermieden werden können, ist auch die Behandlung kostengünstiger. Ein unauffälliger Befund beruhigt zudem die Betroffenen.

Nachteile

Die Betroffenen können durch die Untersuchung Nebenwirkungen erfahren und werden durch die Diagnosestellung belastet. Ein falsch positives Ergebnis kann eine unnötige und teils nebenwirkungsreiche Diagnostik nach sich ziehen. Patient*innen können zudem eine Übertherapie erfahren. Nach einem unauffälligen Screening können Betroffene Symptome missachten oder erst später erkennen.

Mögliche Fehlerquellen

Healthy-Screenee-Effekt Der Healthy-Screenee-Effekt besagt, dass Menschen, die Screeningprogramme wahrnehmen, in der Regel auch gesundheitsbewusster sind und gesünder leben. Hierdurch ist die zu untersuchende Population zu einer gesünderen hin vorselektiert.

Lead-Time-Effekt Patienten, deren Diagnose aufgrund eines Screenings früher gestellt wird, zeigen häufig eine längere Überlebenszeit. Dies basiert nicht unbedingt auf einer besseren Prognose, sondern kann einfach daran liegen, dass die Diagnose früher bekannt ist. Dies wird als Lead-Time-Effekt (auch **Vorlaufzeit-Verfälschung**) bezeichnet.

Length-Time-Effekt Durch den Length-Time-Effekt werden Erkrankungen, die sich nur langsam entwickeln und dadurch klinisch länger unauffällig bleiben, eher erkannt. Das Screening selektiert also solche Erkrankungen, die weniger aggressiv sind und dadurch eine bessere Prognose haben. Dies kann die Gesamtprognose einer gescreenten Population fälschlicherweise verbessern.

Scheinkrankheit Als Scheinkrankheit wird eine Erkrankung bezeichnet, die in einem Screening diagnostiziert und als klinisch relevant eingeschätzt wird, auch wenn sie dies nicht ist. Die Inzidenz der Erkrankung steigt durch das Screening an.

Überdiagnosen Diagnosen, die nur durch ein Screening gestellt werden und ohne dieses nie auffallen würden, werden auch als Überdiagnosen bezeichnet (siehe hierzu auch das Beispiel des PSA-Screenings).

> Generell werden die Effekte von Screeningprogrammen häufig durch Ärzt*innen und Patient*innen überschätzt! Patient*innen müssen über eine solche Maßnahme folglich gut informiert werden.

Früherkennungsprogramme

Methodik

Die Früherkennungsuntersuchung wird in der Regel durch den betreuenden Arzt/die betreuende Ärztin (Allgemeinmedizin, Gynäkologie, Pädiatrie) durchgeführt. Sie beinhaltet eine ausführliche Anamnese, die v. a. auf die Lebenssituation und mögliche Risikofaktoren eingeht. Es schließen sich eine körperliche Untersuchung und ggf. weitere Diagnostik, z. B. eine Labordiagnostik (Blut, Urin), an. Basierend auf den Ergebnissen werden die Patient*innen ausführlich zu ihrem Risikoprofil beraten und ggf. weitere Maßnahmen empfohlen und eingeleitet.

Vorteile

Früherkennungsprogramme ermöglichen individuelle Maßnahmen der Früherkennung und Prävention.

Nachteile

Auch Früherkennungsangebote sprechen oftmals eher Menschen an, die sowieso gesundheitsbewusster leben (vgl. Healthy-Screenee-Effekt). Es muss daher besonders auf die Integration von Risikogruppen geachtet werden.

Umsetzung von Screenings und Früherkennungsprogrammen in Deutschland

Folgende Früherkennungsprogramme sind in Deutschland gesetzlich verankert und werden von den Gesetzlichen Krankenkassen übernommen:

- Neugeborenen-Screening (→ Kap. 44)
- Neugeborenen-Hörscreening
- Vorsorgeuntersuchungen für Kinder (U1–U9) und Jugendliche (J1)
- Check-up 35, Gesundheitsvorsorge ab dem 35. Lebensjahr, alle 2 Jahre
- Früherkennung von Krebserkrankungen (→ Tab. 8.1)
- Schwangerenvorsorge

Es gibt europäische Empfehlungen und Leitlinien zur Implementierung von Screeningprogrammen, die bisher nur vom Mammografie-Screening erfüllt wurden. Im April 2013 trat jedoch das **Krebsfrüherkennungs- und -registergesetz (KFRG)** in Kraft, welches die Weiterentwicklung von Screeningprogrammen stärken soll. Aktuell wird so das Früherkennungsprogramm für das Zervix- und das Kolonkarzinom weiterentwickelt.

Tab. 8.1 Krebsfrüherkennungsprogramme

<table>
<tr><th>Alter</th><th>Frauen</th><th>Männer</th></tr>
<tr><td>20 Jahre</td><td>Zervixkarzinom: jährliche gynäkologische Untersuchung, inkl. Zervixabstrich</td><td></td></tr>
<tr><td>30 Jahre</td><td>Mammakarzinom: jährliche gynäkologische Tastuntersuchung</td><td></td></tr>
<tr><td>35 Jahre</td><td colspan="2">Hautkrebs: alle 2 Jahre Inspektion der gesamten Hautoberfläche</td></tr>
<tr><td>45 Jahre</td><td></td><td>Prostatakarzinom: jährliche urologische Untersuchung</td></tr>
<tr><td>50 Jahre</td><td>Mammakarzinom: alle 2 Jahre Mammografie (bis zum 70. Lebensjahr)</td><td></td></tr>
<tr><td>50 Jahre</td><td colspan="2">Kolorektales Karzinom: jährlicher Stuhltest auf okkultes Blut
Alternativ:</td></tr>
<tr><td></td><td>Ab 55 Jahren Koloskopie (zweimalig im Abstand von 10 Jahren)</td><td>Ab 50 Jahren Koloskopie (zweimalig im Abstand von 10 Jahren)</td></tr>
</table>

Der PSA-Test zur Früherkennung

Ein gutes Beispiel für Vor- und Nachteile von Screeningprogrammen ist der Bluttest auf das **prostataspezifische Antigen (PSA)**. Dies ist ein Enzym, das von der Prostata gebildet wird und sich im Blut des Patienten nachweisen lässt. Der PSA-Wert im Blut ist bei Tumorleiden, jedoch auch bei anderen Erkrankungen (z. B. einer Entzündung oder nach einem milden Trauma wie dem Fahrradfahren) erhöht. In der Tumornachsorge nach einem Prostatakarzinom nimmt es einen hohen Stellenwert ein, kann jedoch auch als Test zur Früherkennung eingesetzt werden. Hierbei gibt es jedoch zwei wichtige Nachteile zu beachten: Bei etwa jedem vierten positiven Befund wird nach Prostatabiopsie kein Karzinom festgestellt (falsch positiver Befund). Für diese Patienten zieht der Test zur Früherkennung somit eine belastende und unnötige Diagnostik nach sich. Des Weiteren müssen vor allem bei älteren Patienten gerade nicht oder nur langsam wachsende Tumore nicht zwingend klinisch relevant werden. Diese Patienten, die eher mit als an einem Prostatakarzinom sterben werden, sind gefährdet, durch eine Überdiagnostik und -therapie unnötige Nebenwirkungen zu erleiden. Aus diesen Gründen hat das Institut für Qualität und Wirtschaftlichkeit im Gesundheitswesen (IQWiG, → Kap. 18) die Kosten und Nutzen eines möglichen PSA-Screenings als nachteilig bewertet und somit von einem solchen abgeraten. Die Kosten für einen PSA-Test zur Früherkennung werden aktuell auch nicht von der Gesetzlichen Krankenkasse übernommen.

Zusammenfassung

- Screeningprogramme sind systematische Testverfahren, welche die Erkrankten in der Bevölkerung möglichst frühzeitig erkennen sollen.
- Früherkennungsprogramme werden dem Individuum angeboten und auf dessen persönlichen gesundheitsbezogenen Lebensstil angepasst.
- Organisierte Screeningprogramme gibt es in der Onkologie bisher nur für das Mammakarzinom.

→ 9 Impfungen

Definition
Impfung ist die Gabe eines Stoffes mit dem Ziel, den Empfänger durch Ausbilden einer Immunabwehr vor einer Erkrankung zu schützen. Sie ist eine wichtige **Maßnahme der primären Prävention** (→ Kap. 6). Die Impfung wird vorrangig gegen Infektionskrankheiten eingesetzt, erhält jedoch auch Einzug in die onkologische Therapie.

Verschiedene Arten von Impfungen

Nach Impfstoff

Je nach Impfstoff werden aktive von passiven Immunisierungen unterschieden.
Aktive Immunisierung Die aktive Immunisierung ist die Verabreichung eines abgeschwächten Erregers oder seiner erregerspezifischen Antigene (z. B. Oberflächenproteine). Diese sollen beim Empfänger eine Immunreaktion auslösen, welche dann in Zukunft vor der Erkrankung schützt. Je nach Impfstoffart kann hierbei nochmals zwischen einem Lebend- und einem Totimpfstoff unterschieden werden: :

- **Lebendimpfstoffe** bestehen aus funktionsfähigen Erregern, die aber abgeschwächt (attenuiert) sind. Dies bedeutet, dass sie in ihrer Virulenz („Aggressivität") so verändert sind, dass sie bei immunkompetenten Patient*innen keine Erkrankung mehr auslösen können. Die hierdurch ausgelöste Immunreaktion kommt der natürlichen Infektion sehr nahe, weshalb eine Lebendimpfung einen sehr langen (manchmal lebenslangen) Schutz bieten kann. Jedoch ist ein Lebendimpfstoff für Immungeschwächte oder Schwangere nicht geeignet. Auch bei Gesunden kann er zu einer Impfreaktion im Sinne von abgeschwächten Krankheitssymptomen führen.
- Im Gegensatz hierzu besteht ein **Totimpfstoff** nicht mehr aus vermehrungsfähigen Erregern, sondern nur noch aus einzelnen Erregerbestandteilen.

Passive Immunisierung Die passive Immunisierung ist die Verabreichung von Antikörpern. Diese sind dem Organismus sofort verfügbar, sodass der Körper keine eigenen Antikörper ausbilden muss und die Wirkung sofort eintritt. Es handelt sich in der Regel um eine Notfallmaßnahme (z. B. zum Tetanusschutz bei stark verschmutzten Wunden) und weist nur einen kurzzeitigen Schutz auf. Zudem können bei Produkten aus tierischem oder menschlichem Serum auch andere Fremdproteine übertragen werden. Dies birgt das Risiko einer allergischen Reaktion.

Eine natürliche Form der passiven Immunisierung ist der **Nestschutz des Neugeborenen.** Mütterliche Antikörper werden bereits pränatal durch die Plazenta und später auch über die Muttermilch auf das Kind übertragen und verleihen diesem eine gewisse Immunabwehr.

Nach Indikation

Je nach Indikation können unterschiedliche Typen von Impfungen unterschieden werden:
Standardimpfung Die Standardimpfung (**Regelimpfung**) ist als allgemeiner Infektionsschutz empfohlen. Es besteht also eine allgemeine Indikation unabhängig von individuellen Eigenschaften. Somit werden alle Menschen eines Alters geimpft. Dies geschieht im Rahmen der Grundimmunisierung oftmals bereits im Kindesalter. Die aktuellen Standardimpfungen sind dem Impfkalender der **Ständigen Impfkommission (STIKO)** zu entnehmen.

> Die Standardimpfungen sind durch die STIKO allen Bürgern gleichermaßen empfohlen. Hier haftet der Staat für eventuelle Folgeschäden.

Auffrischimpfung Die Auffrischimpfung **(Booster-Impfung, Revakzination)** erfolgt im Intervall nach der Grundimmunisierung, um den Impfschutz aufrechtzuerhalten oder erneut zu stärken.
Individualimpfung **(Indikationsimpfung)** Diese basiert im Gegensatz zu der Standardimpfung auf individuellen Faktoren wie z. B. dem Beruf oder einer besonderen Vorerkrankung. Hierzu zählen auch **Reiseimpfungen,** die je nach Reiseplan empfohlen sein können. Die Gelbfieberimpfung ist in manchen Ländern jedoch eine Pflichtimpfung.
Reihenimpfung Mit der Reihenimpfung ist die Impfung vieler Personen in dichter zeitlicher Folge gemeint, mit der in der Regel ein Infektionsausbruch verhindert oder zumindest eingedämmt werden soll.
Riegelungsimpfung Nach Auftreten einer Infektionskrankheit, die durch eine Impfung vermeidbar ist, können alle Personen im Umfeld, die keinen Impfschutz haben, geimpft werden. Dies bezeichnet man dann als Riegelungsimpfung. Auch sie soll eine weitere Ausbreitung der Erkrankung verhindern.

Wirksamkeit von Impfstoffen

Die Wirksamkeit einer Impfung ergibt sich aus der Relation derjenigen, die nach einer Impfung geschützt sind, zu denjenigen, die es nach einer Impfung nicht sind. Es gilt folgende Formel:

$$\text{Wirksamkeit (\%)} = \frac{\text{Befallsrate bei nicht Geimpften} - \text{Befallsrate bei Geimpften}}{\text{Befallsrate bei nicht Geimpften}}$$

Impfversagen (auch: Impfdurchbruch). Beim Impfversagen kommt es zu einer Erkrankung trotz Schutzimpfung.

- **Primäres Impfversagen:** Ein Impfschutz wird von vornherein nicht erreicht, dies kann an einer ungenügenden Stimulation des Immunsystems liegen.
- **Sekundäres Impfversagen:** Ein initial erreichter Impfschutz nimmt schneller ab, als zu erwarten wäre, z. B. aufgrund eines Absinkens der Antikörperreaktion über einen längeren Zeitraum.

Selten können auch Fehler in der Anwendung, Herstellung oder Lagerung des Impfstoffes die Ursache sein.
Neben der Wirkung eines Impfstoffes sind jedoch auch seine **Nebenwirkungen** wichtig:
Impfreaktion Bezeichnet zu erwartende Reaktionen nach einer Impfung. Zu ihnen zählen eine Rötung, Schwellung oder ein Juckreiz an der Einstichstelle sowie ein allgemeines Krankheitsgefühl, Fieber, Kopf- oder Gliederschmerzen.
Impfkomplikation Alles, was über Impfreaktionen hinausgeht, wird als Impfkomplikation bezeichnet. Diese sind insgesamt sehr selten, müssen nach dem Infektionsschutzgesetz jedoch namentlich gemeldet werden.
Impfschäden So werden dauerhafte Schäden bezeichnet, die über eine Impfreaktion hinausgehen und in einem kausalen Zusammenhang mit einer Impfung stehen. Ein solcher Fall muss durch das zuständige Versorgungsamt geprüft werden, denn es besteht ein Entschädigungsrecht.

Impfstoffzulassung

Seit 1972 besteht in Deutschland eine Zulassungspflicht für Impfstoffe. Hierfür gibt es unterschiedliche Verfahren der Impfstoffzulassung.
Die **nationale Zulassungspflicht** ist im **Arzneimittelgesetz (AMG)** verankert. Sie gilt nur für den deutschen Markt. Da eine

isolierte Zulassung in Deutschland aber mittlerweile sehr selten ist, ist sie hinter den europäischen Verfahren zurückgetreten. Sie besteht aus vier Teilen:
1. Der Zulassungsantrag enthält sämtliche Informationen (z. B. Fachinformation) sowie klinische Gutachten zur Herstellung, Qualität, Pharmakologie, Toxikologie, Sicherheit und Wirksamkeit.
2. Herstellung und Qualität werden durch das Paul-Ehrlich-Institut (PEI) geprüft.
3. Pharmakologie und Toxikologie werden einer materiellen Prüfung unterzogen. Diese kann vom PEI oder alternativ vom Hersteller durchgeführt werden.
4. Bei der klinischen Sicherheit und Wirksamkeit kann ggf. ebenso eine Überprüfung der Studienqualität durch das PEI erfolgen.

Viel relevanter sind mittlerweile jedoch **europäische Zulassungsverfahren,** welche durch die **Europäische Arzneimittel-Agentur** (EMA, European Medicines Agency) durchgeführt werden. Die EMA ist für alle gentechnisch hergestellten Arzneimittel und für alle Antikörpertherapeutika zuständig. Dies schließt Impfstoffe ein, da diese in der Regel gentechnologisch hergestellte Antigene enthalten. Durch die Impfstoffzulassung der EMA in den EU-Staaten ist keine nationale Zulassung mehr nötig. Wenn der Impfstoff bereits in einem anderen Land zugelassen ist, kann eine vereinfachte, schnellere Zulassung erteilt werden. Hierfür gelten gesonderte Anerkennungsverfahren.
Ständige Impfkommission (STIKO) Bei der STIKO handelt es sich um eine 1972 entstandene, unabhängige Expertengruppe, die dem Robert Koch-Institut angegliedert ist. Sie spricht Impfempfehlungen für Deutschland aus und entwickelt Impfstrategien. Dabei werden sowohl der Nutzen für das Individuum (Wirkungen, Nebenwirkungen) als auch der epidemiologische Nutzen für die Gesamtbevölkerung betrachtet. Sie geben den Impfkalender heraus und grenzen Impfreaktionen von Folgeschäden ab.

Krankheitseradikation durch Impfungen

Impfungen haben eine große epidemiologische Tragweite, da sie die Übertragungsdynamik einer Infektion stark beeinflussen können. Hierbei ist die **Durchimpfungsrate,** also der Anteil der Personen einer Population, die geimpft sind, ein wichtiger Marker.
Wenn eine Erkrankung in einer spezifischen Region nicht mehr vorkommt, spricht man von einer **Elimination** der Erkrankung. Wenn sie in allen Regionen der Welt nicht mehr vorkommt, dann handelt es sich um eine **Eradikation.**
Die Eradikation von Infektionskrankheiten ist in Hinblick auf ihre hohe Krankheitslast und eine teilweise gute Vermeidbarkeit ein wichtiges Ziel. Eine Krankheit kann durch ein Impfprogramm eradiziert werden, wenn folgende Kriterien zutreffen:
1. Es muss eine sichere Impfung geben,
2. es muss verlässliche diagnostische Tests geben und
3. der Mensch darf das einzige Reservoir des Infektionserregers sein.

Mit steigender Immunität einer Bevölkerung sinkt das Risiko, sich mit der Erkrankung anzustecken. Nähert die Übertragungsdynamik gegen 0 an, so spricht man von einer **kritischen Schwelle P_0**.
Die Eradikation der Poliomyelitis ist seit 1988 ein wichtiges erklärtes Ziel der WHO. Impfprogramme wurden flächendeckend eingeführt und so konnte die Anzahl der Poliofälle zwischen 1988 und 2004 um 99 % reduziert werden. Einzelne Regionen (Amerika, Westpazifik, Europa) sind bereits als poliofrei erklärt. In Asien und Afrika treten jedoch immer wieder einzelne Fälle auf, wodurch auch prinzipiell eine erneute Verschleppung in poliofreie Regionen möglich ist.

Impfskeptiker und -gegner

Die Einstellung gegenüber Impfungen hängt heutzutage sehr vom sozialen Umfeld und der öffentlichen Wahrnehmung ab. Durch erfolgreiche Impfprogramme sinken die Erkrankungsraten und mögliche schwere Komplikationen dieser Erkrankungen werden deutlich seltener beobachtet. Dadurch werden Impfungen als weniger dringlich angesehen und sowohl Impfreaktionen wie auch mögliche Folgeschäden treten zunehmend in den Fokus. Dabei argumentieren Impfgegner oftmals wenig rational und nicht wissenschaftlich fundiert. Schätzungsweise 3–5 % aller Deutschen sind Impfgegner*innen. Eine deutlich höhere Nichtinanspruchnahme der COVID-19-Schutzimpfung wurde zum einen durch die nicht ausreichende Erprobung des Impfstoffs begründet (75 % der befragten Nichtgeimpften 2021), aber auch u. a. durch ein mangelndes Vertrauen in die offiziellen Informationen zu Erkrankung bzw. Impfung (63 %). Eine fehlende Akzeptanz kann die Durchimpfungsrate schwächen und die Herdenimmunität gefährden (→ Kap. 40). Dadurch kommt es in den letzten Jahren immer wieder zu kleineren Ausbrüchen von Masern. Am 1. März 2020 trat deswegen das **Masernschutzgesetz** in Kraft. Dieses besagt, dass alle Menschen, die in einer Gemeinschaftseinrichtung betreut werden bzw. arbeiten oder im Gesundheitsbereich tätig sind, gegen Masern geimpft sein müssen. Dadurch ist die Masernimpfung für alle Kinder in Kitas und Schulen Pflicht.
Zum 16. März 2022 wurde zudem eine einrichtungsbezogene Impfpflicht gegen COVID-19 für Beschäftigte in Kliniken und Pflegeheimen eingeführt, eine allgemeine Impfpflicht gibt es hingegen bundesweit (Stand 2022) nicht (→ Kap. 41).

Zusammenfassung

- Die aktive Immunisierung soll eine Immunreaktion zur Bildung eigener Antikörper auslösen, die einen dauerhaften Schutz bieten können.
- Bei der passiven Immunisierung werden Antikörper verabreicht, die einen sofortigen Schutz bieten, aber nur kurzzeitig wirken.
- Die EMA (Europäische Arzneimittel-Agentur) regelt die europäischen Zulassungsverfahren und somit auch die Zulassung neuer Impfstoffe in Deutschland.
- Die STIKO (Ständige Impfkommission) ist ein wichtiges Organ für die geltenden Impfempfehlungen in Deutschland.

Das deutsche Gesundheitssystem

Deutschland ist nach Art. 20 des Grundgesetzes ein „demokratischer und sozialer Bundesstaat“ **(Sozialstaatsgebot),** dessen Prinzipien soziale Gerechtigkeit und soziale Sicherheit sind. Das Sozialstaatsgebot bedeutet, dass der Staat die Letztverantwortung für Gestaltung und Weiterentwicklung der Krankenversorgung trägt. In der Praxis gilt jedoch das Prinzip der **Selbstverwaltung:** Der Staat gibt die gesetzlichen Rahmenbedingungen vor, die **Leistungserbringer** (Verbände der Ärzte) sowie **Kostenträger** (Krankenkassen) des Gesundheitswesens organisieren die medizinische Versorgung selbst in eigener Verantwortung.

Die **Gesetzliche Krankenversicherung (GKV)** versichert knapp 90 % der deutschen Bevölkerung (ca. 73 Millionen Menschen im Jahr 2021), sie hat daher einen prägenden Einfluss auf das gesamte Gesundheitswesen. Es werden hierbei **beitragszahlende Mitglieder** von **beitragsfreien Versicherten**, z. B. mitversicherte Familienangehörige, unterschieden. Sie wird überwiegend durch Beiträge finanziert, die auf Arbeitseinkommen erhoben werden. Die Beitragshöhe richtet sich nach dem Einkommen **(Leistungsfähigkeitsprinzip)** und nicht nach der Anzahl der mitversicherten Angehörigen oder dem Gesundheitszustand. Die Anzahl der einzelnen Krankenkassen innerhalb der GKV wurde insbesondere durch Zusammenschlüsse stark reduziert, von knapp 2.000 in den 1970er-Jahren auf aktuell 103 (Stand 2021).

In der GKV besteht generell eine **Versicherungspflicht.** Ausgenommen sind unter anderem Beamte, Selbstständige und Beschäftigte mit einem Einkommen über der **Versicherungspflichtgrenze** (im Jahr 2021: 64.350 Euro im Jahr). Diese können sich entweder freiwillig in der GKV oder in einer Privaten Krankenversicherung (PKV) versichern. Somit entziehen sich insbesondere potenzielle Beitragszahler mit hohem Einkommen (und statistisch gesehen mit besserer Gesundheit) der GKV-Versicherungspflicht.

In Deutschland gibt es für die Versicherten die **freie Arztwahl**.

> Eine „Bürgerversicherung“ ist die Idee, die GKV-Versicherungspflicht auf alle Bürgerinnen und Bürger auszuweiten.

Die Grundprinzipien der sozialen Sicherung im Krankheitsfall sind (→ Tab. 10.1):

- **Solidarprinzip:** Die Höhe der Beiträge richtet sich nach der wirtschaftlichen Leistungsfähigkeit (Einkommen), jeder erhält jedoch den gleichen Leistungsumfang, unabhängig von der Höhe des eingezahlten Beitrags. Alle Versicherten kommen somit gemeinsam für alle Kosten auf. Dies steht im Gegensatz zum **Äquivalenzprinzip** (höherer Beitrag = mehr Leistung) in der PKV.
- **Bedarfsdeckungsprinzip:** Der Leistungsumfang richtet sich allein nach dem Bedarf. Die Leistungen der Gesundheitsversorgung sollen **ausreichend, zweckmäßig** und **wirtschaftlich** sein, sie dürfen das Maß des Notwendigen nicht überschreiten (§12 SGB V, **Wirtschaftlichkeitsgebot**). Diese Leistungen werden im SGB V genauer festgelegt.
- **Subsidiaritätsprinzip:** Ausgaben, die dem Versicherten finanziell zumutbar sind, sollen zunächst von diesem selbst getragen werden, bevor die Solidargemeinschaft die Kosten übernimmt. Dies sind beispielsweise Zuzahlungen zu Arzneimitteln. Die am Einkommen bemessene **Belastungsobergrenze** schützt vor zu großer Belastung.
- **Sachleistungsprinzip:** Die Versicherten bezahlen Geldbeiträge an die Krankenkassen. Die Leistungen der Krankenversicherung erhalten sie in Form von Sach- und Dienstleistungen, also Arzneimittel oder Arztbehandlung. Die Leistungserbringer (Ärzte, Krankenhäuser) werden durch die Krankenkassen bezahlt (s. u.). Dem gegenüber steht das **Kostenerstattungsprinzip** der PKV, bei dem der Patient zunächst eine Rechnung bekommt und bezahlt und diese anschließend seiner Versicherung zur Erstattung einreicht.

Tab. 10.1 Übersicht: Grundprinzipien der Krankenversicherung im Vergleich

Gesetzliche Krankenversicherung (GKV)	Private Krankenversicherung (PKV)
Solidar- und Bedarfsdeckungsprinzip	Äquivalenzprinzip
Sachleistungsprinzip	Kostenerstattungsprinzip

Ausnahmen bestätigen die Regel: Auch in der GKV gilt das **Äquivalenzprinzip** im Falle von Einkommensersatzleistungen wie dem **Krankengeld** (Entgeltersatz bei Arbeitsunfähigkeit), d. h., die Höhe des Krankengeldes richtet sich nach dem beitragspflichtigen Einkommen. Weitere Beispiele in der Sozialversicherung, die nach dem Äquivalenzprinzip ausgezahlt werden, sind Renten und Arbeitslosengeld.

Aufbau des deutschen Gesundheitssystems

Die Gesundheitsversorgung ist in einzelne **Sektoren** (ambulante, stationäre Versorgung) mit unterschiedlichen Finanzierungssystemen geteilt. Besondere Herausforderungen entstehen an den Schnittstellen bzw. Sektorengrenzen, unter anderem durch fehlende Koordination der Versorgung (z. B. durch nicht notwendige Doppeluntersuchungen) oder Versorgungslücken (→ Kap. 13).

Ambulante Versorgung

Die **Kassenärztlichen Vereinigungen** (KVen) haben den **Sicherstellungsauftrag** (und damit quasi ein Monopol) der ambulanten ärztlichen Versorgung der GKV-Versicherten. Sie planen und teilen Niederlassungssitze zu **(Bedarfsplanung).** Generell wird zwischen ambulanter hausärztlicher und fachärztlicher Versorgung (z. B. Augenärzte, Psychiater) unterschieden.

Vergütet werden ambulante medizinische Leistungen in der GKV über den **Einheitlichen Bewertungsmaßstab (EBM),** einem Punktesystem. Leistungen entsprechen gewissen Punktwerten. Zudem wird durch die KVen mit den Krankenkassen ein jährliches, regionales **Gesamtbudget** für die Versorgung ausgehandelt. Der genaue Geldwert eines Punktes wird errechnet, indem das Gesamtbudget durch die Summe aller erbrachten ambulanten Leistungen (Punkte) geteilt wird, er steht also erst am Ende des Abrechnungszeitraums fest (ca. 11 Ct). Übersteigen die Gesamtleistungen das erwartete Budget, werden die einzelnen Leistungen weniger vergütet, denn der Wert der Punkte sinkt. Ausnahmen sind **extrabudgetäre Leistungen,** sie werden immer voll vergütet.

Leistungen, die nicht über die GKV erstattet werden, werden direkt über die **Gebührenordnung für Ärzte (GOÄ)** abgerechnet, z. B. Leistungen der PKV oder die individuellen Gesundheitsleistungen **(iGeL)** für GKV-Versicherte.

Stationäre Versorgung

Die stationäre Versorgung findet in Krankenhäusern statt, die nach Versorgungsstufe (Grund- bis Maximalversorger) oder Schwerpunkt (Psychiatrische Fachklinik) unterschieden werden können.

Die **Krankenhausplanung,** also Anzahl, Lokalisation, Ausstattung etc., ist Aufgabe der Bundesländer.

Finanziert werden Krankenhausleistungen über ein pauschaliertes Entgeltsystem, die **Diagnosis Related Groups (DRG).** Abhängig von der Hauptdiagnose nach ICD gibt es einen festen Betrag pro stationärem Fall **(Fallpauschale),** welcher durch Komplikationen oder jeder Komorbiditäten angepasst werden kann. Es wird also nicht jede Leistung oder jeder stationäre Behand-

lungstag einzeln abgerechnet (früher: **tagesgleiche Pflegesätze**), abgesehen von einem gesonderten Budget für Pflege. Die Grundlage der Vergütung in psychiatrischen und psychosomatischen Krankenhäusern ist die Vereinbarung über die pauschalierenden Entgelte für die Psychiatrie und Psychosomatik (PEPPV).

Ambulante und stationäre pflegerische Versorgung

Pflege kann zu Hause (durch Angehörige oder ambulante Pflegedienste) oder in vollstationären Pflegeheimen erfolgen. Der Großteil der Pflegebedürftigen in Deutschland (80 %) wird zu Hause gepflegt, hiervon über zwei Drittel durch Angehörige. Leistungen werden hierbei über die **soziale Pflegeversicherung** (SGB IX) finanziert, in Form von Pflegegeld (ambulant) oder als Tagessätze (stationär), die zwischen Pflegekassen und Vertretern der Pflegeheime verhandelt werden. Pflegebedürftigkeit wird nach **Pflegegraden (1–5)** eingeteilt, je nach körperlichem und geistigem Funktionsniveau.

Rehabilitation

Ziel der Rehabilitation ist die Wiederherstellung oder Verbesserung von Funktionen, die eine Teilhabe am gesellschaftlichen Leben ermöglichen. Die **medizinische Rehabilitation** (Wiederherstellung der Gesundheit bzw. Minderung von Krankheitsfolgen) kann von der **beruflichen Rehabilitation** (Wiederherstellung der Erwerbstätigkeit) und **sozialen Rehabilitation** (Förderung sozialer Teilhabe) unterschieden werden. Eine medizinische Rehabilitation, die direkt (bis 14 Tage) an einen Krankenhausaufenthalt oder eine OP anschließt, heißt **Anschlussheilbehandlung** (AHB). Der krankheitsbedingte Funktionszustand wird nach der ICF (→ Kap. 2) kodiert.

Reha-Maßnahmen können stationär oder ambulant durchgeführt werden, häufigste Indikation für eine medizinische Rehabilitation sind orthopädische Diagnosen (Knie-, Hüftarthrose, Rückenschmerzen). Bei Erwerbstätigen bezahlt die Rentenversicherung Rehabilitationsmaßnahmen, um eine Erwerbsunfähigkeit bzw. Frühberentung (und damit Kosten für die Rentenkasse) zu verhindern. Bei nicht Erwerbstätigen zahlen die Krankenkassen.

Merksatz: **Reha vor Rente!**

Öffentlicher Gesundheitsdienst

Der Öffentliche Gesundheitsdienst (ÖGD) fördert und schützt die Gesundheit der Bevölkerung durch ein breites Aufgabenspektrum, er umfasst Einrichtungen der staatlichen Gesundheitsverwaltung auf Bundes-, Länder- und kommunaler Ebene. Auf Bundesebene zählen die Bundesoberbehörden wie die Bundeszentrale für gesundheitliche Aufklärung, das Robert Koch-Institut oder das Paul-Ehrlich-Institut zum ÖGD. Auf Landesebene sind dies Landesgesundheitsministerien, auf der unteren (kommunalen) Verwaltungsebene **Gesundheitsämter.** Rechtliche Grundlagen des ÖGD sind, neben dem Infektionsschutzgesetz, die ÖGD-Gesetze der Bundesländer. Die Gesundheitsämter setzen vor Ort die Aufgaben der Public Health in die Praxis um. Hierzu zählen Einschulungsuntersuchungen, Beratung von Schwangeren, Familien oder chronisch Kranken genauso wie Hygieneüberwachung in bestimmten Betrieben. Die Meldung eines nach Infektionsschutzgesetz meldepflichtigen Erregers erfolgt ebenfalls an die Gesundheitsämter.

Eine zentrale Herausforderung im ÖGD ist der **Personalmangel:** Die Zahl der Ärzte, die in einem Gesundheitsamt arbeiteten, hat in den vergangenen 20 Jahren um fast ein Drittel abgenommen. Ursache ist insbesondere die fehlende finanzielle Attraktivität des Berufs – Ärzte im ÖGD werden nicht nach dem Tarifvertrag der Ärzte bezahlt, sondern verdienen häufig deutlich weniger. Lösungsansätze, inklusive Personalaufstockung und veränderte Entlohnung, entwirft der „Pakt für den ÖGD" (→ Kap. 12)

Arzneimittelversorgung

Die Versorgung mit Arzneimitteln ist wichtiger Bestandteil der Gesundheitsversorgung. Das **Arzneimittelgesetz (AMG)** regelt unter anderem Kriterien zu Herstellung und Zulassung, das SGB V hingegen den Umfang der Erstattungsfähigkeit von Arzneimitteln. Die nationale Zulassungsbehörde für Arzneimittel ist in Deutschland das **BfArM** (für Impfstoffe das PEI), auf europäischer Ebene die EMA. Den Sicherstellungsauftrag zur Arzneimittelversorgung haben die Apotheken, eine Bedarfsplanung gibt es nicht.
Der Patentschutz für neue Arzneimittel beträgt üblicherweise 20 Jahre, hiernach werden häufig **Generika** („Kopien" mit gleichem Wirkstoff) zu einem Bruchteil des Preises hergestellt. Krankenkassen erstatten die Kosten eines Arzneimittels bis zu einem festgelegten Höchstbetrag **(Festbetrag),** hierüber hinaus müssen Patient*innen selbst zuzahlen. Häufig schließen Krankenkassen Rabattverträge mit einzelnen Arzneimittelherstellern.

Zusammenfassung

- Grundprinzipien der Gesetzlichen Krankenversicherung sind das Solidar-, Subsidiaritäts-, Bedarfsdeckungs- und Sachleistungsprinzip.
- Die Leistungen der Gesundheitsversorgung sollen ausreichend, zweckmäßig und wirtschaftlich sein.
- Die Gesundheitsversorgung findet im ambulanten und stationären Sektor statt.

Systeme, mit denen die gesundheitliche Versorgung der Bevölkerung sichergestellt und die Absicherung gegen ein (finanzielles) Krankheitsrisiko erreicht werden soll, unterscheiden sich hinsichtlich Strukturen und Leistung zum Teil deutlich. Grund hierfür sind neben historischen Entwicklungen auch sozioökonomische Faktoren. So gibt es innerhalb der Europäischen Union 27 unterschiedliche nationale Gesundheitssysteme.
Gesundheitssysteme können auf Unterschiede in ihrer Struktur oder Leistung hin untersucht werden.

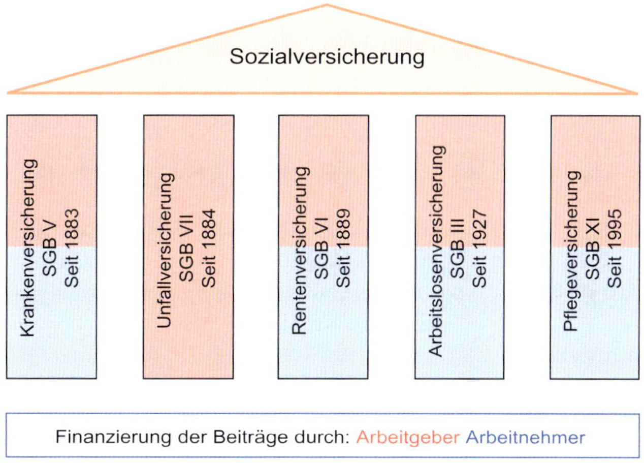

Abb. 11.1 Die fünf Säulen der sozialen Sicherung in Deutschland (SGB = Sozialgesetzbuch) [L143/P1064]

Historische Entwicklung in Deutschland

Die Strukturen des deutschen Gesundheitswesens sind bis heute geprägt von ihrer historischen Entwicklung. Einige charakteristische Besonderheiten lassen sich bis auf die Sozialpolitik des Deutschen Kaiserreichs und die **Sozialgesetzgebung durch Bismarck** im 19. Jahrhundert sowie die darauf aufbauenden Entwicklungen zurückführen:
Die **Gründung der Gesetzlichen Krankenversicherung (GKV) 1883** sollte die **Industriearbeiter** vor elementarsten Gesundheitsrisiken schützen. Gleichzeitig war sie jedoch auch ein Zugeständnis an die Arbeiter, nachdem 1878 (Sozialistengesetze) unter anderem die Sozialdemokratie als Arbeiterpartei sowie ihr nahestehende Gewerkschaften verboten worden waren. Die Sozialgesetzgebung hatte also auch das Ziel, revolutionäre Neigungen in der Arbeiterschaft zu besänftigen. Bis heute ist die GKV eine Versicherung für **Arbeitnehmer,** sie ist eine **Pflichtversicherung,** jedoch nur für einen **Teil der Bevölkerung** (initial nur für die Industriearbeiterschaft).
Historikern zufolge konzipierte Bismarck die Sozialversicherung zunächst als ein direkt durch den Staat gelenktes, steuerfinanziertes Modell. Hierfür gab es jedoch keine Mehrheit im Reichstag. Da er ein privatwirtschaftlich-marktorientiertes Modell ablehnte, wurde als Kompromiss eine **selbstverwaltete** und **beitragsfinanzierte** Sozialversicherung eingeführt.
Die heutige **Sozialversicherung** setzt sich aus fünf Trägern zusammen (→ Abb. 11.1): Die Gesetzliche **Krankenversicherung,** die gesetzliche **Unfall-, Renten-** und **Arbeitslosenversicherung** sowie die soziale **Pflegeversicherung.** Rechtliche Grundlagen sind die Sozialgesetzbücher I–XI.
Die Sozialversicherungen werden – mit Ausnahme der Unfallversicherung, die vollständig arbeitgeberfinanziert ist – jeweils **zu gleichen Anteilen (Paritätsprinzip)** durch Beiträge der Arbeitgeber und Arbeitnehmer finanziert. Ausnahmen bilden der **Zusatzbeitrag** für Arbeitnehmer zur Krankenversicherung, Zusatzbeiträge für Kinderlose zur Pflegeversicherung sowie Zuschüsse des Bundes zur Rentenversicherung.

Struktureller Vergleich

Gesundheitssysteme können im Hinblick auf ihre Struktur anhand der drei Kriterien **Finanzierung, Leistungserbringung** sowie **Regulierung** verglichen werden.
Je nach Rolle öffentlicher oder privater Träger bei Finanzierung und Leistungserbringung bzw. der Art und dem Ausmaß von Regulierungsmechanismen werden drei Grundtypen unterschieden:

- Das **Sozialversicherungssystem**
- Der **staatliche Gesundheitsdienst**
- Das **marktorientierte System**

Sozialversicherungssystem

Das Sozialversicherungssystem wird nach seinem Ursprung auch als Bismarcksches System bezeichnet. Die Finanzierung erfolgt durch Versicherungsbeiträge der Bürger zu staatlich regulierten Versicherungssystemen, die Leistungserbringung übernehmen sowohl öffentliche als auch private Anbieter. Die Regulierung erfolgt nicht ausschließlich durch den Staat, auch nichtstaatliche Akteure können die Gesundheitsversorgung eigenständig gestalten **(Selbstverwaltungsprinzip).**

Staatlicher Gesundheitsdienst

Staatliche Gesundheitssysteme werden nach dem Entwickler des britischen Gesundheitsdienstes National Health Service (NHS), dem Ökonomen William Beveridge, auch als **Beveridge-Systeme** bezeichnet.
Die Finanzierung dieser Gesundheitssysteme erfolgt über **Steuern.** Die medizinische Versorgung wird durch den Staat bzw. eine staatliche Behörde gewährleistet, sie erfolgt über **öffentliche Einrichtungen.** So unterhält beispielsweise der NHS in Großbritannien ein System aus Arztpraxen und Krankenhäusern, die durch Steuern finanziert sind.
Die Regulierung des Gesundheitssystems erfolgt durch staatliche Akteure und die Politik.

Marktwirtschaftlich orientierte Systeme

In marktwirtschaftlich orientierten Systemen zieht sich der Staat weitgehend aus Finanzierung, Organisation oder Regulierung zurück. Diese Aufgaben übernehmen **private** Akteure. So erfolgt die Finanzierung – und damit die finanzielle Absicherung eines Krankheitsrisikos – überwiegend über privatwirtschaftliche Versicherungsunternehmen bzw. über Ausgaben der Privathaushalte.
Die Leistungserbringung erfolgt durch private Anbieter, die im **Wettbewerb** zu anderen Leistungserbringern stehen. Die Regulierung des Gesundheitssystems wird zu einem großen Teil den **Mechanismen des Marktes** überlassen.
In der Realität entspricht kein Gesundheitssystem vollständig einem der drei Idealtypen (→ Tab. 11.1). Auch in staatlichen

Tab. 11.1 Idealtypen von Gesundheitssystemen

Typus	Beispiele
Sozialversicherungssystem („Bismarck“)	Deutschland, Frankreich, Österreich, Niederlande, Belgien, Luxemburg, Japan
Staatliches Gesundheitssystem („Beveridge“)	Großbritannien, Schweden, Dänemark, Irland, Griechenland, Spanien, Italien
Marktorientiertes System	USA

Gesundheitsdiensten gibt es private Leistungserbringer oder Anteile der Finanzierung, die nicht aus Steuermitteln kommen. Ebenso gibt es in privatwirtschaftlich organisierten Systemen, wie in den USA, staatliche Regulierung sowie Anteile an staatlicher Finanzierung, z. B. staatliche Versicherungsprogramme für ältere Bürger.

Vergleich anhand von Leistungsdaten

Indikatoren, die als grobes Näherungsmaß für die Qualität oder Leistungsfähigkeit eines Gesundheitssystems herangezogen werden können, sind z. B. Daten zur Lebenserwartung oder Kindersterblichkeit. Länder, die weniger finanzielle Ressourcen für die Gesundheitsversorgung ausgeben (können), haben eine geringere Lebenserwartung und größere Ungleichheit der Lebenserwartung in ihrer Bevölkerung (→ Abb. 11.2).
Für detailliertere Betrachtungen veröffentlicht unter anderem die Organisation für wirtschaftliche Zusammenarbeit und Entwicklung (OECD) in der Online-Datenbank **OECD Health Statistics** jährlich strukturelle Daten zu den Gesundheitssystemen ihrer 38 Mitgliedstaaten. In über 1.200 Indikatoren werden z. B. Ausgabenstatistiken oder Personalzahlen, aber auch die Verteilung von Risikofaktoren in der Bevölkerung erfasst. So hat Deutschland im internationalen Vergleich eine der höchsten Ausgaben für die Gesundheitsversorgung (am BIP), wobei der größte Teil der Ausgaben staatlich ist. Die Unterschiede in Finanzierung und Leistungserbringung schränken die Vergleichbarkeit erhobener Daten im Detail ein.
Weitere Daten, die einen internationalen Vergleich des deutschen Gesundheitssystems ermöglichen, stammen beispielsweise vom European Observatory on Health Systems and Policies der WHO.

Weltweites Ranking – Der World Health Report 2000

Der **World Health Report 2000** der WHO verglich zum ersten und bis dato einzigen Mal weltweit die Gesundheitssysteme von 191 Mitgliedstaaten anhand ihrer Leistung miteinander. Laut diesem Ranking bietet Frankreich weltweit die insgesamt beste Gesundheitsversorgung, gefolgt von Italien. Deutschland belegt Platz 25, die USA, welche weltweit die höchsten Gesundheitsausgaben (gemessen am BIP) haben, kommen auf Platz 37.

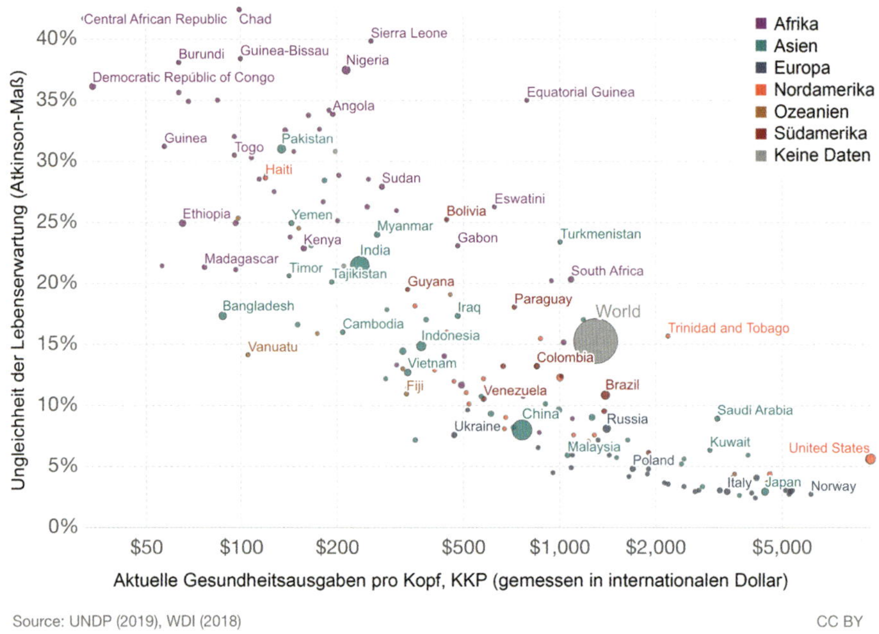

Abb. 11.2 Unterschiede in der Lebenserwartung und Ausgaben verschiedener Gesundheitssysteme weltweit (2015) [W1166]

Neuartig war zudem, dass die Leistung der Gesundheitssysteme auch anhand von normativen Kriterien, wie Fairness oder der Erfüllung von Erwartungen der Bevölkerung, verglichen wurde.
Für den Vergleich wurden folgende drei Kriterien verwendet:

- **Gesundheit** (*health*), gemessen als krankheitsadjustierte Lebenserwartung (*disability-adjusted life expectancy*, DALE). Darin gingen sowohl die Gesamt- oder Durchschnittslebenserwartung (als Maß für den Gesundheitszustand der Bevölkerung) als auch die Verteilung der Lebenserwartung (als Maß für gesundheitliche Ungleichheiten innerhalb der Bevölkerung) ein.
- **Responsiveness** (in etwa: Reaktionsfähigkeit auf Bedürfnisse), gemessen als Qualität der Gesundheitseinrichtungen, Schnelligkeit der Bereitstellung von Gesundheitsleistungen sowie Schutz der Privatsphäre. Hierbei wurde wiederum die Gesamt- oder durchschnittliche Responsivität (ein kombiniertes Maß aus Patientenzufriedenheit, z. B. über Umfragen, und Leistungsindikatoren der Gesundheitsversorgung) als auch deren Verteilung (abhängig vom ökonomischen Status) gemessen.
- **Fairness der finanziellen Beteiligung** (*fair financial contribution*) an den Gesundheitskosten, als Maß für die finanzielle Belastung der Bevölkerung (u. a. als Gesundheitsausgaben pro Kopf gemessen)

Kritik gab es unter anderem an der Vergleichbarkeit, der Methodologie und den verwendeten Datensets. Fest steht: Die Veröffentlichung des WHR ist eine Pionierarbeit auf dem Gebiet, Gesundheitssysteme jenseits von reinen Ausgabenzahlen anhand einer Idealnorm zu vergleichen. Auch 20 Jahre nach dem WHR besteht keine Einigkeit, welche Kriterien für den Vergleich von Gesundheitssystemen besonders gut geeignet sind.

Zusammenfassung

- Die deutsche Sozialversicherung setzt sich aus fünf Säulen (Kranken-, Unfall-, Renten-, Arbeitslosen- und Pflegeversicherung) zusammen.
- Gesundheitssysteme können anhand ihrer Finanzierung, Leistungserbringung und Regulierung verglichen werden. Idealtypen sind der staatliche Gesundheitsdienst, das Sozialversicherungssystem und das marktwirtschaftliche System.
- Indikatoren wie Lebenserwartung oder Gesundheitsausgaben können Aufschluss über die Leistung eines Gesundheitssystems geben. Ein weltweiter Leistungsvergleich erfolgte erstmalig 2000 mit dem World Health Report.

Gesundheitspolitik

Gesundheit ist in Deutschland, wie die Bildung, Zuständigkeit der Bundesländer. Die Bundesländer sind hierbei für Umsetzung der Bundesgesetze in Landesrecht sowie insbesondere die Organisation der Krankenhausversorgung verantwortlich.
Die **Gesundheitspolitik auf Bundesebene** wird hingegen durch das Bundesministerium für Gesundheit bestimmt, welches gesetzliche Rahmenbedingungen durch Bundesgesetze, insbesondere zu Grundsatzfragen der gesetzlichen Krankenversicherung, schafft. Die Ausgestaltung dieser Rahmenbedingungen erfolgt im Einzelnen durch die Akteure der Selbstverwaltung, also der Kostenträger und Leistungserbringer.
Auf europäischer Ebene werden Gesetze nur dort erlassen, wo nationale Regelungen alleine nicht ausreichend sind, z. B. bei der Arzneimittelsicherheit oder der grenzüberschreitenden Gesundheitsversorgung. Darüber hinaus fällt Gesundheitspolitik jeweils in die Zuständigkeit der einzelnen Mitgliedsstaaten der Europäischen Union.

Strukturen der deutschen Gesundheitspolitik

→ Abb. 12.1

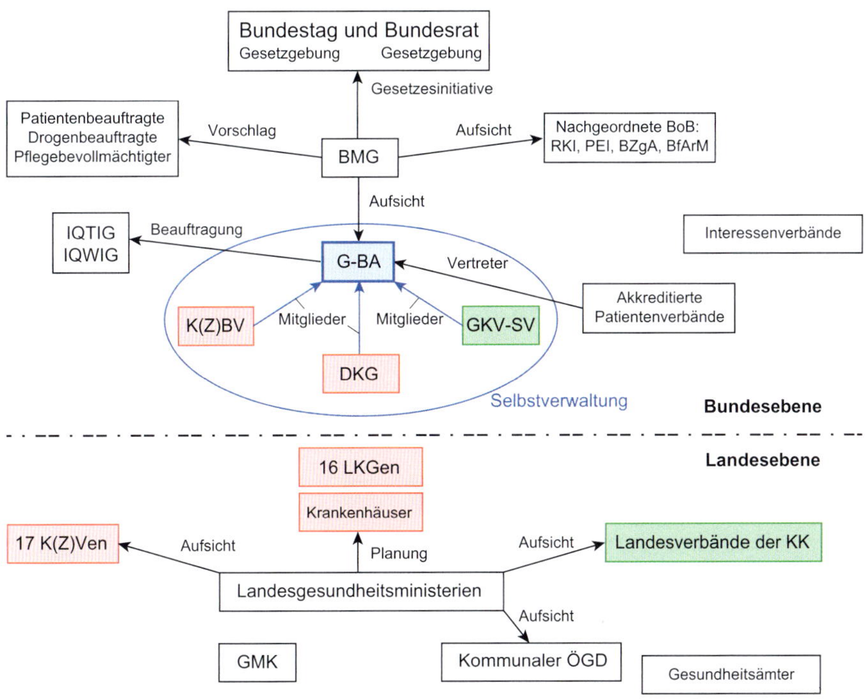

Abb. 12.1 Aufbau des deutschen Gesundheitswesens. BMG = Bundesministerium für Gesundheit, G-BA = Gemeinsamer Bundesausschuss, IQTIG = Institut für Qualitätssicherung und Transparenz im Gesundheitswesen, IQWIG = Institut für Qualität und Wirtschaftlichkeit im Gesundheitswesen, K(Z)BV = Kassen(zahn)ärztliche Bundesvereinigung, DKG = Deutsche Krankenhausgesellschaft, GKV-SV = Spitzenverband Bund der Krankenkassen, BoB = Bundesoberbehörde, RKI = Robert Koch-Institut, PEI = Paul-Ehrlich-Institut, BZgA = Bundeszentrale für gesundheitliche Aufklärung, BfArM = Bundesinstitut für Arzneimittel und Medizinprodukte, LKGen = Landeskrankenhausgesellschaften, K(Z)Ven = Kassen(zahn)ärztliche Vereinigungen, GMK = Gesundheitsministerkonferenz der Länder, ÖGD = Öffentlicher Gesundheitsdienst [L143/P1064]

Bundesebene

Das **Bundesministerium für Gesundheit (BMG)** erarbeitet als Teil der Exekutive Gesetzesentwürfe im Bereich der Gesundheit, welche durch die Legislative (Bundestag und Bundesrat) verabschiedet werden. Es ist eine oberste Bundesbehörde mit Hauptsitz in Bonn sowie einem zweiten Dienstsitz in Berlin. Obwohl das deutsche Gesundheitssystem nicht zu den staatlichen Gesundheitssystemen zählt, kann das BMG großen politischen Einfluss nehmen, da die Rahmenbedingungen der deutschen Gesundheitsversorgung meistens in **Bundesgesetzen** gesetzt werden. Für die Gesetzliche Krankenversicherung erfolgt dies im Sozialgesetzbuch (SGB) V (*sprich*: fünf), für die Pflegeversicherung im SGB XI; Leistungen der Rehabilitation (der GKV, Renten- oder Unfallversicherung) sind im SGB IX geregelt. Auch die Krankenhausversorgung und -finanzierung sowie die Arzneimittelversorgung sind in Bundesgesetzen geregelt.
Darüber hinaus ist das BMG unter anderem für das Infektionsschutzgesetz sowie die Trinkwasserverordnung zuständig.

> **Gesetze** müssen durch die Legislative (Bundestag) verabschiedet werden, **Verordnungen** können direkt durch die Exekutive (zum Beispiel das BMG) erlassen werden.

Dem BMG nachgeordnet sind vier Bundesoberbehörden (BoB), über die es Aufsicht führt und die spezifische Aufgaben wahrnehmen (Stand 2022):

- Das **Robert Koch-Institut** (RKI): Gesundheitsberichterstattung
- Das **Paul-Ehrlich-Institut** (PEI): Zulassung von Arzneimitteln
- Das **Bundesinstitut für Arzneimittel und Medizinprodukte** (BfArM): Arzneimittelsicherheit. Angegliedert ist hier das DIMDI
- Die **Bundeszentrale für gesundheitliche Aufklärung** (BZgA): Prävention. Geplante Überführung in ein neues **Bundesinstitut für öffentliche Gesundheit.**

Dem BMG sind zudem die Beauftragte der Bundesregierung für Belange der Patienten, die Drogenbeauftragte sowie der Pflegebevollmächtigte der Bundesregierung zugeordnet.
Das BMG ist auf Bundesebene für **Prävention** und **Gesundheitsschutz** zuständig. Weitere Bundesministerien, die für den Bereich der Public Health relevante Zuständigkeiten haben, sind: das Bundesministerium für Arbeit und Soziales (BMAS, für **Arbeitsschutz** durch die Bundesanstalt für Arbeitsschutz und Arbeitsmedizin), das Bundesministerium für Ernährung und Landwirtschaft (BMEL, für gesundheitlichen **Verbraucherschutz** durch das Bundesamt für Risikobewertung), das Bundesministerium des Inneren (BMI, für **Katastrophenschutz** durch das Bundesamt für Bevölkerungsschutz und Katastrophenschutz) sowie das dem Bundesministerium für Umweltschutz zugeordnete Umweltbundesamt (für **Umweltschutz**).
Rezente Gesetze und Verordnungen, die einen wichtigen Bezug für die Public Health in Deutschland haben, sind unter anderem der sog. ÖGD-Pakt als Reaktion auf die Corona-Pandemie sowie das Masernschutzgesetz (Masernimpflicht).

> Der **„Pakt für den ÖGD“** (September 2020) ist eine Initiative des Bundes, die über 6 Jahre insgesamt 4 Milliarden Euro für Personal, Digitalisierung und moderne Strukturen im öffentlichen Gesundheitsdienst zur Verfügung stellen soll. Überdies soll der Bereich Öffentliches Gesundheitswesen und Bevölkerungsmedizin eine größere Rolle im Medizinstudium (theoretische Ausbildungsziele, Famulaturen, Praktisches Jahr) spielen.

Landesebene
Die Bundesländer gestalten auf Grundlage der Bundesgesetze die Krankenhausversorgung: Die **Landesgesundheitsministerien** erstellen hierzu Krankenhauspläne, die die erforderliche Anzahl an Krankenhäusern und stationären Betten festlegt. In der jährlich stattfindenden Gesundheitsministerkonferenz der Länder (GMK) beraten die Bundesländer gemeinsam über gesundheitspolitische Aufgaben.
Der **Öffentliche Gesundheitsdienst** (ÖGD) ist auf Landesebene durch jeweils eigene Landesgesundheitsdienstgesetze unterschiedlich ausgestaltet. Die **Gesundheitsämter** sind Behörden des ÖGD auf kommunaler Ebene, sie sind in der Regel den Landratsämtern oder Stadtverwaltungen unterstellt.

Selbstverwaltung

Ein zentrales Merkmal des deutschen Gesundheitssystems ist das Prinzip der **Selbstverwaltung**. Sowohl die Kostenträger (Krankenkassen) als auch die Leistungserbringer (Ärzte, Zahnärzte, Psychotherapeuten und Krankenhäuser) übernehmen als Körperschaften öffentlichen Rechts staatliche Aufgaben. Das heißt, die Entscheidungen im Gesundheitswesen werden von den Verbänden getroffen, der gesetzliche Rahmen hierfür wird durch den Staat vorgegeben. Neben den einzelnen Selbstverwaltungen gibt es die gemeinsame Selbstverwaltung, deren wichtigstes Gremium der Gemeinsame Bundesausschuss (G-BA) ist.
Die **17 Kassen(zahn)ärztlichen Vereinigungen** sind Körperschaften des öffentlichen Rechts, ihre Mitglieder sind die in ihrem Bezirk zugelassenen Vertrags(zahn)ärzte. Sie rechnen mit den Gesetzlichen Krankenkassen ab und stellen die ambulante Versorgung sicher. Sie sind jeweils in der **Kassen(zahn)ärztlichen Bundesvereinigung (K[Z]BV)** zusammengeschlossen.
Die Krankenkassen (KK) und ihre Landesverbände werden auf Bundesebene durch den **Spitzenverband Bund der Krankenkassen (GKV-SV)** vertreten.
Auf Ebene der Bundesländer sind die Träger der Krankenhäuser zur Landeskrankenhausgesellschaft (LKG) zusammengeschlossen. Für einzelne Krankenhäuser besteht jedoch keine Verpflichtung, Mitglied zu sein. Die 16 LKGen sowie 12 weitere Trägerverbände bilden die **Deutsche Krankenhausgesellschaft (DKG).** Sie ist die Interessenvertretung der Krankenhäuser auf Bundesebene.

Gemeinsamer Bundesausschuss (G-BA)
Der GKV-Spitzenverband, die Kassenärztliche Bundesvereinigung, die Kassenzahnärztliche Bundesvereinigung und die Deutsche Krankenhausgesellschaft bilden den Gemeinsamen Bundesausschuss, das wichtigste Gremium der gemeinsamen Selbstverwaltung. Gemeinsam mit der Patientenvertretung und den unparteiischen Mitgliedern werden bindende Richtlinien erlassen. Der G-BA legt unter anderem fest, welche medizinischen Leistungen von der gesetzlichen Krankenversicherung übernommen werden. Er hat 13 stimmberechtigte Mitglieder:

- 5 Mitglieder der Leistungserbringer (2 Vertreter der DKG, 2 Vertreter der KBV, 1 Vertreter der KZBV)
- 5 Mitglieder der Kostenträger (Krankenkassen)
- 3 unparteiische Mitglieder: 1 unparteiischer Vorsitzender und 2 weitere Mitglieder

Patientenvertreter dürfen mitberaten und Vorschläge einbringen, sind jedoch nicht stimmberechtigt.

Berufspolitik

Jeder Arzt ist in Deutschland Pflichtmitglied in der Landesärztekammer seines Bundeslandes. Die 17 (Zahn-)Ärztekammern sind auf Bundesebene zur **Bundesärztekammer** (BÄK) bzw. **Bundeszahnärztekammer** (BZÄK) zusammengeschlossen. Dies ist die berufspolitische Interessenvertretung der Ärzte auf Bundesebene. Aufgabe der B(Z)ÄK ist die Regelung der ärztlichen Berufspflichten durch (Muster-)Berufsordnung und Weiterbildungsordnung. Analog hierzu sind auch Tierärzte, Apotheker und Psychotherapeuten in sog. Heilberufskammern organisiert, Pflegekräfte hingegen nur in einzelnen Bundesländern.

Internationale Organisationen und Strukturen

Das **Europäische Zentrum für Prävention und Kontrolle von Krankheiten** (European Center for Disease Prevention and Control, **ECDC**) mit Sitz in Stockholm ist eine Agentur der Europäischen Union zur Prävention und Kontrolle übertragbarer Krankheiten in der Europäischen Union.
Die **Weltgesundheitsorganisation** (WHO) in Genf ist eine Sonderorganisation der Vereinten Nationen. Ihr verfassungsgemäßes Ziel ist, allen Völkern zum Erreichen des höchstmöglichen Gesundheitsniveaus (*highest attainable standard of health*) zu verhelfen, unabhängig von Rasse, Religion, politischer Überzeugung und der ökonomischen oder sozialen Lage. (→ Kap. 35).

Zusammenfassung

- Auf Bundesebene erarbeitet das BMG Gesetze und Verordnungen, die die Rahmenbedingungen der Gesundheitsversorgung regeln.
- Zentrales Prinzip des deutschen Gesundheitssystems ist die Selbstverwaltung, ihr Hauptgremium der Gemeinsame Bundesausschuss (G-BA).
- Mit dem „Pakt für den ÖGD“ von 2020 soll der öffentliche Gesundheitsdienst finanziell, personell und strukturell gestärkt werden, er soll überdies stärker in der medizinischen Ausbildung verankert werden.

Definition
Die Versorgung umfasst gemäß Definition der Bundesärztekammer generell alle Maßnahmen innerhalb des Gesundheitssystems, die direkt oder indirekt darauf zielen, den Gesundheitszustand von Einzelpersonen oder Bevölkerungen zu verbessern bzw. zu erhalten. Zu diesen Maßnahmen zählen sowohl die medizinische Betreuung, von Diagnose, Behandlung bis hin zur Rehabilitation und Nachsorge, als auch Maßnahmen der Prävention und Gesundheitsförderung.
Versorgungsforschung – im angloamerikanischen Raum auch *health services research* oder *health systems research* – ist die wissenschaftliche Untersuchung der Patientenversorgung und ihrer Rahmenbedingungen unter **Alltagsbedingungen** (*effectiveness*). Neben der Analyse und Bewertung bestehender Versorgungskonzepte entwickelt sie auch neue Konzepte und erprobt diese. Versorgungsforschung ist durch ihren Untersuchungsgegenstand (die gesundheitliche Versorgung), nicht durch eine bestimmte Methodik definiert. Sie untersucht die Auswirkungen verschiedener Finanzierungssysteme, Organisationsstrukturen und -prozesse, aber auch sozialer und individueller Faktoren auf den Zugang zur Gesundheitsversorgung, deren Qualität und Kosten sowie im Endeffekt auf den Gesundheitszustand.

Analyseebenen

Die Analyse der Versorgung im Gesundheitssystem kann auf drei Ebenen erfolgen:
- **Ebene der Leistungserbringung (Individualmedizin):** Die Versorgungsinteraktionen, also Maßnahmen an individuelle Patienten(gruppen), werden im unmittelbaren Versorgungskontext betrachtet, beispielsweise bei der Durchführung einer Impfung. Parameter, um die Versorgung auf dieser Ebene zu beschreiben, sind z. B. patientenbezogene Endpunkte, wie Mortalität, Morbidität oder Lebensqualität.
- **Ebene der Bevölkerungsmedizin bzw. Ebene der Institution:** Auf dieser Ebene werden ähnliche Parameter untersucht, jedoch mit Bezug auf die allgemeine Bevölkerung. Zudem können weitere Maßzahlen, wie Teilnehmerraten an Impfprogrammen, erhoben und verglichen werden. Alternativ zur Ebene der Bevölkerungsmedizin sprechen einige Autoren hier auch von einer **Ebene der Institution,** z. B. der Organisation der Gesundheitseinrichtung (Krankenhaus), die sich zwischen der individuellen Leistungserbringung und dem Gesundheitssystem befindet.
- **Ebene des Gesundheitssystems:** Auf Systemebene können strukturelle Aspekte, wie die Anzahl der Krankenhausbetten auf 1.000 Einwohner oder das Verhältnis von Leistungen zwischen ambulantem und stationärem Sektor, betrachtet werden. Zudem werden Steuerungsmaßnahmen (wie finanzielle Anreize durch gesetzliche Änderungen) einbezogen.

Auf jeder Ebene können zusätzlich zeitliche Entwicklungen oder regionale Unterschiede (Disparitäten) untersucht werden.

Versorgungsanalyse

Eine strukturierte Untersuchung der Gesundheitsversorgung entlang der Versorgungskette (Versorgungsanalyse) kann über das **Input-Throughput-Output-Outcome-Modell** erfolgen (→ Abb. 13.1):
- **Input:** Ressourcen und Einflussfaktoren, die den Eintritt in das Gesundheitssystem bedingen, wie Versorgungsbedarf und Inanspruchnahme-Verhalten
- **Throughput**: Versorgungsstrukturen und -prozesse
- **Output:** erbrachte Versorgungsleistung am Ende des Versorgungsprozesses
- **Outcome:** mittel- bis langfristige gesundheitliche Ergebnisse

Versorgungsanalysen können epidemiologische Daten wie die Prävalenz nutzen, um einen Überblick über das Ausmaß oder die Schwere des Versorgungsproblems zu erhalten. Abrechnungsdaten von Ärzten oder Krankenkassen können Auskunft über das Inanspruchnahme-Verhalten der Patienten geben, beispielsweise, wie häufig Leistungen nachgefragt oder erbracht wurden. Qualitätsindikatoren, z. B. aus Qualitätsberichten der Krankenhäuser, geben Hinweise auf konkrete Versorgungsprobleme. Weitere Datenquellen der Versorgungsforschung sind exemplarisch in → Tab. 13.1 dargestellt.

Bedarfsgerechte Versorgung

Der **Bedarf** ist von der **Nachfrage** und der **Inanspruchnahme** der Versorgung zu unterscheiden. Nachfrage ist der subjektive Wunsch nach Leistung, sie wird auch als **Bedürfnis** oder subjektiver Bedarf bezeichnet. Nachfrage kann auch für Leistungen entstehen, die es nicht gibt, oder durch das Angebot einer Leistung neu entstehen.
Objektiver Bedarf hingegen ist professionell oder wissenschaftlich feststellbar, beispielsweise als eine Krankheit oder Funktionseinschränkung. In der Gesundheitsversorgung hängt das Vorliegen eines objektiven **Behandlungsbedarfs** zudem davon ab, ob es für die Erkrankung überhaupt ein geeignetes Behandlungsverfahren (mit gesichertem Nutzen) gibt.
Objektiver Bedarf und subjektives Bedürfnis müssen nicht deckungsgleich sein: Objektiver Bedarf ohne subjektives Bedürfnis wird auch als **latenter Bedarf** bezeichnet.
Auf Bevölkerungsebene kann beispielsweise ein (latenter) Bedarf für Präventionsmaßnahmen bestehen, das subjektive Bedürfnis entsteht dann durch Sensibilisierung der Bevölkerungsgruppe, z. B. durch eine Kampagne.
Der Sachverständigenrat Gesundheit (SVR Gesundheit) definierte 2001, abhängig vom Bedarf, folgende drei Formen **nicht-bedarfsgerechter** Versorgung:
- **Unterversorgung:** Ein objektiver, ggf. latenter Bedarf liegt vor, es wird jedoch keine Leistung erbracht, z. B. weil ein Zugangshindernis besteht.
- **Überversorgung:** Inanspruchnahme bei subjektivem, ohne objektiven Bedarf oder Inanspruchnahme von Leistungen ohne gesicherten Nutzen (medizinische Überversorgung) bzw. geringem Nutzen, der die Kosten nicht rechtfertigt (ökonomische Überversorgung)
- **Fehlversorgung:** nicht fachgerechte, ggf. schädliche Erbringung von bedarfsgerechten Leistungen, Versorgung mit nicht bedarfsgerechten Leistungen oder nicht (rechtzeitiges) Erbringen von bedarfsgerechten Leistungen

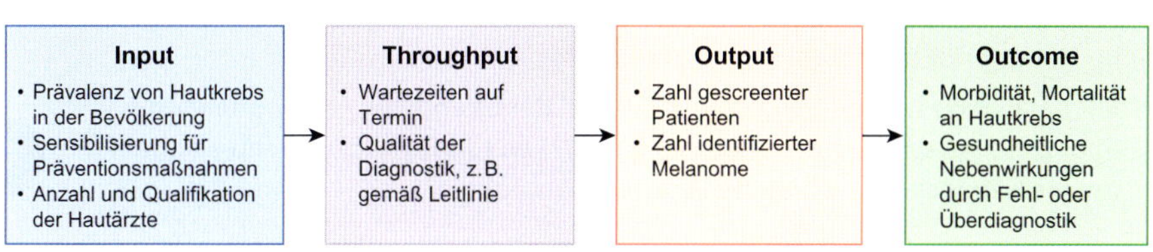

Abb. 13.1 Versorgungsanalyse am Beispiel Hautkrebsprävention [L143/P1064]

Tab. 13.1 Ausgewählte Versorgungsparameter (nach IQWIG) [T1198]

Indikatoren (Beispiele)	Versorgungsparameter
Inzidenz, Prävalenz, Morbidität	Krankheitslast
Case-Fatality-Rate, Letalität	Schweregrad der Erkrankung
Einschränkungen nach der ICF, Frühberentungen, Mortalität	Folgen der Erkrankung
Anzahl der Ärzte/Krankenhausbetten pro 1.000 Einwohner	Strukturen des Gesundheitssystems
Inanspruchnahme von Leistungen oder Leistungserbringung	Leistungsmengen
Qualitätsindikatoren, z. B. Patientensicherheit, Leitlinien-konforme Behandlung	Qualität der medizinischen Versorgung
Durchimpfungsraten, Verweildauer im Krankenhaus, Säuglingssterblichkeit	Strukturen, Prozesse und Ergebnisse der Versorgung im internationalen Vergleich

Neue Versorgungsformen

Zentrale **Herausforderungen** der Versorgung im deutschen Gesundheitssystem sind unter anderem:

- Mangelnde **sektorenübergreifende Koordination** der Versorgung, z. B. am Übergang zwischen ambulantem und stationärem Sektor
- Mangelnde **interdisziplinäre Koordination** und Kooperation der Leistungserbringung zwischen verschiedenen Fachdisziplinen und Berufsgruppen
- Überversorgung und Mengenausweitung

Als **neue Versorgungsformen** werden in Deutschland Versorgungsformen bezeichnet, die **über die Regelversorgung der GKV** hinausgehen. Das heißt, das Vertragsmonopol der Kassenärztlichen Vereinigungen (Kollektivvertrag) für die ambulante Versorgung wird aufgebrochen. Einzelne Leistungserbringer können an den Kassenärztlichen Vereinigungen vorbei **selektiv** mit den Krankenkassen Verträge schließen und Leistungen abrechnen.
Ziel der Förderung von neuen Versorgungsformen (u. a. durch das GKV-Modernisierungsgesetz von 2004 sowie das GKV-Versorgungsstärkungsgesetz von 2015) ist, die Versorgungsqualität zu erhöhen und gleichzeitig die Kosten zu senken. Die Teilnahme ist für Versicherte freiwillig.

- **Hausarztzentrierte Versorgung** nach § 73b SGB V soll die zentrale Rolle der Hausärzte als Lotsen (*gatekeeper*) in der Gesundheitsversorgung weiter stärken.
- Strukturierte Behandlungsprogramme (**Disease-Management-Programme,** DMP) nach § 137f–g SGB V sollen Behandlungsablauf und -qualität bei chronisch kranken Menschen verbessern. Aktuell gibt es sie für sechs Indikationen: Diabetes mellitus Typ 1 und 2, Brustkrebs, Koronare Herzkrankheit, Asthma bronchiale und COPD. Angelehnt ist dies unter anderem an Managed-Care-Systeme aus den USA.
- **Integrierte Versorgung** nach §140a SGB V: Hierunter fallen diverse sektorenübergreifende, interdisziplinäre Versorgungsmodelle. Beispiel: die integrierte Versorgung „Gesundes Kinzigtal" (regionale, budgetierte Vollversorgung).

Innovationsfonds

Der 2015 durch das GKV-Versorgungsstärkungsgesetz eingerichtete **Innovationsfonds** ist ein gesundheitspolitisches Instrument, das zum Ziel hat, Versorgungsforschung und Modellprojekte der integrierten Versorgung zu fördern. Hierfür wurden über die Jahre 2016 bis 2019 jährlich 300 Millionen Euro, also insgesamt 1,2 Milliarden Euro zur Verfügung gestellt, wovon ein Drittel der Fördergelder für Versorgungsforschungsprojekte vorgesehen war. Mit dem Digitale-Versorgungs-Gesetz wurde die Förderdauer zunächst um die Jahre 2020 bis 2024 (mit jährlich 200 Millionen Euro) verlängert. Träger ist der Gemeinsame Bundesausschuss, finanziert wird er von den Gesetzlichen Krankenkassen und aus dem Gesundheitsfonds.

Zusammenfassung

- Versorgungsforschung untersucht Gesundheitsversorgung, zudem entwickelt und evaluiert sie neue Versorgungskonzepte.
- Nichtbedarfsgerechte Versorgung kann sich in Unter-, Über- oder Fehlversorgung äußern.
- Beispiele neuer Versorgungsformen sind die hausarztzentrierte Versorgung, die Disease-Management-Programme oder die Integrierte Versorgung.

→ 14 Qualitätsmanagement

Die **Qualität** (von lat. *qualitas*: Merkmal, Eigenschaft) gibt allgemein an, in welchem Maße die Eigenschaften eines Produkts oder Prozesses festgelegte Anforderungen erfüllen. Der Begriff stammt initial aus der industriellen Produktion. Im Gesundheitsbereich kann Qualität als das Maß definiert werden, in dem Gesundheitsleistungen oder Interventionen die Wahrscheinlichkeit erwünschter Behandlungsergebnisse erhöhen und dabei wissenschaftlich fundiert sind. Im Gesundheitswesen kann man nach Donabedian drei Hauptdimensionen der Qualität unterscheiden:

- **Strukturqualität:** entspricht den strukturellen Rahmenbedingungen, z. B. die Dichte von Hausärzten in einer Region oder die personelle und technische Ausstattung eines Krankenhauses.
- **Prozessqualität:** bildet die Abläufe innerhalb der Durchführung einer Maßnahme ab, z. B. die Umsetzung eines Brustkrebsscreenings.
- **Ergebnisqualität:** gibt an, inwieweit ein angestrebtes Behandlungsziel erreicht wurde.

Häufig wird hierbei noch eine vierte Dimension ergänzt: In der klinischen Medizin beurteilt die **Indikationsqualität** (als Sonderfall der Prozessqualität), inwieweit die geplante Behandlung – z. B. Operation gegen konservatives Prozedere – im jeweiligen Setting angemessen ist. So hat die Behandlung von Gesunden theoretisch eine gute Ergebnisqualität, jedoch eine niedrige Indikationsqualität. Im Rahmen von Maßnahmen der populationsbezogenen Gesundheitsförderung spricht man hingegen häufiger von **Planungs- bzw. Konzeptqualität** einer Maßnahme. Hierbei sind u. a. sowohl der (objektivierbare) Bedarf als auch das (subjektive) Bedürfnis zu berücksichtigen (→ Kap. 13).
Das **Qualitätsmanagement** (QM) umfasst die Gesamtheit aller Aktivitäten zur systematischen Sicherstellung eines angestrebten Qualitätsniveaus. In der Umsetzung kommt der **Plan-Do-Check-Act-Zyklus** (Planen – Umsetzen – Überprüfen – Handeln), nach seinem Entwickler auch *Deming-Cycle* genannt, zur Anwendung (→ Abb. 14.1).

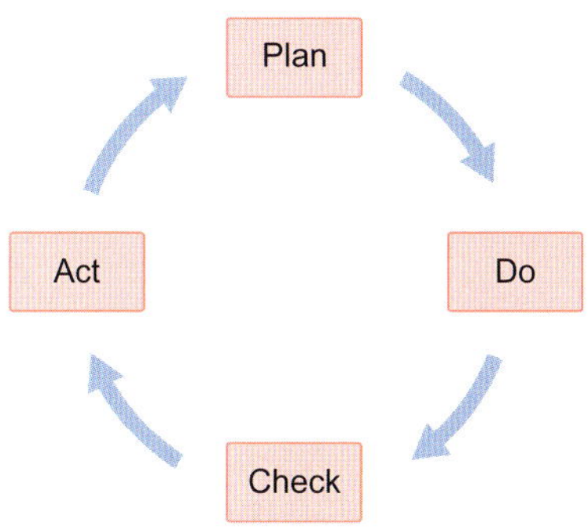

Abb. 14.1 PDCA-Cycle [L143/P1064]

Dieser Regelkreis soll im Idealfall kontinuierlich durchlaufen werden:

1. **Plan:** Festlegen von messbaren Qualitätszielen einer Intervention
2. **Do:** Umsetzen der Intervention
3. **Check:** Evaluation, ob die Ziele erreicht werden oder ob Abweichungen bestehen, die ein Gegensteuern erfordern
4. **Act:** Korrigieren der Abweichungen, ggf. Modifikation der Ziele

Bezogen auf Public Health wird häufig auch eine Modifikation dieses Modells, der *Public Health Action Cycle*, verwendet.

Instrumente der Qualitätssicherung

Das **Institut für Qualitätssicherung und Transparenz im Gesundheitswesen** (IQTIG) wurde 2015 gegründet. Im Auftrag des G-BA entwickelt es Verfahren zur Qualitätssicherung sowie Kriterien zur Bewertung und Zertifizierung von Einrichtungen, unter anderem Qualitätsindikatoren. Es untersucht die Versorgungsqualität im Gesundheitswesen, z. B. durch Erhebung und Bewertung von Qualitätsdaten der Krankenhäuser, und veröffentlicht diese. Beispiele für Datenquellen zur Versorgungsqualität sind in → Tab. 14.1 dargestellt. Auf Landesebene gibt es die **Landesgeschäftsstellen für Qualitätssicherung,** in denen Mitglieder der Krankenkassen sowie der DKG zusammenarbeiten. Bei auffälligen Ergebnissen in der Qualitätssicherung (z. B. Nichterreichen der Zielvorgaben eines Qualitätsindikators) führen sie einen **strukturierten Dialog** mit den Krankenhäusern.

Qualitätssicherung im stationären Sektor

Folgende Maßnahmen der Qualitätssicherung sind für Krankenhäuser gesetzlich (SGB V) verpflichtend:

- **Veröffentlichung von Qualitätsberichten:** Information über die Leistungsangebote und Strukturen des Krankenhauses, aber auch über Behandlungsergebnisse in einzelnen Leistungsbereichen
- **Teilnahme an der externen stationären Qualitätssicherung:** Dokumentation von Behandlungsdaten (Qualitätsindikatoren, Komplikationen) in ausgewählten Leistungsbereichen und Übermittlung an das IQTIG bzw. die jeweilige Landesgeschäftsstelle für Qualitätssicherung
- **Etablierung eines einrichtungsinternen Qualitätsmanagements** sowie eines Beschwerdemanagements für Patienten. Hierzu zählen z. B. Patientenfallkonferenzen (Morbidity-and-Mortality-Konferenzen; M & M).

Mindestmengen für ausgewählte Operationen und Prozeduren haben das Ziel, dass besonders spezialisierte Eingriffe, z. B. Leber- oder Nierentransplantationen, aber auch die Versorgung von Frühgeborenen mit sehr niedrigem Geburtsgewicht, nur in Zentren stattfinden, die diese regelmäßig durchführen.

Qualitätssicherung im ambulanten Sektor

Auch niedergelassene Ärzte sind gesetzlich verpflichtet, ein einrichtungsinternes Qualitätsmanagement einzuführen, unter anderem zu Hygienemanagement und Arzneimitteltherapiesicherheit. Darüber hinaus gibt es für ausgewählte Behandlungen (z. B. beim ambulanten Operieren) Vorgaben zu fachlicher Qualifikation oder Geräteausstattung.
Sektorenübergreifende Qualitätssicherungsverfahren betreffen die in der ambulanten Versorgung erbrachten Leistungen hingegen nur in Ausnahmefällen (Stand 2022).

Evidenzbasierte Medizin

Die Bezeichnung **Evidenzbasierte Medizin (EbM)** wurde im englischsprachigen Raum Anfang der 1990er-Jahre durch Gordon Guyatt und David Sackett geprägt. Die Cochrane-Collaboration definiert EbM (nach Sackett) als den „gewissenhaften, ausdrücklichen und vernünftigen Gebrauch der gegenwärtig besten wissenschaftlichen Evidenz, die in der Medizin für Entscheidungen in der medizinischen Versorgung individueller Patienten" vorliegt. Sie ruht auf **drei Säulen:** der individuellen klinischen Erfahrung, den Präferenzen der

Tab. 14.1 Beispiele für Datenquellen zur Versorgungsqualität

Versorgungsebene	Datenquelle
Gesundheitssystem	Qualitätsindikatoren der OECD (z. B. Daten zum Zugang zur Gesundheitsversorgung, Liegedauern)
Stationäre Versorgung	Qualitätsberichte der Krankenhäuser nach §136 Veröffentlichungen der BQS/AQUA
Ambulante Versorgung	Qualitätsberichte der Kassenärztlichen Vereinigungen, z. B. AQUIK
Pflege	Pflegeberichte des Medizinischen Dienstes der Krankenkassen (MDS)

Patient*innen und dem aktuellen Stand der klinischen Forschung.

Das **fünfschrittige Vorgehen** der EbM gliedert sich in

1. Übersetzen des Problems in eine wissenschaftliche Fragestellung
2. Systematische Literaturrecherche nach relevanten Studien
3. Kritische Bewertung *(Critical Appraisal)* des **Evidenzgrades** der identifizierten Studien (→ Abb. 14.2)
4. Anwendung der Erkenntnisse in Abwägung der konkreten Situation
5. Evaluation, ggf. Anpassen des Vorgehens.

Dieses Vorgehen lässt sich auch auf die **evidenzbasierte Public Health (EbPH)** übertragen. Sie betrachtet jedoch die Ebene des Gesundheitssystems bzw. der Bevölkerung. Anstelle individueller Patientenpräferenzen werden die Charakteristiken und Einstellungen der Bevölkerung, anstelle der klinischen Situation des Patienten die Krankheitslast der Bevölkerung – gemeinsam mit dem aktuellen Stand der Forschung – einbezogen.

In Deutschland erstellen unter anderem folgende Institute evidenzbasierte Gesundheitsinformationen:

- Das **Institut für Qualität und Wirtschaftlichkeit im Gesundheitswesen** (IQWiG) wurde 2004 gegründet. Es führt im Auftrag des G-BA Kosten-Nutzen-Analysen für neue Arzneimittel, Behandlungsmethoden und Diagnostikverfahren durch. Zudem unterstützt es medizinische Fachgesellschaften bei der Erstellung von Leitlinien. Auf dem Internetportal www.gesundheitsinformation.de stellt es allgemeinverständliche Gesundheitsinformationen für Bürger zur Verfügung.
- Das **Ärztliche Zentrum für Qualität in der Medizin** (ÄZQ) ist eine gemeinsame Einrichtung der Bundesärztekammer und der Kassenärztlichen Bundesvereinigung, welche es im Bereich der Qualitätssicherung der ärztlichen Berufsausübung unterstützt. Es ist unter anderem in den Bereichen Medizinische Leitlinien und Patientensicherheit tätig.
- Die **Cochrane-Collaboration** ist ein internationales Netzwerk, das systematische Übersichtsarbeiten und Metaanalysen (Cochrane Reviews) erstellt.

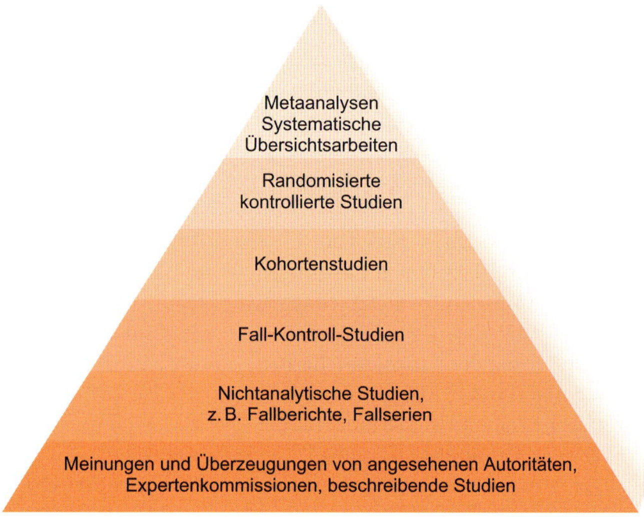

Abb. 14.2 Evidenzgrade klinischer Studien [L231]

Leitlinien

Leitlinien fassen Empfehlungen zusammen. Sie beschreiben normative Versorgungsstandards als die angestrebte Versorgungsqualität. Der Abgleich mit diesem Standard ist eine Voraussetzung, um Aussagen über die Qualität im Gesundheitssystem treffen zu können. Dabei bewerten sie den Evidenzgrad der einzelnen Studien und leiten daraus Empfehlungsgrade ab. Hierfür gibt es unterschiedliche Bewertungssysteme.

In Deutschland werden u. a. folgende Empfehlungsgrade genutzt:

- **A (Soll-Empfehlung):** Daten aus mehreren randomisierten klinischen Studien oder Metaanalysen
- **B (Sollte-Empfehlung):** Daten aus einer randomisierten Studie oder mehreren großen, nicht randomisierten Studien
- **0 (Kann-Empfehlung):** Konsensusmeinung von Experten und/oder kleinen Studien, retrospektiven Studien oder Registern

Alternativ wird international häufig das **GRADE-System** (Grading of Recommendation, Assessment, Development and Evaluation) verwendet.

Evidenz- und konsensbasierte Leitlinien beziehen sich auf die Übereinstimmung unterschiedlicher, oftmals auch interdisziplinärer Expertengruppen, die ihre Entscheidung auf die vorliegende wissenschaftliche Evidenz stützen. In Deutschland werden solche Leitlinien beispielsweise durch die **Arbeitsgemeinschaft der Wissenschaftlichen Medizinischen Fachgesellschaften** (AWMF) oder einzelne Berufsverbände entwickelt.

Nach der AWMF gibt es vier Entwicklungsstufen der Leitlinien:

- S1: Handlungsempfehlungen von Expertengruppen (Konsensfindung in einem informellen Verfahren)
- S2k: konsensbasierte Leitlinie (repräsentatives Gremium, strukturierte Konsensfindung)
- S2e: evidenzbasierte Leitlinie (systematische Recherche, Auswahl, Bewertung der Literatur)
- S3: evidenz- und konsensbasierte Leitlinie (repräsentatives Gremium, systematische Recherche, Auswahl, Bewertung der Literatur, strukturierte Konsensfindung)

Die S3-Leitlinie ist methodisch als höchste Leitlinie einzustufen!

Zusammenfassung

- Qualität in der Gesundheitsversorgung kann als Struktur-, Prozess- und Ergebnisqualität gemessen werden.
- Im Qualitätsmanagement kommt der PDCA-Zyklus zur Anwendung.
- Leitlinien fassen aktuelle Evidenz zusammen, je nach Methodik der zugrunde liegenden Studien werden unterschiedliche Evidenz- und Empfehlungsgrade unterschieden.

Patientensicherheit

Die WHO schätzt, dass das Auftreten unerwünschter Ereignisse aufgrund von Sicherheitsfehlern in der medizinischen Behandlung eine der **zehn führenden Ursachen für Tod** bzw. Behinderung weltweit ist. In Europa und den USA kommt bis zu **jeder zehnte stationäre Patient bzw. Patientin** durch ein unerwünschtes Ereignis im Krankenhaus zu Schaden. Dies kann durch eine Vielzahl von Ereignissen geschehen, von denen geschätzt jedoch fast die Hälfte vermeidbar gewesen wäre.

Die Verbesserung der Patientensicherheit ist daher eine zentrale Aufgabe der Public Health. Es ist zudem ein Merkmal für die Qualität eines Gesundheitssystems.

Folgende Arten von Schadensereignissen können unterschieden werden:

- **Unerwünschtes Ereignis** (*adverse event*): eine Schädigung, die eher auf die Behandlung als auf die Erkrankung zurückzuführen ist. Sie kann Resultat eines Fehlers sein, muss aber nicht. Sie kann leicht oder schwer, vorübergehend oder dauerhaft (inkl. Tod) sein.
- **Vermeidbares unerwünschtes Ereignis** (*preventable adverse event*): ein unerwünschtes Ereignis, das vermeidbar ist
- **Medizinischer Fehler** (*medical error*): Eine Handlung oder ein Unterlassen, bei dem ein falscher Plan **(Planungsfehler),** kein Plan, oder eine Abweichung von einem Plan **(Ausführungsfehler)** vorliegt. Was ein (falscher) Plan ist, orientiert sich am aktuellen Wissensstand der Medizin. Ob ein Schaden entsteht, ist nicht relevant.

Zudem unterscheidet man noch Beinahe-Schäden und kritische Ereignisse:

- **Beinahe-Schaden** (*near miss*): ein Fehler, der zu einem Schaden hätte führen können, es aber nicht getan hat
- **Kritisches Ereignis** (*critical incident*): ein Ereignis, das zu einem unerwünschten Ereignis führen kann oder dessen Wahrscheinlichkeit deutlich erhöht

Ziel der Patientensicherheit ist es insbesondere, die vermeidbaren unerwünschten Ereignisse zu reduzieren. Hiervon abzugrenzen sind unerwünschte Ereignisse, die trotz richtiger und angemessener Behandlung eintreten. Beispiele sind die Nebenwirkungen eines Medikaments bei sachgerechter Verwendung.

Vermeidbare unerwünschte Ereignisse weltweit

Die häufigsten, potenziell **vermeidbaren** patientensicherheitsgefährdenden Ereignisse weltweit sind:

- **Medikamentenbezogene Fehler** sind der führende Grund für vermeidbare Gesundheitsschäden, mit geschätzten Folgekosten von ca. 37 Milliarden Euro weltweit/Jahr. Fehler können vom Herstellungsprozess über die Auswahl des Medikaments, den Verschreibungsprozess, die Einnahmemodalitäten sowie das Therapie- und Nebenwirkungsmonitoring auftreten.
- **Nosokomiale Infektionen** betreffen ca. 7 % der Krankenhauspatienten in Ländern mit hohem Einkommen, zunehmend mit multiresistenten Erregern.
- **Chirurgische Komplikationen** durch unsichere Prozeduren treten bei bis zu 25 % der Patient*innen auf und verursachen bis zu 1 Million vermeidbarer Todesfälle/Jahr weltweit.
- **Diagnostische Fehler,** insbesondere im ambulanten Bereich, betreffen bis zu 5 % der ambulanten Patient*innen/Jahr, im Laufe des Lebens fast jede*n Patient*in einmal.
- Nosokomiale venöse **Thrombosen und Thromboembolien** betragen ein Drittel der Komplikationen während Krankenhausaufenthalten. In Ländern mit hohem Einkommen kommt es zu ca. 3,9 Millionen Fällen jährlich.
- **Unsichere Injektionspraktiken:** Durch Übertragung von Infektionskrankheiten durch Spritzen oder Infusionsbesteck verlieren Patient*innen und Gesundheitspersonal jährlich weltweit bis zu 9,2 Millionen gesunde Lebensjahre (DALYs).

Für Länder mit niedrigem bzw. mittlerem Einkommen ereignen sich jährlich geschätzt 134 Millionen dieser unerwünschten Ereignisse, die auf unsichere Behandlungspraktiken bzw. niedrige Qualität der Gesundheitsversorgung zurückzuführen sind, während der stationären Behandlung.

Irren ist menschlich

Unter dem Titel „*To err is human*" – Irren ist menschlich – veröffentlichte das Institute of Medicine (IOM) der USA im Jahr 2000 eine Untersuchung zum Thema Patientensicherheit. Hierin wurden zum ersten Mal systematisch die Häufigkeit und das Ausmaß von Patientenschädigungen durch Gesundheitsbehandlungen untersucht. Die retrospektive Auswertung zehntausender Patientenakten zeigte, dass jährlich 44.000 bis 98.000 Todesfälle in US-amerikanischen Kliniken durch vermeidbare unerwünschte Ereignisse (VUE) im Rahmen der Behandlung entstehen.

Für Deutschland fehlt bis dato eine ähnliche Studie. Eine systematische Auswertung internationaler Studien durch das Aktionsbündnis Patientensicherheit zeigt Häufigkeiten von VUE zwischen 0,1–10 %. Bei einer geschätzten Mortalitätsrate von 0,1 % und 17 Millionen Krankenhauspatienten in Deutschland entspricht dies ca. 17.000 Todesfällen pro Jahr. Für den Bereich der ambulanten Versorgung gibt es bis dato kaum Daten.

Mechanismen der Fehlerentstehung

Im Umgang mit Fehlern kann man den **personenbezogenen Ansatz** und den **systembezogenen Ansatz** unterscheiden. Traditionell ist die Sichtweise im Gesundheitswesen eher personenorientiert (persönliche Schuldzuweisung). Die moderne Gesundheitsversorgung ist jedoch gekennzeichnet durch eine hochkomplexe Arbeitsumgebung mit vielen Schnittstellen. Unerwünschte Ereignisse sind daher nur selten auf den Fehler eines Einzelnen zurückzuführen. Die systembezogene Fehlertheorie geht davon aus, dass unerwünschte Ereignisse (fast) immer mehrere Ursachen auf unterschiedlichen Ebenen einer Organisation haben, die zudem durch Faktoren außerhalb der Organisation beeinflusst werden. Der englische Psychologe James Reason entwickelte ein systemorientiertes Modell für das Entstehen unerwünschter Ereignisse im Gesundheitssystem.

Reasons Schweizer-Käse-Modell Das Modell simuliert, wie die Verkettung von aktiven und latenten Fehlern schlussendlich zu Unfällen oder Fehlern führen kann (→ Abb. 15.1). Die Käsescheiben entsprechen den **Sicherheitsbarrieren,** die getroffen wurden, um Fehler zu verhindern, dies können z. B. Menschen oder technische Vorkehrungen sein. Löcher in den Scheiben können durch **aktives Versagen** oder **latentes Versagen** entstehen, und werden durch weitere Faktoren beeinflusst. Sie ändern sich über die Zeit. Aktives Versagen sind Handlungen (Fehler, Verstöße) durch die im System Tätigen, also z. B. Ärzte oder Pfleger, sie können unmittelbare schädliche Auswirkungen haben. Latentes Versagen hingegen entsteht auf einer höheren Stufe der Organisation, z. B. durch Personaleinsparungen. Sie werden häufig erst dann sichtbar, wenn sie mit **lokalen Auslösern** (z. B. Erkältungswelle und dadurch volles Wartezimmer) zusammentreffen. Latentes Versagen, lokale Auslöser oder **psychologische Vorläufer** (z. B. Schlafmangel und daher mangelnde Konzentration) können aktives Versagen auslösen bzw. mitverursachen.

Aus einer Gefahr kann jedoch nur dann ein Unfall oder ein unerwünschtes Ereignis entstehen, wenn die entstandenen Löcher durch besondere Umstände genau in einer Achse liegen. Es zeigt also, dass es häufig nicht ein Fehler ist, der den Schaden verursacht, sondern eine Kombination von

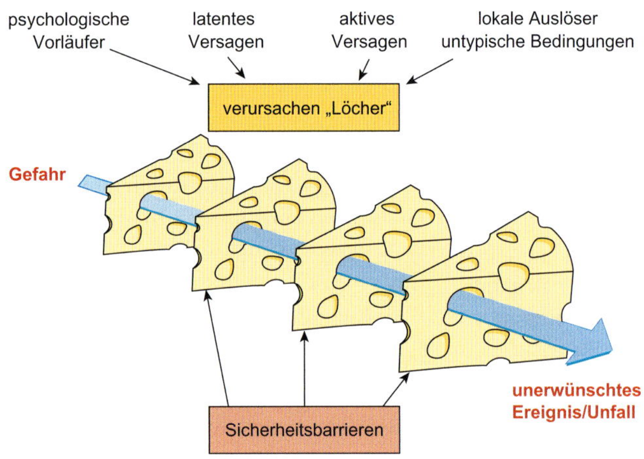

Abb. 15.1 Das Schweizer-Käse-Modell nach Reason [L138/L143]

Mängeln und Fehlern auf unterschiedlichen Ebenen. Wird das systematische Problem nicht beseitigt, kann sich der gleiche Fehler bei einem anderen Mitarbeiter wiederholen.

Fehlerprävention und -management

Analog zu anderen Hochrisikosystemen wie Atomkraft oder Luftfahrt geht ein systembezogener Präventionsansatz im Gesundheitswesen davon aus, dass Menschen, zumal in stressigen Arbeitsumgebungen, fehlbar sind. Das System selbst muss also sicher angelegt sein: Zum Beispiel können Geräte oder Medikamentenpackungen so gestaltet werden, dass Bedienfehler bzw. Verwechslungen weniger wahrscheinlich werden.

Gezielte Maßnahmen zur Prävention unerwünschter Ereignisse adressieren spezifische Sicherheitsprobleme. Beispiele hierfür sind die Kampagne zur Handhygiene in Deutschland (Aktion Saubere Hände) oder die WHO-Kampagne für mehr Sicherheit in der Chirurgie durch flächendeckende Einführung einer präoperativen Checkliste.

Die Entwicklung einer **Sicherheitskultur** ist entscheidend. Sie wird gekennzeichnet durch:

- Ein Bewusstsein dafür, dass die Medizin eine Arbeitsumgebung mit hohen Risiken ist
- Eine offene Atmosphäre, in der Mitarbeiter Fehler ansprechen können, ohne Bestrafung fürchten zu müssen, und aus kritischen Ereignissen gelernt werden kann
- Eine Zusammenarbeit aller Berufsgruppen, Hierarchien und Sektoren mit dem gemeinsamen Ziel, aus Fehlern zu lernen sowie die Patientensicherheit zu verbessern
- Die Bereitschaft, Ressourcen (z. B. Zeit, Geld, Personal) in die Verbesserung der Sicherheit zu investieren

Fragebögen zur Erhebung der Sicherheitskultur in Arztpraxen oder Krankenhäusern sind u. a.:

- Manchester Patient Safety Framework (MaPSaF)
- Erhebungsbogen zur Sicherheitskultur und Patientensicherheit der Agency für HealthCare Research and Quality (AHRQ)
- Deutschsprachiger Fragebogen zum Sicherheitsklima in Hausarztpraxen

Ein wichtiges Element, um aus Fehlern und kritischen Ereignissen zu lernen, sind anonyme Berichts- und Lernsysteme (**Critical Incident Reporting Systems,** CIRS). Ziel ist es, Risikokonstellationen für das Entstehen von Fehlern zu erkennen, bevor diese aufgetreten sind. Sie sollen die **Fehlerkultur** in medizinischen Berufen verbessern. Der Bericht ist freiwillig und anonym, das Gesundheitspersonal berichtet kritische Ereignisse bzw. Beinahe-Schäden, die aufgetreten sind, sowie ggf. bereits Lösungsvorschläge (→ Tab. 15.1). Häufig sind dies Online-Portale. In Deutschland ist das älteste System dieser Art seit 2004 die Webseite www.jeder-fehler-zaehlt.de, in der Hausärzte kritische Ereignisse berichten können. Andere Beispiele sind das Portal CIRSmedical der Bundesärztekammer sowie das Berichtssystem des Kuratoriums Deutsche Altershilfe, das auf Ereignisse in der Altenpflege spezialisiert ist.

Tab. 15.1 Merkmale erfolgreicher Fehlerberichtssysteme (nach ÄZQ) [W988]

Merkmal	Beschreibung
Einfach	Das Berichtsformular ist einfach auszufüllen und leicht zugänglich.
Anonym	Die Daten des Berichtenden, des*r Patient*in oder der Institution bleiben anonym oder sind streng vertraulich, keine Weitergabe an Dritte.
Sanktionsfrei	Berichtende erhalten keinerlei Sanktionen.
Unabhängig	Das Berichtssystem ist unabhängig von Autoritäten, die Berichtende bestrafen könnten.
Freiwillig	Die Meldung ist freiwillig.
Systemorientiert	Die Empfehlungen fokussieren auf Veränderungen von Systemen, Prozessen oder Produkten.
Zeitnahe Rückmeldung	Berichte werden zeitnah analysiert, Ergebnisse/Empfehlungen werden zügig veröffentlicht bzw. umgesetzt.

Zusammenfassung

- Bis zu jede*r zehnte Krankenhauspatient*in kommt durch ein unerwünschtes Ereignis zu Schaden, von denen geschätzt die Hälfte vermeidbar gewesen wäre.
- Ein systembezogener Ansatz sowie die Entwicklung einer Sicherheitskultur können dazu beitragen, dass Fehler erkannt und vermieden werden.
- Anonyme Fehlermeldesysteme (CIRS) können hierbei unterstützen.

16 Ethische Aspekte

Definition
Die **Ethik** ist ein Bereich der angewandten Philosophie, der sich mit den Kriterien und Normen für gutes und richtiges menschliches Handeln auseinandersetzt.
Die **Medizinethik** beschäftigt sich hierbei mit dem Handeln der Akteure im Gesundheitswesen, sei es bei der Abwägung von Risiken und Nutzen bestimmter Therapien oder beim Schutz nichteinwilligungsfähiger Personen.

Entwicklung der Medizinethik

Als erste überlieferte Formulierung einer medizinischen Ethik gilt der **Eid des Hippokrates,** ein nach dem griechischen Arzt Hippokrates von Kós (um 460–370 v. Chr.) benanntes Arztgelöbnis. Er enthält Elemente, die auch heute noch Teil der ärztlichen Ethik sind, u. a. das Gebot, Kranken **nicht zu schaden** (*primum non nocere*) sowie die **Schweigepflicht.** Mit dem **Genfer Gelöbnis** (1948, zuletzt revidiert 2017) wurde eine zeitgemäße Version des Hippokratischen Eides durch den Weltärztebund formuliert.
Als Reaktion auf die während des Nationalsozialismus begangenen Verbrechen in der medizinischen Forschung wurde 1947 der **Nürnberger Kodex** als medizinethische Richtlinie für die Durchführung von Experimenten an Menschen verabschiedet. Zentraler Grundsatz der zehn Punkte ist die freiwillige Zustimmung der Versuchsperson, die in der Lage sein muss, eine verständige und informierte Entscheidung treffen zu können. 1964 wurden mit der **Deklaration von Helsinki** des Weltärztebunds die bis heute gültigen (wenn auch mehrfach aktualisierten) ethischen Grundsätze für die medizinische Forschung am Menschen festgelegt. Die Deklaration gilt als Standard ärztlicher Ethik und wird in fast allen Ländern angewandt, in Deutschland ist sie unter anderem Grundlage für die Beurteilung klinischer Studien durch Ethikkommissionen.
Diese ethischen Grundsätze gehen auch in die formalen Richtlinien für die Durchführung von klinischen Studien, die **GCP**-Leitlinien (*good clinical practice*) ein. So stehen der Schutz der Teilnehmer und die informierte Einwilligung (*informed consent*) im Mittelpunkt.

Prinzipienethik

Die **Tuskegee-Syphilis-Studie** war eine Studie des United States Public Health Service in den Jahren 1932–1972, die den natürlichen Verlauf der Syphilis-Erkrankung beobachten sollte, ohne dass die meist armen Studienteilnehmer über ihre Diagnose aufgeklärt wurden oder eine Therapie angeboten bekamen. Als Reaktion hierauf wurde 1978 der **Belmont Report** (benannt nach dem US-amerikanischen Ort Belmont) veröffentlicht, der ethische Grundprinzipien für die Forschung am Menschen festlegte. Im Folgejahr veröffentlichten hierauf aufbauend die am Report beteiligten Tom **Beauchamp** und James **Childress** die folgenden vier medizinethischen Grundprinzipien:

- **Respekt der Autonomie** (*respect for autonomy*): das Recht auf Selbstbestimmung und das Respektieren der Entscheidungsfreiheit des Patienten. Medizinische Maßnahmen erfordern daher die informierte Einwilligung (*informed consent*).
- **Fürsorge** (*beneficence*): das aktive Handeln für des Wohl der Patienten*innen
- **Schadensvermeidung** (*nonmaleficence*): das Unterlassen (unter Risiko-Nutzen-Abwägung) schädlicher Behandlungen
- **Gerechtigkeit** (*justice*): die unter Berücksichtigung der Ressourcen angemessene und gleichwertige Behandlung

Die einzelnen Prinzipien sind so gestaltet, dass sie **nicht absolut** sind, sondern im Einzelfall priorisiert und **gegeneinander abgewogen** werden können („mittlere Prinzipien"). Entgegen der traditionellen ärztlichen Ethik, die als übergeordnetes Prinzip das Wohl des Patienten sieht (*salus aegroti suprema lex*: die Gesundheit des Kranken ist das höchste Gesetz), stehen in der Prinzipienethik alle vier Prinzipien auf einer Stufe. Das heißt, das Fürsorgeprinzip kann in der Praxis mit dem Autonomieprinzip (Selbstbestimmungsrecht des Patienten) in Konflikt treten, z. B. wenn der Patient eine Therapie ablehnt. In welchem Verhältnis die Prinzipien zueinander gewichtet werden, wird hierbei nicht vorweggenommen. Dies kann von individuellen Wertevorstellungen und Präferenzen oder moralischen Überzeugungen abhängen.

Public-Health-Ethik

Public-Health-Interventionen erfordern, ebenso wie klinische Studien, einen ethischen Orientierungsrahmen. Unter anderem die AIDS-Epidemie in den 1980er-Jahren ließ den Ruf laut werden, die Prinzipien der klinischen Medizinethik an die Erfordernisse der Public Health anzupassen. So sollte der Fokus weniger auf dem Individuum und dessen Autonomie liegen, sondern verstärkt die Konflikte zwischen individuellen Rechten und der Gesundheit einer Gruppe bzw. der Bevölkerung berücksichtigt werden.

> Im Fokus der Public-Health-Ethik steht das Verhältnis zwischen (nicht)staatlichen Institutionen und dem Bürger, die Abwägung zwischen individuellen und Bevölkerungsinteressen.

Diese Konflikte können bei Maßnahmen zur Überwachung und Eindämmung von Infektionskrankheiten entstehen – beispielsweise Quarantäne- und Maskenpflicht – aber auch bei Präventionsmaßnahmen wie dem Rauchverbot in öffentlichen Räumen (→ Abb. 16.1).
So steht das **Prinzip der gegenseitigen Abhängigkeit** (Interdependenz) dem **Prinzip der Autonomie des Einzelnen** gegenüber. Handlungen eines Einzelnen können immer auch Auswirkungen auf die Gesundheit anderer Menschen haben – ein COVID-19-Infizierter kann die Menschen in seiner Umgebung anstecken, durch Passivrauch können Raucher*innen auch nichtrauchenden Menschen in ihrem Umfeld gesundheitlichen Schaden zufügen.
Ein zentrales ethisches Grundprinzip zur Abwägung der Interessen bei Public-Health-Interventionen ist der **Utilitarismus,** das Prinzip der **Nutzenmaximierung** (→ Abb. 16.2). Handlungen werden im Hinblick auf ihre Konsequenzen hin bewertet und sind dann ethisch gerechtfertigt, wenn der größtmögliche Gesamtnutzen (üblicherweise in Bezug auf Wohlergehen) für alle Betroffenen erreicht wird, auch wenn eine Minderheit ggf. Nachteile hat. Die Daten zum Gesamtnutzen werden im Idealfall aus

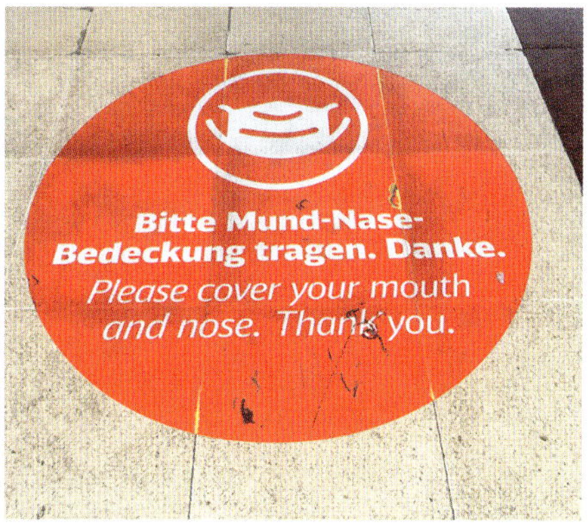

Abb. 16.1 Maskenpflicht im öffentlichen Raum [P1064]

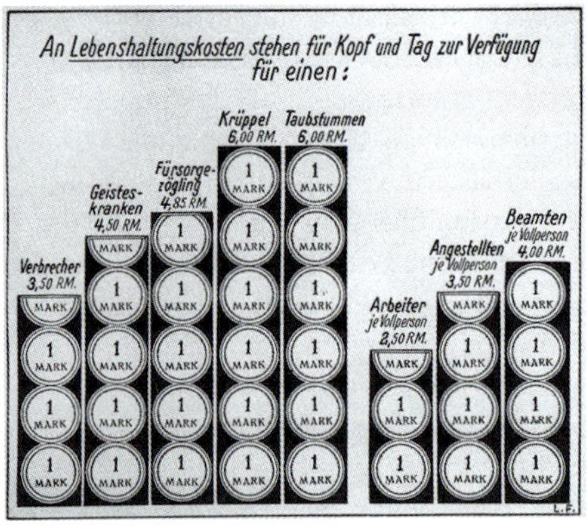

Abb. 16.2 Pervertierte „Nutzenmaximierung“ im Nationalsozialismus [G1075]

wissenschaftlichen Studien (zum Beispiel epidemiologischen oder ökonomischen) gewonnen. Die Maximierung des gesundheitlichen Gesamtnutzens wird hierbei durch die **Achtung der Menschenwürde** (Unantastbarkeit verankert im Grundgesetz) gerade auch im Hinblick auf Minderheitenschutz, begrenzt.

Exkurs
Die UN-Generalversammlung verabschiedete im Jahr 1948 die **Allgemeine Erklärung der Menschenrechte**. Die 30 Artikel der Erklärung enthalten neben Pflichten gegenüber der Gesellschaft unter anderem das Recht auf:
- Gesundheit und Fürsorge
- Schutz vor Diskriminierung
- Bildung
- Mitgestaltung der öffentlichen Angelegenheiten des eigenen Landes

Nach dem deutschen Medizinethiker Georg Marckmann können Public-Health-Interventionen aus ethischer Sicht nach folgenden Bewertungskriterien beurteilt werden:

- **Nutzenpotenzial** für die Zielpopulation, z. B. Relevanz für die Morbidität und Lebensqualität, Evidenzgrad des Nutzennachweises
  - Ethische Prinzipien: Prinzip der Fürsorge, Prinzip der Nutzenmaximierung
- **Schadenspotenzial:** individuelle und gruppenbezogene Belastungen, gesundheitliche Risiken, Sicherheit und Wirksamkeit, Evidenzgrad (z. B. betreffen Maßnahmen der Primärprävention gesunde Menschen).
  - Ethische Prinzipien: Prinzip des Nichtschadens
- **Selbstbestimmung:** Förderung der Gesundheitskompetenz (Empowerment), Möglichkeit der informierten Einwilligung, Schutz der Privatsphäre. Maßnahmen, die dem Wohl der Bevölkerung ohne ihre (informierte) Zustimmung dienen sollen, werden als **Paternalismus** (Bevormundung) bezeichnet.
  - Ethische Prinzipien: Prinzip Respekt der Autonomie, Prinzip der Fürsorge
- **Gerechtigkeit:** insbesondere im Sinne einer Verteilungsgerechtigkeit. Ausgleich gesundheitlicher Ungleichheiten, nichtdiskriminierender Zugang zur Public-Health-Maßnahme sowie Fragen nach der Verteilung von Schadens- und Nutzenpotenzialen. **Verhältnismäßigkeit** der Maßnahme.
  - Prinzip der Gerechtigkeit
- **Effizienz:** Kosten-Nutzen-Verhältnis, Validität der Effizienzmessung
  - Prinzip der Nutzenmaximierung, Prinzip der Gerechtigkeit
- **Legitimität:** legitimierte Entscheidungsinstanz sowie fairer Entscheidungsprozess durch: Transparenz, wissenschaftliche Begründung, Möglichkeiten der Partizipation, Konsistenz der Entscheidungen in vergleichbaren Situationen, Minimierung von Interessenkonflikten, Möglichkeiten der Revision und Regulierung
  - Prinzip der Gerechtigkeit, Respekt der Autonomie

Im Englischen wird zwischen *inequality* (neutrale Ungleichheit, z. B. aufgrund von Geschlecht oder Alter) und *inequity* („ungerechte Ungleichheit“, z. B. durch unterschiedliche Zugangsmöglichkeiten zu Gesundheitsversorgung) unterschieden.

Public Health ist eine anwendungsorientierte Disziplin. Unterschiedliche politische Traditionen und Systeme setzen unterschiedliche Schwerpunkte in der Abwägung der individuellen bzw. Bevölkerungsinteressen.
Als Beispiel hierfür können die gesetzliche Impfpflicht der DDR dienen oder der größere Fokus auf gesundheitliche Eigenverantwortung in den USA.

Ethische Herausforderungen in Public Health

Ethische Herausforderungen können beispielsweise im Hinblick auf neue digitale Technologien und Algorithmen auftreten (→ Kap. 17).
Diskussionen um ethische Fragen treten auch in Bezug auf *Nudging* auf: *Nudging* ist eine Methode, die zum Ziel hat, Menschen durch gezielte Veränderungen in ihrer Alltagsumgebung dahingehend zu beeinflussen, dass sie ihr Verhalten in eine gewünschte Richtung verändern. Auch wenn *Nudging* ohne Verbote oder Gebote stattfindet, werden doch typische menschliche Verhaltensweisen gezielt genutzt, um einen vorhersagbaren Effekt zu erzielen, ohne dass die Betroffenen hierzu aufgeklärt oder zuvor am Entscheidungsprozess beteiligt werden (→ Kap. 21).

Zusammenfassung

- Zentrale Grundprinzipien in der Medizinethik sind Autonomie, Fürsorge, Nichtschaden sowie Gerechtigkeit.
- Im Fokus der Public-Health-Ethik steht die Abwägung zwischen individuellen und Bevölkerungsinteressen.
- Bewertungskriterien für Public-Health-Maßnahmen sind unter anderem die Maximierung der Gesamtgesundheit, aber auch Aspekte von Legitimität, Effizienz, Gerechtigkeit sowie Selbstbestimmung.

Digitalisierung

Durch Digitalisierung von Prozessen im Gesundheitswesen können Zugangswege zu Gesundheitsleistungen erleichtert werden, und durch Informationsverknüpfung kann eine Erhöhung der Patientensicherheit und der Versorgungsqualität erreicht werden. Zentrale Herausforderungen sind hierbei der Datenschutz und die Datensicherheit. Die WHO verabschiedete 2018 eine Resolution zur digitalen Gesundheit und im Folgejahr den Entwurf einer **Global Strategy on Digital Health.** Die vier Hauptziele in Bezug auf digitale Gesundheit sind:

- Weltweite Kollaboration und Wissenstransfer
- Implementierung nationaler Strategien
- Stärkung von Regierungsführung (*governance*) für digitale Gesundheit auf globalen, nationalen und regionalen Ebenen
- Einsatz für menschenzentrierte, durch digitale Technologien unterstützte Gesundheitssysteme

Im internationalen Vergleich liegt Deutschland bei der Digitalisierung des Gesundheitssystems hinter Ländern wie den USA oder Spanien zurück. Unter anderem die Sorge um Datenschutzaspekte haben den Aufbau einer öffentlichen digitalen Gesundheitsinfrastruktur lange verzögert, während die Nachfrage nach elektronischen Gesundheitsanwendungen, z. B. Apps privater Anbieter, besteht.
Die SARS-CoV-2-Pandemie ab dem Jahr 2020 hat in Deutschland den Prozess der Digitalisierung im Gesundheitswesen beschleunigt (→ Kap. 41). So kam es zu einem großen Zuwachs im Angebot, aber auch der Nachfrage von digitalen Gesundheitsanwendungen wie Videosprechstunden und Telekonsilen sowie zur kurzfristigen Anpassung gesetzlicher Rahmenbedingungen und Finanzierungsstrukturen.

Entwicklung in Deutschland

Mit dem **GKV-Modernisierungsgesetz** (2003) wurde die gesetzliche Grundlage der Digitalisierung des Gesundheitswesens geschaffen. Auf der elektronischen Gesundheitskarte (eGK) sollten unter anderem Notfalldaten sowie ein elektronisches Rezept (E-Rezept) gespeichert werden können.
Im Jahr 2005 wurde hierfür die Gematik (Gesellschaft für Telematikanwendungen) als Einrichtung der gemeinsamen Selbstverwaltung gegründet. Ihre Aufgabe ist, die eGK einzuführen und die digitale Infrastruktur, die **Telematikinfrastruktur (TI),** aufzubauen. Die TI soll alle Beteiligten im Gesundheitswesen, von Ärzt*innen über Apotheken bis zu Krankenkassen vernetzen. Das BMG hat 2019 die Zuständigkeit für die Gematik (Mehrheit der Stimmanteile) übernommen.
Mit dem **E-Health-Gesetz** (2015) wurden neue Fristen für die Einführung von elektronischen Anwendungen in der GKV gesetzt, um die Digitalisierungsprozesse zu beschleunigen. Zudem wurden die technischen Voraussetzungen einer **elektronischen Patientenakte (ePA)** sowie des **elektronischen Patientenfachs (ePF)** gesetzt.
Das **Digitale-Versorgungs-Gesetz** (2019) konkretisierte diese Fristen erneut. Zudem wurden weitere Maßnahmen, unter anderem zu Finanzierungen von telemedizinischen Leistungen und Videosprechstunden, aber auch zur Förderung digitaler Gesundheitskompetenz, beschlossen.
Als Reaktion auf die COVID-19-Pandemie rückte insbesondere die Digitalisierung im Öffentlichen Gesundheitsdienst (ÖGD) in den Fokus: So sind das Management und die Nachverfolgung von Infizierten und deren Kontaktpersonen Aufgaben der Gesundheitsämter, wo große Effizienzgewinne und Personalentlastungen durch eine Digitalisierung der Arbeitsprozesse erzielt werden können. Zum Beispiel wurden zu Beginn der COVID-19-Pandemie Laborbefunde als Faxnachrichten an die Gesundheitsämter gesendet, die diese dann manuell übertragen mussten.
Der **„Pakt für den Öffentlichen Gesundheitsdienst"** (→ Kap. 12) sieht ein Förderprogramm in Höhe von 800 Millionen Euro für den Ausbau der Digitalisierung des ÖGD vor. Geplant ist unter anderem das Deutsche Elektronische Melde- und Informationssystem für den Infektionsschutz (DEMIS), das eine bundeseinheitliche, elektronische Meldung von relevanten Laborbefunden (wie SARS-CoV-2-Erregernachweise) an die zuständigen Gesundheitsämter ermöglicht, sowie dessen Integration in ein übergreifendes digitales Surveillance-System (Surveillance Outbreak Response Management and Analysis System (SORMAS)).

Anwendungen

Eine **elektronische Patientenakte** ermöglicht Patienten und Leistungserbringern den ständigen und einrichtungsübergreifenden Zugriff auf elektronische Arztbriefe, Medikationspläne, aber auch auf durch den Patienten selbst generierte Gesundheitsdaten.
Hierbei können sowohl Messwerte, z. B. Blutzuckermesswerte (*patient-generated health data*), als auch subjektive Veränderungen des Gesundheitszustands (*patient-reported outcome*) dokumentiert werden. Perspektivisch sollen zudem bisher papierbasierte Vorsorgedokumentationen, wie der Impfpass, der Mutterpass und das Zahnbonusheft der GKV in die elektronische Akte integriert werden. Die Inhalte der ePA können jederzeit durch den Patienten gelöscht werden. Dies ist im Sinne des **informationellen Selbstbestimmungsrechts** wichtig, kann jedoch im Einzelfall zu Versorgungsproblemen führen, beispielsweise in Notfallsituationen oder bei stigmatisierenden Erkrankungen.
Mobile Apps können nach ihrer Anwendung in Gesundheits-Apps **(Health Apps)** und Medizin-Apps **(Medical Apps)** unterteilt werden. Gesundheits-Apps dienen insbesondere der Prävention und Gesundheitsförderung (gesunder) Menschen (z. B. Ernährungs- oder Fitness-Apps). Medizin-Apps hingegen werden bei der Behandlung bzw. Bewältigung von Krankheiten verwendet, sei es durch die Patienten selbst (z. B. Symptomtagebücher), sei es durch das Gesundheitspersonal (z. B. Apps zu Medikamentendosierung). Abhängig von ihrem Verwendungszweck können diese Apps unter das **Medizinprodukte-Gesetz** fallen.
Digitale Gesundheitsanwendungen sind im weiteren Sinne alle Informations- und Kommunikationstechnologien, die im Gesundheitswesen zur Prävention, Diagnostik, Behandlung, Überwachung oder zum Management von Gesundheitsproblemen oder gesundheitsbezogenen Lebensgewohnheiten genutzt werden.
Im engeren Sinne sind **Digitale Gesundheitsanwendungen** (DiGA) insbesondere Gesundheits-Apps, die durch das BfArM geprüft und in einen Leistungskatalog (DiGA-Verzeichnis) aufgenommen worden sind. Gesetzlich Versicherte haben einen Anspruch auf die Versorgung mit diesen digitalen Gesundheitsanwendungen **(App auf Rezept),** verordnungsfähige Apps sind im DiGA-Verzeichnis gelistet. Beispiele hierfür sind Apps, die bei der Gewichtsreduktion oder der Tabakentwöhnung unterstützen sollen (→ Abb. 17.1).

Ethische Aspekte

Durch die Möglichkeit zur Erfassung, Speicherung und Verarbeitung großer Datenmengen haben digitale Anwendungen das Potenzial, im Bereich der Public Health eine Verbesserung der Gesundheit zu erzielen, beispielsweise durch effiziente Strategien in Prävention oder Gesund-

heitsförderung. Hierbei muss beachtet werden, dass durch den Einsatz von digitalen Public-Health-Anwendungen nichtgesundheitliche Ungerechtigkeiten vertieft werden: Digitale Gesundheitsangebote werden insbesondere von jüngeren Menschen sowie Menschen mit höherem Einkommen und Bildungsstand verwendet. Diese **digitale Kluft** (*digital divide*) kann soziale Ungleichheiten verstärken. Zudem können automatisierte **Algorithmen,** die Gesundheitsrisiken anhand von Durchschnittswerten oder Modellannahmen bewerten, zu einer Diskriminierung oder **Stigmatisierung** von Bevölkerungsgruppen führen.

Jedoch können digitale Technologien auch **Zugangsschwellen** zu Versorgungsangeboten **reduzieren** und Gesundheitskompetenz stärken.

Bewertungskriterien digitaler Public-Health-Interventionen können nach G. Marckmann sein: **Funktionsfähigkeit** und mögliche **Alternativen** (Bewertung der Zweck-Mittel-Rationalität), **Nutzen-** bzw. **Schadenspotenzial, Selbstbestimmung** und **Schutz der Privatsphäre** von Gesundheitsdaten (Prinzip der Autonomie), **Datensicherheit, Gerechtigkeit,** unter anderem im Hinblick auf die Auswirkung auf gesundheitliche Ungleichheiten, **Effizienz** der Anwendung, **Verantwortung** (insbesondere bei automatisierter Auswertung großer Datenmengen) und **Legitimität** des zugrunde liegenden Entscheidungsprozesses.

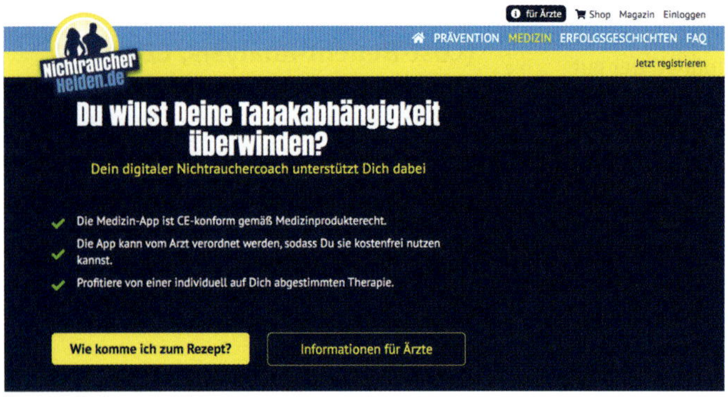

Abb. 17.1 Beispiel für eine App auf Rezept [V955]

Big Data

Big Data ist ein Sammelbegriff für digitale Technologien, die große Datenmengen nutzen und verarbeiten. Datenquellen für Big-Data-Analysen in der Public Health können unterschieden werden in

- Strukturierte Daten (z. B. elektronische Gesundheitsakten)
- Semistrukturierte Daten (z. B. Daten von *wearables*)
- Unstrukturierte Daten: Nichtgesundheitsdaten, die zum Zwecke von Public-Health-Analysen ausgewertet werden. Es können *virtuelle* (z. B. Interaktionen über Social Media) und *reale digitale Spuren* (z. B. GPS-Daten) unterschieden werden.

Ziel der Big Data Analytics in Public Health ist es insbesondere, Daten der letzten Kategorie auszuwerten: Daten zu Bewegungsverhalten, Wohnumgebung oder Einkäufen können Informationen über Verhaltensweisen und Präferenzen enthalten und eine zielgruppenspezifische Prävention erleichtern. So konnte anhand von Bewegungs- und Standortdaten von Mobiltelefonnutzern gezeigt werden, dass es innerhalb der untersuchten Bevölkerung distinkte Subgruppen gab, die die gleiche Art von Orten frequentierten, untereinander ähnliche Essens- oder Freizeitvorlieben und damit auch potenziell ähnliche Risikofaktoren teilten (Eagle & Pentland 2006). Anhand ihrer bisherigen Bewegungsdaten konnten für die jeweiligen Gruppen auch die zukünftigen Bewegungen vorhergesagt werden.

Eine andere Anwendungsmöglichkeit von Big Data ist in der Surveillance von Infektionskrankheiten. So zeigt eine Studie mit Daten der Elfenbeinküste, dass Anrufverläufe (*call records*) von Mobiltelefonen genutzt werden können, um die geografische Ausbreitung einer Epidemie zu simulieren (Lima 2013). Die Idee hinter dem Algorithmus von „Google Flu“ ist hingegen, dass bei gehäuftem regionalen Suchen nach klassischen Grippesymptomen (wie Fieber oder Husten) auf der Internet-Suchmaschine Google regionale Grippeausbrüche vorhergesagt werden können, bevor diese von den „klassischen“ Monitoring-Systemen erfasst werden.

Zusammenfassung

- Digitalisierung kann Versorgungsprozesse und -qualität optimieren, zentrale Herausforderung ist der Datenschutz.
- In Deutschland geschieht dies über die Telematik-Infrastruktur. Beispielanwendungen sind die elektronische Patientenakte oder digitale Gesundheitsanwendungen (Apps).
- Big Data ist ein Sammelbegriff für digitale Technologien, die große Datenmengen nutzen und verarbeiten.

Definition
Die **Gesundheitsökonomie** stellt eine fächerübergreifende Wissenschaft dar, die sich mit der Verteilung knapper Gesundheitsressourcen beschäftigt. Hierfür wendet sie Methoden der Volks- und Betriebswirtschaftslehre auf das Gesundheitssystem an.

Zielsetzung

Durch die Gesundheitsökonomie sollen Entscheidungsprozesse transparenter und vergleichbarer gemacht werden. Sie bewegt sich stets im Spannungsfeld von Wirksamkeit und Wirtschaftlichkeit. Diesen beiden Faktoren wurden zwei weitere – nämlich Qualität und Gerechtigkeit – hinzugefügt, da Patientenbedürfnisse und nicht Kosten im Vordergrund stehen sollen. Zusammen bilden sie das **magische Viereck der Gesundheitsökonomie** (→ Abb. 18.1). In der gesundheitsökonomischen Evaluation können auf dieser Basis beispielsweise zwei unterschiedliche Interventionen miteinander verglichen werden. Um dies zu ermöglichen, stellt die Gesundheitsökonomie verschiedene Modelle und Methoden zur Verfügung, von denen einige im Folgenden erläutert werden sollen.

Gesundheitsökonomische Studientypen

Die gesundheitsökonomische Evaluation fußt auf drei Elementen: der Nutzenbewertung, der Kostenbewertung und der Perspektivenwahl (zu den ersteren beiden: → Kap 19 und → Kap. 20). Je nach Auswahl dieser Faktoren werden verschiedene Analyseformen unterschieden. Hierbei handelt es sich in der Regel mathematisch gesehen um einen Bruch bzw. das Verhältnis von Kosten (im Zähler) zu generiertem Zusatznutzen (im Nenner).

Nutzen (*benefit*) bezeichnet einen oftmals klinischen Endpunkt, der gut quantifizierbar ist (z. B. 500-m-Gehstrecke, oder ein Herzinfarktereignis). Der **Nutzwert** (*utility*) hingegen bezieht sich auf den Wert, den der Patient diesem Endpunkt zuschreibt!

Kosten-Minimierungs-Analyse (Cost-Minimization-Analysis, CMB)
Diese einfache Form der Analyse ist nur möglich, wenn der Nutzen zweier Interventionen gleich ist und dieser somit als Nenner gleichgesetzt werden kann. Dies liegt beispielsweise vor, wenn bei Vergleich zweier Antibiotika zur Behandlung einer Harnwegsinfektion der angestrebte Nutzen die Ausheilung der Infektion ist. Unter dieser Voraussetzung erfolgt lediglich der Vergleich der Kosten beider Interventionen.

Kosten-Effektivitäts-Analyse (Cost-Effectiveness-Analysis, CEA)
Bei dieser sehr häufigen Form der Bewertung kann der Nutzen in unterschiedlichen Parametern ausgedrückt werden. Dieser kann in klinischen Surrogatparametern (z. B. Blutdruck in mmHg) oder Endpunkten (z. B. Schlaganfall, Amputationen oder auch zeitbezogen wie rezidivfreies Überleben) gewählt sein. Anhand eines so gemeinsam gewählten Endpunkts können auch Interventionen verglichen werden, die sich in ihrem Nutzenausmaß (nicht aber dem Nutzen selbst!) unterscheiden.

Kosten-Nutzwert-Analyse (Cost-Utility-Analysis, CUA)
Hierbei steht im Nenner ein Parameter, der die Präferenzen einer bestimmten Zielgruppe widerspiegelt. Häufig wird hierfür die Lebensqualität der Patienten gewählt (z. B. QALY, → Kap. 20). Da diese oftmals etwas allgemeiner formuliert werden können, können Interventionen verglichen werden, die nicht dieselben klinischen Parameter als Endpunkt aufweisen.

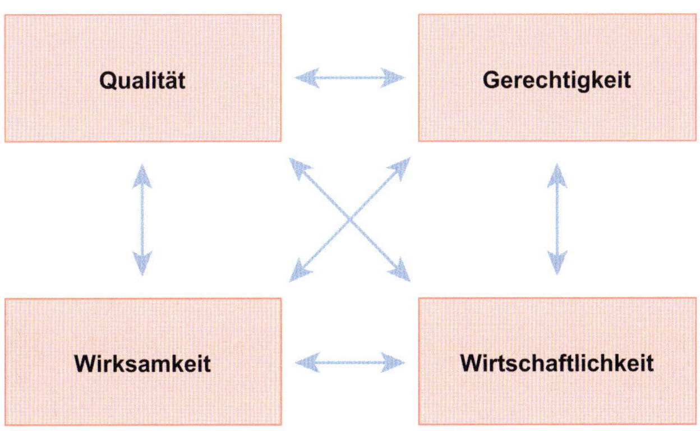

Abb. 18.1 Das magische Viereck der Gesundheitsökonomie [L143/P1065]

Kosten-Nutzen-Analyse (Cost-Benefit-Analysis, CBA)
In dieser Analyseform werden nicht nur die Kosten, sondern auch der Nutzen monetär angegeben, um zu klären, ob man mehr oder weniger in eine Intervention investieren sollte.

Perspektiven

Sowohl bei der Nutzen- wie auch bei der Kostenbewertung ist es maßgeblich, welche Perspektive für eine Analyse gewählt wird. Häufig in Betracht kommende Perspektiven sind z. B. die des Patienten, des Leistungserbringers (z. B. Krankenhaus, Arztpraxis), des Kostenträgers (z. B. Krankenkasse), des Arbeitgebers oder eine gesamtgesellschaftliche Perspektive.

Entscheidungsanalyse

Die Medizin fordert tagtäglich Entscheidungen, welche meist mit mehreren Endpunkten gleichzeitig einhergehen (z. B. Kosten, Mortalität). Potenzielle Folgen sind somit für den Arzt nicht immer absehbar. Um die Entscheidungsfindung zu erleichtern oder zumindest transparenter zu machen, gibt es unterschiedliche Möglichkeiten der Analyse. Zwei gerne verwendete Ansätze werden im Folgenden beispielhaft vorgestellt:

Entscheidungsbäume
Ein Entscheidungsbaum stellt die Abfolge möglicher Entscheidungen und ihre jeweiligen Folgen grafisch dar (→ Abb. 18.2a). An einem Entscheidungsknoten (*decision node*) kann z. B. zwischen zwei alternativen Therapien gewählt werden (Standardtherapie vs. neues Medikament). Bei einem Zufallsknoten (*choice node*) ergeben sich hieraus mögliche Folgen, ohne dass der Arzt Einfluss nehmen kann. Alle möglichen Folgen summieren sich in ihrer Gesamtwahrscheinlichkeit zu 1. So kann ein neues Medikament beispielsweise eine verbesserte Wirksamkeit aufweisen (höhere Wahrscheinlichkeit der Genesung), es kann aber auch gleichzeitig eine geringere Sicherheit haben (höhere Mortalität). Ein solches Modell kann somit helfen, komplexe Entscheidungsprozesse mit mehreren Endpunkten zu strukturieren.

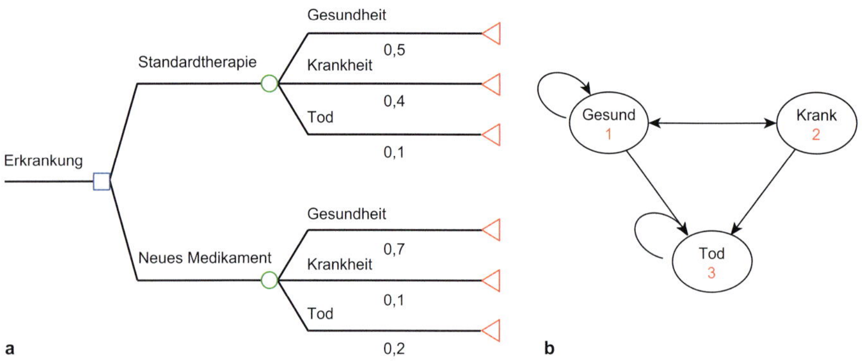

Abb. 18.2 Entscheidungsanalyse: a) Entscheidungsbaum, b) Markov-Modell [L143/P1065]

Markov-Modelle

Markov-Modelle können genutzt werden, um Prozesse im Gesundheitswesen besser abzubilden (→ Abb. 18.2b). Hierbei werden unterschiedliche Gesundheitszustände definiert, in denen sich ein Patient zu einem Zeitpunkt befinden kann. Je nach Krankheitsentwicklung bzw. Genesung können Patienten von einem Gesundheitszustand in den nächsten wechseln. Die Wahrscheinlichkeit hierfür geben sog. Übergangswahrscheinlichkeiten an. Die Darstellung muss alle Eventualitäten abdecken, damit sich alle Patienten zu jedem Zeitpunkt einem Gesundheitszustand zuordnen können. Alle Übergangswahrscheinlichkeiten eines Zustands summieren sich ebenfalls zu 1. Absorbierende Zustände (Tod) werden nicht mehr verlassen. Eine Simulation kann beispielsweise dann beendet sein, wenn sich alle Patienten in diesem Zustand befinden.

Inkrementelle Kosten-Effektivitäts-Rate

Die inkrementelle Kosten-Effektivitäts-Rate (*incremental cost-effectiveness ratio*, ICER) ist ein wichtiges Analyseinstrument bei der Auswertung von CEAs. Sie ist definiert als die Differenz zwischen den Kosten zweier Interventionen im Verhältnis zu der Differenz ihrer Effektivität.

$$\text{ICER} = \frac{\text{Kostendifferenz}}{\text{Nutzwertdifferenz}}$$

$$= \frac{(\text{Kosten A} - \text{Kosten B})}{(\text{Nutzwer A} - \text{Nutzwer B})}$$

Sie stellt also die Kosten dar, die damit verbunden sind, eine Einheit des Nutzwerts mehr zu erwerben. Zwei unterschiedliche Maßnahmen können darauf basierend verglichen werden, indem gezeigt wird, welche Kosten mehr aufzuwenden sind, um von Maßnahme A zu Maßnahme B zu wechseln, und welchen Zugewinn an Nutzen dies hätte. Jegliche Maßnahmen können dabei in ein Spektrum zwischen Kosten- und Nutzendifferenz eingeordnet werden (→ Abb. 18.3).

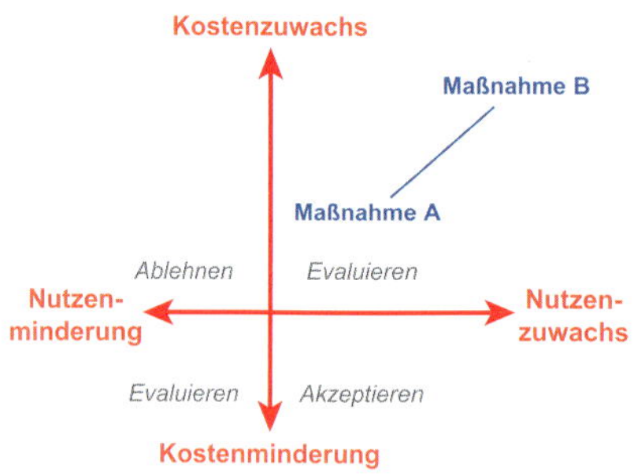

Abb. 18.3 Spektrum zwischen Kosten und Nutzen [L143/P1065]

- Maßnahmen, die höhere Kosten verursachen, aber einen geringeren Nutzen erzielen, sind meistens abzulehnen.
- Maßnahmen, die bei niedrigeren Kosten einen höheren Nutzen erzielen, sind generell anzunehmen.
- Maßnahmen mit höheren Kosten, aber auch einem höheren Nutzen, und Maßnahmen mit niedrigeren Kosten, aber auch einem niedrigeren Nutzen, sind zu evaluieren.

Umsetzung international und in Deutschland

WHO-CHOICE (*Choosing Interventions that are Cost-Effective*) Als Projekt der WHO wurde es 1998 gegründet und hatte zum Ziel, die Entscheidungsfindung im Gesundheitswesen zu beleuchten. Durch eine evidenzbasierte Grundlage sollten Entscheidungen nachvollziehbar und vor allem miteinander vergleichbar gemacht werden. Sowohl Anweisungen für eine einheitliche Methodik als auch eine Datenbank, in der Ergebnisse von CEAs zugänglich gemacht werden, stehen zur Verfügung.

NICE Das *National Institute for Health and Care Excellence*) wurde 1999 gegründet und gehört dem britischen Department of Health an. Es bewertet gesundheitliche Interventionen, basierend auf ihrer Wirksamkeit und Wirtschaftlichkeit. Mit dieser Arbeit diente es dem Deutschen Institut für Qualität und Wirtschaftlichkeit im Gesundheitswesen als Vorbild.

IQWiG Das Institut für Qualität und Wirtschaftlichkeit im Gesundheitswesen wurde 2004 durch die Stiftung für Qualität und Wirtschaftlichkeit gegründet, um Qualität und Wirtschaftlichkeit im deutschen Gesundheitssystem zu prüfen. So können der Nutzen und der mögliche Schaden einer Intervention besser verstanden werden. Das IQWiG erstellt evidenzbasierte Gutachten zu den folgenden Themenbereichen: Arzneimittel, andere Behandlungsmethoden (z. B. Operationen), diagnostische Verfahren und Verfahren der Früherkennung (Screening), Behandlungsleitlinien und Disease-Management-Programme.
Es erhält Aufträge vom BMG (Bundesministerium für Gesundheit) und vom G-BA (Gemeinsamer Bundesausschuss). Durch den Generalauftrag des G-BA kann es jedoch auch eigene wissenschaftliche Fragestellungen bearbeiten. Der G-BA nutzt wiederum die Gutachten des IQWiG, um über erstattungsfähige Leistungen der Gesetzlichen Krankenversicherung zu entscheiden.

Zusammenfassung

- Die gesundheitsökonomische Evaluation wiegt zwischen Kosten und Nutzen bzw. Nutzwert ab. So können unterschiedliche Maßnahmen miteinander verglichen werden.
- Oftmals betrachten gesundheitsökonomische Evaluationen nur eine kleine Auswahl an Entscheidungsfaktoren und lassen andere außer Acht (z. B. Ethik) – dies muss immer bedacht werden!

Kostenbewertung

Definition

In der gesundheitsökonomischen Evaluation geht es um die Frage, in welche knappen Ressourcen bevorzugt investiert werden soll. Hierbei ist das Geld ebenfalls knapp und daher spielen die Kosten für Interventionen und andere Gesundheitsausgaben eine zentrale Rolle. **Kosten** meint dabei im Allgemeinen den Verbrauch von Gütern, während die Erstellung dieser Güter als **Leistung** bezeichnet wird.
Als **Fixkosten** bezeichnet man diejenigen Kosten, die unabhängig vom Ausmaß der Leistungserbringung (z. B. Zahl der behandelten Patienten) in ihrem Verbrauch konstant bleiben (z. B. Mietkosten einer Arztpraxis). Da dies für die wenigsten Kosten auf einen längeren Zeitraum zutrifft, spricht man hier auch von **intervallfixen Kosten.** Im Gegensatz hierzu sind **variable Kosten** in ihrer Höhe vom Verbrauch der entsprechenden Güter (z. B. Arztminuten, Verbandsmaterial) abhängig. Je nach Kostenart können unterschiedliche Kostentypen unterschieden werden: direkte, indirekte und intangible Kosten.
Ein entscheidender Faktor der Kostenbewertung ist zudem die Wahl der Perspektive. Diese kann sehr unterschiedlich ausfallen (z. B. Krankenkasse, Patient*in, Gesellschaft) und ist maßgeblich für jede Kosten-Nutzen-Bewertung.

> Einsparungen für einen Kostengeber bedeuten nicht automatisch eine tatsächliche Reduktion der Kosten, sondern können zu einer Verschiebung der Kosten auf einen anderen Kostenträger führen. Man spricht dann von **Transferzahlungen.** Beispielsweise helfen Selbstzahlungen von Patienten, die Ausgaben von Krankenkassen zu senken.

Es ist somit sehr wichtig, die gewählte Perspektive in jeder Analyse genau zu definieren.
Direkte Kosten Direkte Kosten sind diejenigen Kosten, die für eine Gesundheitsleistung direkt zu verrichten sind. Hierbei werden medizinische und nichtmedizinische Kosten unterschieden. Direkte, **medizinische** Kosten beinhalten z. B. Arztbesuche, Krankenhausaufenthalte, Medikamente und Laboruntersuchungen. Zu den direkten, **nichtmedizinischen** Kosten zählen u. a. Fahrtkosten zum Krankhaus oder der Arztpraxis.
Indirekte Kosten Zu den indirekten Kosten zählen vorrangig Produktivitätsverluste, wie sie z. B. durch Krankheitstage oder auch eine dauerhafte Erwerbsuntätigkeit entstehen können.
Intangible Kosten Die intangiblen Kosten fassen alle Kosten zusammen, die monetär nur schwer bewertbar sind. Damit ist z. B. die seelische Belastung durch eine Diagnose gemeint. Eine Möglichkeit, intangible Kosten qualitativ und sogar monetär zu beschreiben, ist die Erhebung der Zahlungsbereitschaft von Betroffenen, um von der Erkrankungslast befreit zu werden.

Kostenberechnung

Vor jeder Kostenanalyse muss definiert werden, um welche Erkrankung bzw. um welche Gesundheitsleistung es sich handelt, welcher Zeitraum betrachtet werden soll und aus welcher Perspektive die Kosten berechnet werden sollen.
Bei der **Bestimmung und Berechnung der Kosten** sind vier Schritte zu beachten (→ Abb. 19.1):
1. Bei der **Identifizierung verbrauchter Ressourcen** müssen alle direkten und indirekten Kosten aufgelistet werden, die im Rahmen der Gesundheitsleistung gebraucht werden. Diese können aus unterschiedlichen Datenquellen, wie z. B. Krankenhausdaten, medizinischen Leitlinien oder der Fachliteratur bezogen werden. Auch eine direkte Erhebung patientenbezogener Daten im Rahmen einer Studie ist möglich. Es ist wichtig, hierbei keinen Kostenpunkt außer Acht zu lassen oder doppelt zu zählen (*no gaps, no overlaps*), da hierdurch die Kosten einer Intervention falsch geschätzt werden.

> **Einzelkosten** können einer konkreten Leistung direkt zugeordnet werden, während **Gemeinkosten** auf aggregierten Kosten beruhen!

2. Bei der **Quantifizierung des Ressourcenverbrauchs** muss definiert werden, wie viele Einheiten pro Gesundheitsmaßnahme gebraucht werden. Hierfür kann eine Top-down- oder eine Bottom-up-Kalkulation verwendet werden (s. u.).
3. Im Anschluss werden die **Ressourcen dann in Bezug auf ihre Kosten bewertet.** Auch dies kann über bereits vorhandene Daten (Arzneimittelpreise, DRG-Erlös etc.) berechnet werden.
4. Der **Ressourcenverbrauch** pro Einheit der Gesundheitsleistung und der **Gesamtverbrauch** dieser Gesundheitsleistung können dann zu **Gesamtkosten multipliziert** werden. Soll die Gesundheitsmaßnahme innerhalb einer Population bewertet werden, muss bekannt sein, wie viele Menschen innerhalb dieser Population betroffen sind und welcher Anteil von ihnen behandelt wird.

Top-down-Ansatz

Hierbei geht man von Gesamtkosten (z. B. für ein Krankenhaus) aus und rechnet aus diesen gewünschte Einzelkosten (z. B. eine bestimmte Operation) heraus. Dabei ist ein Verteilungsschlüssel hilfreich, der bestimmt, welcher Anteil der Gesamtkosten auf eine Einzelleistung zurückfällt (z. B. Personal).

Bottom-up-Ansatz

Einzelne Kostenitems werden von Grund auf zu den Gesamtkosten bzw. zu aggregierten Kosten zusammengerechnet.

> Der Bottom-up-Ansatz ist oftmals genauer, aber auch deutlich zeitaufwendiger!

Berechnung indirekter Kosten

Für die Berechnung des Produktivitätsverlusts kommen aus der gesamtgesellschaftlichen Perspektive prinzipiell zwei unterschiedliche Ansätze in Betracht: der Humankapital- und der Friktionskostenansatz.

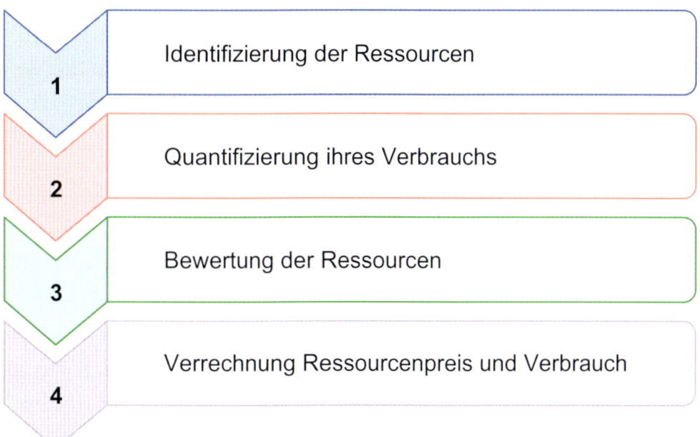

Abb. 19.1 Kostenbestimmung in vier Schritten [L143/P1065]

Humankapitalansatz

Beim Humankapitalansatz wird der Mensch im Sinne des Wertschöpfungspotenzials anhand seines erzielten Einkommens bewertet. Bedingt durch Krankheit oder gar den vorzeitigen Tod kann der entstehende Arbeitsausfall über die Zeit mit dem in dieser Zeit erzielbaren Einkommen berechnet werden. Fehlende Daten zum spezifischen Einkommen können durch ein durchschnittliches Bruttoeinkommen ersetzt werden. Nicht erwerbsfähige Gruppen, wie z. B. Kinder oder Rentner*innen, finden in diesem Ansatz keine Beachtung und generieren auch keine indirekten Kosten. Zudem ist die Bewertung bestimmter, nicht direkt lohnerzielender Tätigkeiten, wie z. B. Hausarbeit oder Kindererziehung, schwierig. Ein weiterer Nachteil ist die Tatsache, dass dieser Ansatz einen perfekten Markt voraussetzt, in dem alle Menschen voll beschäftigt sind. Zudem bildet er nicht ab, dass Arbeiten bei Krankheitsausfall eventuell umverteilt und von Kolleg*innen übernommen werden können. Indirekte Kosten werden durch diesen Ansatz also eher überschätzt. Er wird in der Methodik des IQWiGs deshalb auch nicht empfohlen.

Friktionskostenansatz

Der Friktionskostenansatz berechnet im Gegensatz hierzu nicht den Ausfall der Arbeitskraft bis zur Pension, sondern nur für den Zeitraum, bis ein Arbeitnehmer wieder an seinen Arbeitsplatz zurückkehren kann. In dieser **Friktionsperiode** müssen gegebenenfalls andere Arbeitnehmer*innen eingestellt werden, die möglicherweise erst angelernt werden müssen und nicht die gleiche monetär messbare Leistung erbringen wie ausgefallene erfahrene Mitarbeiter*innen. Dies basiert jedoch auf der Annahme, dass es jederzeit genügend verfügbare Arbeitskraft auf dem Arbeitsmarkt gibt, was in der Realität nicht immer zutreffend ist.

Sekundäre Bearbeitung der Kostendaten

Diskontierung

Die Diskontierung ist ein Begriff, der aus der Finanzmathematik stammt, aber auch in der Kostenbewertung in der Gesundheitsökonomie eine wichtige Rolle spielt. Kosten, die erst in der Zukunft anfallen werden, müssen für die Berechnung ihres Gegenstandswerts angepasst werden. Dieses Prinzip basiert auf der Annahme, dass Kosten, die erst in einer fernen (und somit unsicheren) Zukunft entstehen werden, in der Gegenwart weniger wert sind. Dies kann man gut nachvollziehen, wenn man sich selbst fragt, ob man einen 100-Euro-Schein lieber heute oder in 20 Jahren geschenkt haben möchte. Die meisten werden ihn wohl lieber heute in Empfang nehmen, da unklar ist, was in 20 Jahren sein wird (Risiko). Weiter kann man das Geld auf die Bank tragen und Zinseszins erwirtschaften. Letztlich hat man mit Geld in der Tasche Handlungsoptionen, ohne warten zu müssen. Um dies in die Kostenberechnung miteinzubeziehen, werden Kosten mit einer jährlichen, vorab festgelegten Rate „diskontiert“ (also abgezinst). Diese Rate liegt je nach Leitlinien- oder Literaturempfehlung meist bei 3–5 %. Auch Nutzwerte werden auf dieselbe Art diskontiert. Es wird davon ausgegangen, dass die Gesundheit in der Zukunft den Menschen weniger bedeutet als ihr Wohlbefinden heute. Dies stellt übrigens ein Problem in der Prävention dar, da Menschen mögliche Krankheitsfolgen in einer weit entfernten Zukunft als weniger bedrohlich einschätzen (beispielsweise scheren sich Jugendliche, die rauchen, oftmals wenig um die Gefahr eines Lungenkarzinoms im höheren Lebensalter).
Werden Ressourcen zu unterschiedlichen Zeitpunkten verbraucht, können sich auch ihre Kosten aufgrund der **Inflation** unterscheiden. Diese muss also mit berechnet werden. Hierfür kann ggf. eine allgemeine oder besser spezifische Preissteigerungsrate verwendet werden.

Sensitivitätsanalyse

Aus den oben angeführten Erklärungen wird deutlich, dass die Kostenerhebung häufig auf Annahmen basiert. Um zu testen, ob diese Annahmen die daraus resultierende Entscheidung (Behandlung annehmen oder ablehnen) beeinflussen, empfiehlt sich eine Sensitivitätsanalyse. In dieser werden die Berechnungen mit veränderten Annahmen erneut durchgeführt. Sie lässt sich auch in der Nutzwertberechnung (→ Kap. 20) anwenden.

Zahlungsbereitschaft

Die Zahlungsbereitschaft (auch *Willingness-to-pay*, WTP) bestimmt den maximalen Betrag, den der Mensch bereit ist, für eine Gesundheitsleistung auszugeben. Je größer der Wert ist, den der Mensch einer Leistung bzw. einem Gut zuordnet, desto mehr ist er auch bereit, dafür zu zahlen. Dieser Wert wird in der Gesundheitsökonomie für zwei Zwecke gebraucht. Zum einen können so intangible Kosten monetär bewertet werden. Zum anderen können Schwellenwerte festgelegt werden, die die gesellschaftliche Zahlungsbereitschaft, z. B. in einer Kosten-Nutzen-Analyse, aufzeigen. Anhand einer solchen Schwelle können Gesundheitsleistungen bewertet und gemessen werden. Die Zahlungsbereitschaft der Gesellschaft kann als Summe der Zahlungsbereitschaft ihrer Individuen verstanden und als solche auch erhoben werden. Hierfür gibt es zwei unterschiedliche Ansätze. Eine indirekte Ableitung kann über *Wage-risk*-Studien erfolgen. Diese beleuchten, für welche Bezahlung Individuen ein erhöhtes berufliches Sterberisiko in Kauf nehmen würden. Alternativ können Marktanalysen verwendet werden. Diese zeigen auf, wie viele Menschen in gewissen Bereichen für eine Minderung ihres Sterberisikos ausgeben würden (z. B. durch Sicherheitsgurte oder Feuermelder).
Zudem können Individuen auch direkt gebeten werden, Gesamtprogramme oder Teilaspekte von Gesundheitsleistungen zu bewerten.

Zusammenfassung

- In der Kostenanalyse werden direkte, indirekte und intangible Kosten unterschieden.
- Während im Top-down-Ansatz Gesamtkosten in Einzelkosten zerteilt werden, werden im Bottom-up-Ansatz Einzelkosten zu Gesamtkosten zusammengerechnet.
- Indirekte Kosten lassen sich mit dem Humankapitalansatz oder dem Friktionskostenansatz abschätzen – beide basieren jedoch auf Annahmen, die das Ergebnis verfälschen könnten und somit bedacht werden müssen!

Definition

Für die gesundheitsökonomische Kosten-Nutzen-Bewertung einer Behandlung muss ein Parameter gefunden werden, anhand dessen ihr Erfolg quantifiziert werden kann. Dieser kann sehr vielseitig gewählt werden. Oftmals werden hierbei klinische Endpunkte (z. B. Blutdrucksenkung, vermiedene Ereignisse), Zeit (z. B. Dauer von Remissionsfreiheit) oder Nutzwerte (z. B. vermiedene Ausgaben für Herzinfarkte oder Gewinn an Lebensqualität) verwendet. Die wichtigsten Nutzenkategorien sind Heilung, Senkung der Mortalität, Senkung der Morbidität (Symptome und deren Auswirkungen), die Lebensqualität sowie die Vermeidung von Nebenwirkungen.
Bei der Nutzwert-Erfassung werden generell monetär messbare Nutzwerte von monetär nicht messbaren unterschieden.
Monetär messbare Nutzwerte Diese werden nochmals unterteilt:

- **Direkte Nutzwerte** meinen beispielsweise die Einsparung der Krankenkassen.
- **Indirekte Nutzwerte** meinen den Gewinn der Gesellschaft durch eine wiederhergestellte Erwerbsfähigkeit.

Monetär nicht messbare Nutzwerte Sie werden durch die Lebensqualität der Betroffenen (seelisch, körperlich) und/oder ihre bessere soziale Integration bestimmt. Die subjektive Erfolgsbewertung durch die Patient*innen ist in der Medizin mittlerweile zu einem zentralen Bewertungskriterium und als solches immer wichtiger geworden. Sie wird auch als **patient-reported outcome (PRO)** bezeichnet. Ein wichtiger PRO ist die Messung der gesundheitsbezogenen Lebensqualität.

Gesundheitsbezogene Lebensqualität

Das Konzept der gesundheitsbezogenen Lebensqualität (auch *health-related quality of life*, HRQoL) fußt auf der Definition von Gesundheit durch die WHO (→ Kap. 2). Sie beschreibt das subjektive Wohlbefinden, das ein Patient seinem Leben und seiner Gesundheit zuordnet. Sie kann in unterschiedlichen Dimensionen erfasst werden (→ Abb. 20.1).
Um die gesundheitsbezogene Lebensqualität zu erfassen, können z. B. unterschiedliche Fragebogeninstrumente eingesetzt werden. Hierbei wird zwischen generischen und krankheitsspezifischen Fragebögen unterschieden. **Generische Fragebögen** können krankheitsübergreifend und in unterschiedlichen Populationen eingesetzt werden. Dies ist von großem Vorteil, wenn verschiedene Patientengruppen oder Behandlungsmaßnahmen miteinander verglichen werden sollen. Nachteilig ist bei ihnen jedoch, dass für den Patienten relevante Probleme eventuell nicht abgedeckt sind und somit auch nicht erfasst werden können. Weiterhin sind sie manchmal nicht sensitiv genug, um kleinschrittige Veränderungen zu detektieren. → Tab. 20.1 zeigt eine Auswahl an generischen HRQoL-Fragebögen. Für viele gibt es verkürzte Versionen oder Versionen für weitere Zielgruppen (Kinder und Jugendliche).
Im Gegensatz hierzu sind **krankheitsspezifische Fragebögen** nur für bestimmte Patientengruppen geeignet. Mögliche Symptome und ihre Änderungen können für diese jedoch genauer erfasst werden. Auch kann die Akzeptanz des Fragebogens durch die Patient*innen besser sein, wenn diese sich durch die Fragen eher angesprochen fühlen.
HRQoL-Fragebögen können sowohl in epidemiologischen und klinische Studien wie auch in der Gesundheitsökonomie eingesetzt werden. Für klinische Studien werden häufig Profilinstrumente konstruiert, die einzelne Dimensionen angeben, welche dann zu Summenscores zusammengerechnet werden. In der Gesundheitsökonomie wird in der Regel ein Indexwert ermittelt, der die Lebensqualität des Patienten in einem Spektrum zwischen Tod und Gesundheit einzuordnen versucht.
Bei **Kindern** kann die Erfassung der Lebensqualität je nach Alter schwierig sein, da unklar ist, wie Kinder dieses Konzept verstehen und wie sie ihre eigene Situation reflektieren. Für sie wurden zahlreiche eigene Instrumente entwickelt, die diesen Problemen vorbeugen sollen.
Bei der Verwendung von HRQoL-Fragebögen müssen folgende **Fallstricke** besonders beachtet werden:

- Die Werte der Patient*innen sowie deren Erwartungen oder Beurteilungen können sich im Laufe der Zeit verändern. Somit sind wiederholt gegebene Antworten über die Zeit nicht immer miteinander vergleichbar. Dies nennt man den **Response Shift.** Hierdurch können Interventionen in ihrem Effekt über- oder unterschätzt werden.
- Auch kann eine Intervention dann überschätzt werden, wenn z. B. Coping über die Zeit zu einer **Adaptation** führt und der Patient seine Situation als weniger einschränkend einschätzt, ohne dass die Therapie als solche wirklich einen Einfluss auf die Lebensqualität hat.

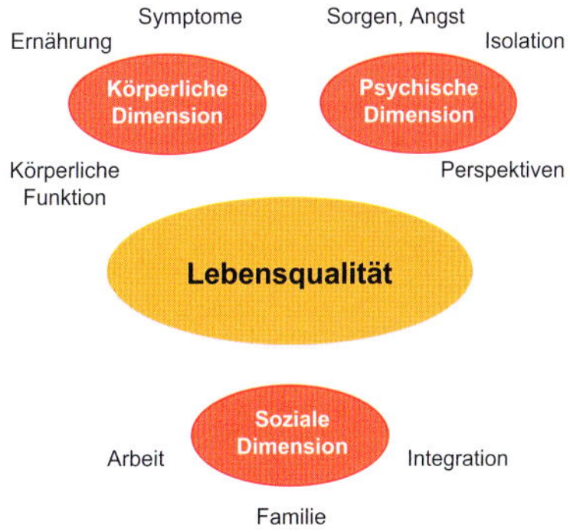

Abb. 20.1 Dimensionen der Lebensqualität [L143/P1065]

Nutzwertkonzepte

HALY (health-adjusted life year) ist ein Überbegriff für populationsbasierte Maßzahlen, die Morbidität und Mortalität zusammenfassen. Dazu zählen der **DALY (disability-adjusted life year)** und der **QALY (quality-adjusted life year)**. DALYs werden in → Kap. 37 genauer erläutert, da sie v. a. bei der Messung der populationsbezogenen Krankheitslast eingesetzt werden. Das Konzept der QALYs wird im Folgenden erörtert.

> Die Berechnung von HALYs basiert auf drei Schritten:
> 1. Definition von Gesundheitszuständen
> 2. Zuordnung eines Nutzwerts zu jedem Gesundheitszustand
> 3. Kombination von Nutzwert und einer zeitlichen Perspektive (z. B. Lebenserwartung)

Das qualitätskorrigierte Lebensjahr (QALY)

Die QALYs sind ein häufig angewandtes System für die **Bestimmung von Nutzwerten.** Sie bewerten ein Lebensjahr, basierend auf der mit ihm verbundenen Lebensqualität. Sie zentrieren sich somit um den Patienten. Der Nutzwert (Q) liegt dabei immer zwischen 0 und 1. 0 meint ein Äquivalent zum Tod und 1 bedeutet volle Gesundheit. QALYs werden berechnet, indem dieser Nutzwert Q mit der Dauer (T) eines Gesundheitszustands multipliziert wird. Es ergibt sich folgende Formel:

$$QALY = Q \times T$$

Lebenszeit und Lebensqualität können so in einem Wert vereint und verglichen werden (→ Abb. 20.2).
Der Nutzwert Q wird als Indexwert ermittelt. Hierfür stehen folgende Verfahren zur Verfügung:
Time-Trade-Off Hier werden zwei unterschiedliche Gesundheitszustände miteinander verglichen:

Tab. 20.1 Beispiele generischer Fragebögen

Fragebogen	Dimensionen	Selbstbeurteilung	Fremdbeurteilung	Bearbeitungszeit
Short Form-36 (SF-36)	36 Items zu: körperliche Funktionsfähigkeit, körperliche Rollenfunktion, Schmerz, allgemeine Gesundheitswahrnehmung, Vitalität, soziale Funktionsfähigkeit, emotionale Rollenfunktion, psychisches Wohlbefinden	✓	✓	15 min
EQ-5D (EuroQol)	5 Items zu: Beweglichkeit, Mobilität; Fähigkeit, für sich selbst zu sorgen; alltägliche Tätigkeiten; Schmerzen, körperliche Beschwerden; Angst, Niedergeschlagenheit	✓	✗	5 min
Nottingham Health Profile (NHP)	38 Items zu: Energieverlust, Schmerz, emotionale Reaktion, Schlafprobleme, soziale Isolation, Mobilitätsverlust	✓	✗	15 min
Sickness-Impact-Profile (SIP)	136 Items zu: Fortbewegung, Körperpflege, Mobilität, emotionales Verhalten, soziale Interaktion, Aufmerksamkeit, Kommunikation, Arbeit, Schlaf und Ruhe	✓	✓	30 min
WHOQOL 100 der WHO	100 Items zu: physisches Wohlbefinden, psychisches Wohlbefinden, Unabhängigkeit, soziale Beziehung, Umwelt; Religion, Spiritualität	✓	✗	36 min

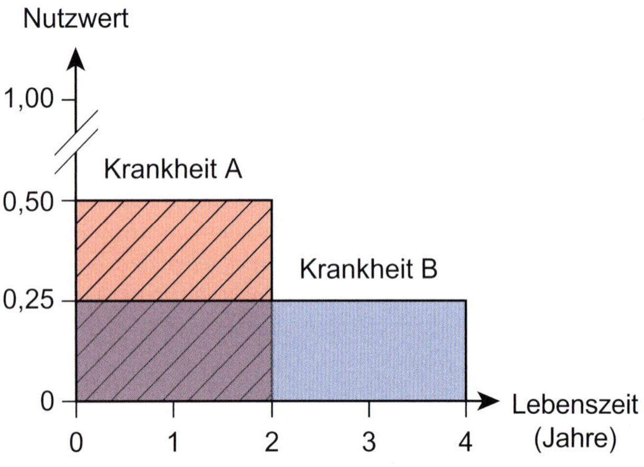

Abb. 20.2 Nutzwert über die Zeit [L143/P1065]

- Zustand 1: volle Lebenszeit in einem Zustand mit eingeschränkter Lebensqualität
- Zustand 2: verkürzte Lebenszeit mit jedoch voller Lebensqualität

Es stellt sich also die Frage, wie viel Lebenszeit ein Proband willig ist herzugeben, um die restliche Lebenszeit in voller Gesundheit zu verbringen.

Standard Gamble Dabei werden ebenso zwei hypothetische Gesundheitszustände miteinander verglichen:

- In Zustand 1 leben die Proband*innen mit einer eingeschränkten Lebensqualität über einen definierten Zeitraum ohne Behandlung.
- In Zustand 2 gibt es eine mögliche Behandlung für diesen Zustand. Hierbei können die Proband*innen je nach Behandlungserfolg in vollkommener Gesundheit leben (p) oder aber mit der Wahrscheinlichkeit 1-p direkt versterben. Diese Todeswahrscheinlichkeit 1-p kann so lange variiert werden, bis sich die Proband*innen unsicher sind, welchen Zustand sie wählen sollen.

Rating-Skalen Durch **Rating-Skalen** kann ein Gesundheitszustand auf einer Skala mit den Endpunkten 0 (Tod) und 1 (Gesundheit) direkt bewertet werden. Rating-Skalen haben das Problem, dass sie systematisch verzerrt sein können, etwa weil Patient*innen die Extremwerte weniger häufig (*end-of-scale bias*) oder die mittleren Werte häufiger ankreuzen.

Da diese Verfahren (Time-Trade-Off, Standard Gamble, Rating-Skalen) teilweise sehr aufwendig sind, gibt es für viele Erkrankungen in der Literatur bereits publizierte Werte. Auch gibt es generische Fragebögen, die sich auf einen Indexwert zwischen 0 und 1 summieren lassen und für die Berechnung von QALYs normiert sind.

Zusammenfassung

- Die Erfassung der gesundheitsbezogenen Lebensqualität ist ein wichtiger Bestandteil der Nutzwert-Bewertung. Hierzu eignen sich z. B. generische oder krankheitsspezifische Fragebögen.
- Durch den Response Shift oder eine Adaptation können Antworten in HRQoL-Fragebögen variieren, ohne dass sich die gesundheitliche Lage tatsächlich verändert hat.
- Unterschiedliche Maßzahlen sind so konzipiert, dass sie Morbidität und Mortalität in einem Parameter zusammenfassen und so unterschiedliche Krankheiten miteinander vergleichbar machen.
- Time-Trade-Off, Standard Gamble und Rating-Skalen sind Methoden, um Nutzwerte zu ermitteln.

→ 21 Exkurs: Nudging und Public Health

Definition

Nudging (engl.: *to nudge* = schubsen, stupsen, anstoßen) ist ein Begriff aus der Verhaltensökonomik. Es benennt ein Prinzip, dass den Menschen in seinem Verhalten beeinflussen soll, ohne direkte Vorschriften im Sinne eines Ge- oder Verbots zu erteilen. Man geht davon aus, dass der Mensch nicht zu jedem Zeitpunkt eine optimale Entscheidung zu seiner Nutzenmaximierung trifft, sondern in dieser durchaus fehlerbehaftet sein kann. Gerade im Gesundheitsbereich verhalten sich Menschen irrational und treffen Entscheidungen, die ihrem Körper und ihrer Gesundheit schaden. Viele dieser Entscheidungen werden aus Gewohnheit oder gar Faulheit heraus getroffen. Sie lassen sich von der Umwelt jedoch beeinflussen. Nudging setzt genau hier an. Durch kleine Änderungen in der Umgebung soll das Verhalten der Menschen durch Anreize subtil zu einem gesünderen hin gelenkt werden. Es ist vor allem in Bereichen wirkungsvoll, in denen Menschen eigenverantwortlich entscheiden, d. h. in Bereichen, in denen die Verantwortung von der staatlichen auf die individuelle Ebene verschoben wird.

Hintergrund

Der Begriff „Nudging" wurde durch die Wirtschaftswissenschaftler Richard Thaler und Cass Sunstein geprägt und in deren Buch „Nudge: Improving Decisions About Health, Wealth, and Happiness" (Deutscher Titel: „Nudge: Wie man kluge Entscheidungen anstößt") beschrieben. Richard Thaler wurde 2017 für seine Arbeit auf dem Gebiet der Verhaltensökonomie mit dem Wirtschaftsnobelpreis ausgezeichnet.

Thaler und Sunstein sehen einen **libertären Paternalismus** als Grundlage des Nudgings an. Damit betonen sie, dass der Mensch in seinen Entscheidungen durchaus frei sein sollte. Dennoch bleibt es legitim, ihn in diesem Prozess zu beeinflussen, sodass er prinzipiell bessere (also gesündere) Entscheidungen treffen kann.

In der Literatur wird von unterschiedlichen Denksystemen ausgegangen, die beschreiben, nach welchen Prinzipien Entscheidungen getroffen werden können. Oftmals wird dabei ein automatisches von einem reflektierten System unterschieden (→ Abb. 21.1). Während das automatische System schnelle, impulsive Entscheidungen, basierend auf Gewohnheiten, treffen möchte, wägt das reflektierte System mögliche Optionen und Konsequenzen ab.

Auch wenn die Abgrenzung zu anderen Verhaltensansätzen nicht immer eindeutig möglich ist, kann das Konzept des Nudgings am ehesten der **Primärprävention** zugeordnet werden bzw. diese in ihrer Umsetzung ergänzen. Nudges können dabei oftmals der **Verhältnisprävention** zugerechnet werden. Diese hängt dabei maßgeblich von der Gestaltung der Umwelt ab (→ Kap. 6). Wird ein Nudge jedoch vom Menschen aufgenommen und als fester, generalisierter Bestandteil in die Gewohnheiten integriert, kann Nudging auch als **Verhaltensprävention** gewertet werden.

Methodik

Nach Sunstein und Thaler wird das Verhalten des Menschen durch unterschiedliche Muster beeinflusst:

Trägheit Menschen sind tendenziell bequem und neigen dazu, den Ist-Zustand aufrecht zu erhalten, auch wenn dieser einen Nachteil mit sich bringt. Dies machen sich sog. **Defaults** zu Nutze. Defaults entsprechen der gewünschten bzw. zu erzielenden Entscheidung (z. B. aus Sicht der Gesellschaft). Wenn beispielsweise eine Organspende die standardmäßig vorgegebene Option ist und man dieser erst aktiv widersprechen muss, entscheiden sich mehr Menschen dafür. Dies wird auch als **Widerspruchslösung** bezeichnet und regelt die Organspende in Österreich, während man sich in Deutschland aktiv als Organspender bereit erklären muss **(Zustimmungsregelung).**

Vergesslichkeit Sobald das Ziel einer Handlung erreicht ist, tendieren wir dazu, andere Bestandteile dieser Handlung zu vergessen bzw. nicht vollständig abzuschließen. Dies wird auch **Post-Completion Error** genannt. Wenn man beispielsweise Geld an einem Bankautomaten abhebt, kann es sein, dass danach die Bankkarte im Geldautomaten vergessen wird, da das Ziel (das Abheben von Geld) erreicht wurde. Durch **Zwangsfunktionen** kann dieser Fehler korrigiert werden. So kann man in manchen Banken erst die Geldscheine entnehmen, wenn man die Bankkarte ebenso wieder entnommen hat. Als weiteres Beispiel sind manche Tankdeckel mit einem Plastikriemen fixiert oder lassen sich nur mit dem Autoschlüssel öffnen und wieder einsetzen. Auch die Zählkontrolle am Ende einer Operation soll vorbeugen, dass Instrumente oder Tupfer im Körper des Patienten vergessen werden.

Framing Menschliche Entscheidungen werden davon beeinflusst, wie mögliche Entscheidungsoptionen präsentiert werden. Durch ein **Re-Framing** kann man dies bewusst nutzen, um die Entscheidungsfindung zu beeinflussen. So wurde festgestellt, dass bei einem Buffet die Portionsgröße von der Tellergröße abhängt und Menschen eher zu einem gesünderen Nachtisch greifen, wenn Obst direkt neben dem Nachtisch platziert ist oder die Nachtischportionen kleiner sind. Auch Patienten werden sich eher für eine Operation entscheiden, wenn der Arzt ihnen sagt, dass 90 % der Patienten 5 Jahre nach der Operation noch leben, als wenn er sagt, dass 10 % der Patienten 5 Jahre nach der Operation verstorben sind.

Soziale Einflüsse Menschen lassen sich von anderen Menschen und vor allem von ihrer Bezugsgruppe beeinflussen. Dies trifft auf gesundheitliches Risikoverhalten in besonders hohem Maße zu. Jugendliche rauchen deutlich häufiger, wenn dies in ihrer Gleichaltrigengruppe getan wird und dort als soziale Norm gilt. Auch wird beobachtet, dass Übergewicht in gewissem Maße „ansteckend" ist. Nimmt ein naher Freund an Gewicht zu, steigt auch das eigene Risiko für Übergewicht.

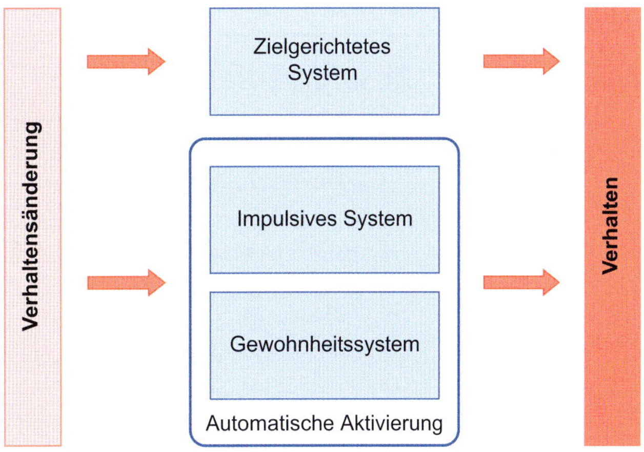

Abb. 21.1 Denksysteme der Verhaltensänderung [L143/F1070-001]

Fehleinschätzungen Menschen sehen sich selbst oftmals als weniger gefährdet an und nehmen ein Gesundheitsrisiko erst wahr, wenn es sie oder einen nahen Bekannten betrifft. Zudem tendieren sie dazu, einen zeitnahen Profit mehr zu gewichten, als einen, der in der fernen Zukunft liegt. Sie nehmen beispielsweise die Rolltreppe, weil sie schneller und bequemer erscheint. Der Nutzen eines gesünderen Lebensstils (Treppensteigen) erscheint ihnen in der Gegenwart zu gering **(Gegenwarts-Bias).**
Nach Hollands et al. werden im Nudging unterschiedliche Ansatzpunkte für Interventionsstrategien unterschieden (→ Abb. 21.2). Dabei sind die Erscheinung eines Objekts (funktionelles Design, Etikettierung), seine Platzierung (Präsentation, Dimensionierung) und die Gestaltung der Umgebung (Ambiente, Nähe, Verfügbarkeit) entscheidend für die Schaffung von Anreizen. Durch **Priming** und **Prompting** können diese zusätzlich verstärkt werden.

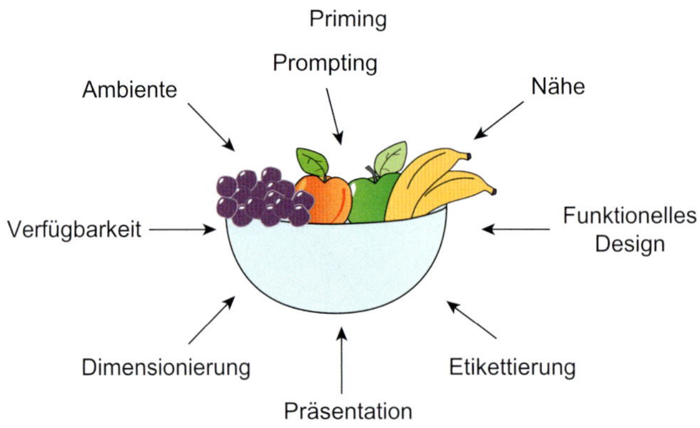

Abb. 21.2 Interventionsstrategien [L143/F684-001]

- Priming: Beeinflussung unbewusster Handlungsentscheidungen durch subtile Unweltreize
- Prompting: Bereitstellung allgemeiner Informationen um die Bewusstmachung von Handlungen zu fördern

(nach Hollands et al. 2013 und Krisam et al. 2017)

Kritik

Es gibt die Kritik, dass die Menschen durch Nudging in ihren Entscheidungen beeinflusst werden und diese nicht aus voller Freiheit heraus treffen. Das Konzept gebe Menschen die Möglichkeit, ihren Willen durchzusetzen und andere dementsprechend zu manipulieren. Andere Kritiker bemängeln, dass das Konzept nicht neu sei, sondern einem altbekannten Prinzip nur einen neuen Namen verleihe. Zudem sei es von anderen verhaltensökonomischen Ansätzen nicht immer eindeutig abzugrenzen.

Zusammenfassung

- Durch Nudging werden Menschen zu einer bestimmten (gesünderen!) Entscheidung hin „gestupst". Es basiert auf dem Prinzip des libertären Paternalismus.
- Im libertären Paternalismus wird richtungsweisend in die Entscheidungsfindung der Einzelnen eingegriffen, ohne diese in ihrer eigenen Entscheidungsfreiheit einzuschränken.
- Nach Sunstein und Thaler wird das menschliche Verhalten durch Trägheit, Vergesslichkeit, Framing (Präsentation der Möglichkeiten), soziale Einflüsse und Fehleinschätzungen beeinflusst.

→ 22 Determinanten der Gesundheit

Als Determinanten werden in der Public Health allgemein alle persönlichen, sozialen, gesellschaftlichen, ökonomischen und umweltbedingten Faktoren bezeichnet, die den Gesundheitszustand von Individuen und Bevölkerungen bestimmen. Sie können einen positiven oder negativen Einfluss haben.

Das **Regenbogenmodell** von **Dahlgren und Whitehead** unterscheidet insgesamt fünf Ebenen der Determinanten, von individuellen Faktoren bis zu systemischen Bedingungen (→ Abb. 22.1):

1. **Determinante Individuum:** unveränderliche Merkmale wie Alter, Geschlecht und genetische Veranlagung, die durch Interventionen kaum beeinflusst werden können.
2. **Determinante Gesundheitsverhalten und Lebensweise:** Die individuelle Lebensweise, das Gesundheitsverhalten oder der Lebensstil können potenziell positiv verändert werden. Hier setzen Maßnahmen der Gesundheitsförderung und Prävention an.
3. **Determinante Lebenswelten und soziale Netzwerke:** Diese Ebene stellt Einflüsse des sozialen Milieus auf das Gesundheitsverhalten dar. Eine gute Integration in soziale Netzwerke fördert die Erhaltung von Gesundheit und kann auch indirekt auf gesundheitsrelevante Verhaltensweisen wirken.
4. **Determinante Lebens- und Arbeitsbedingungen:** Bereiche, die unter anderem durch staatliche Gesetzgebung geregelt werden, wie Bildungsniveau, Wohnverhältnisse, Arbeitsbedingungen, aber auch der Zugang zu Gesundheitseinrichtungen.
5. **Determinante Allgemeine Bedingungen der Umwelt:** stellt den Einfluss von Bedingungen der allgemeinen sozioökonomischen, kulturellen und physischen Umwelt dar: Dies kann beispielsweise das politische System oder die Gesellschaftsordnung, aber auch die Stellung der Geschlechter zueinander sein.

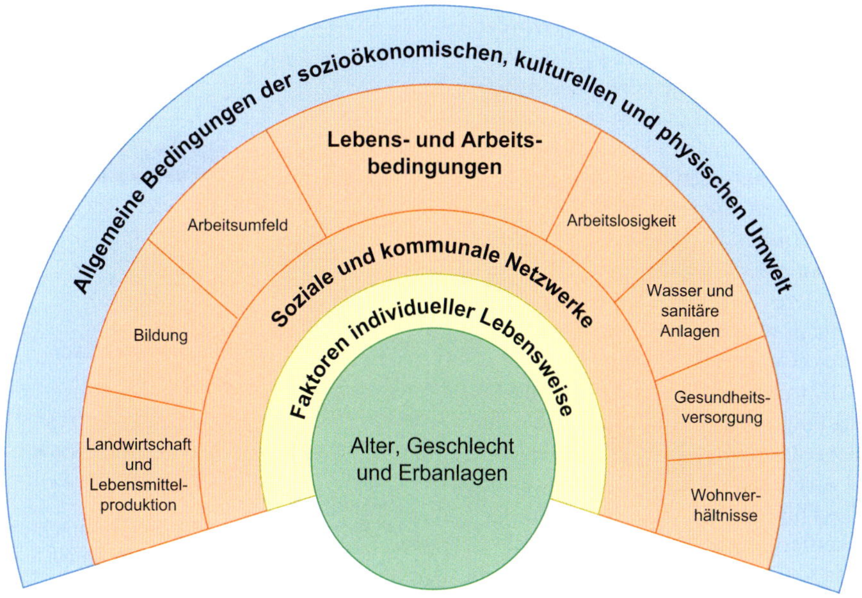

Abb. 22.1 Determinanten von Gesundheit – das Dahlgren-Whitehead-Modell [G910/L143]

Das Modell von Dahlgren-Whitehead weist durch seine **Darstellung in aufeinander aufbauenden Ebenen** darauf hin, dass auch individuelle Verhaltensweisen immer im Kontext der Lebensbedingungen zu sehen sind. Gesundheitsbezogene Lebensweisen und Verhalten werden durch Faktoren wie Geschlecht, Bildung oder sozioökonomischen Status beeinflusst, alters- und geschlechtsabhängig können gewisse (Risiko-)Verhaltensweisen besonders im Vordergrund stehen (→ Kap. 24, → Kap. 26). Entscheidungen des täglichen Gesundheitsverhaltens sind eng mit Arbeits- oder Wohnungsbedingungen verknüpft, die wiederum durch Entscheidungen und Prioritätensetzung auf höherer Ebene gestaltet werden können.

Weiterentwicklungen des Regenbogenmodells sind das humanökologische Modell (nach Barton und Grant) sowie das **Modell der sozialen Determinanten von Gesundheit** (Social Determinants of Health, SDH). Die WHO definiert **soziale Determinanten** als alle nichtmedizinischen Faktoren, die den Gesundheitszustand beeinflussen: die Bedingungen, unter denen Menschen geboren werden, aufwachsen, arbeiten, leben und altern, sowie das System, das ihre täglichen Lebensbedingungen formt. Dies beinhaltet soziale Normen, politische Systeme oder wirtschaftspolitische Strategien. Studien zeigen, dass das Gesundheitssystem im klassischen Sinne, also die Strukturen der medizinischen, rehabilitativen oder pflegerischen Versorgung nur einen vergleichsweise geringen Einfluss auf den Gesundheitszustand der Bevölkerung haben. Weitaus größere Auswirkungen haben die verhaltensbezogenen und sozialen Determinanten. Insbesondere die sozialen Determinanten sind Schätzungen der WHO zufolge für 30–55 % der gesundheitlichen Ergebnisse (Outcomes) weltweit verantwortlich.

Die bekannteste Studie zu den Einflüssen von sozialen und wirtschaftlichen Faktoren auf die gesundheitliche Lage ist die **Whitehall-Studie** (seit 1967), eine Kohortenstudie mit Angestellten der britischen Regierung. Sie zeigte, dass Angestellte der niedrigsten Jobkategorie eine höhere Sterblichkeit als Angestellte der höchsten Jobkategorie hatten, selbst wenn man die Sterblichkeit für Risikofaktoren wie Rauchen adjustierte.

Zusammenfassung

- Determinanten sind Faktoren, die auf verschiedenen Ebenen Einfluss auf die Gesundheit eines Individuums bzw. einer Bevölkerung haben können.

Die deutsche Bevölkerung altert: Jede zweite Person in Deutschland ist über 45 Jahre, jede fünfte über 66 Jahre alt. Die steigende Lebenserwartung und damit steigende Zahl älterer Menschen führen bei sinkenden Geburtenzahlen zu einem größeren Anteil der älteren Bevölkerung im Vergleich zur jüngeren Bevölkerung. Damit ändert sich die Altersstruktur der Bevölkerung (→ Abb. 23.1).

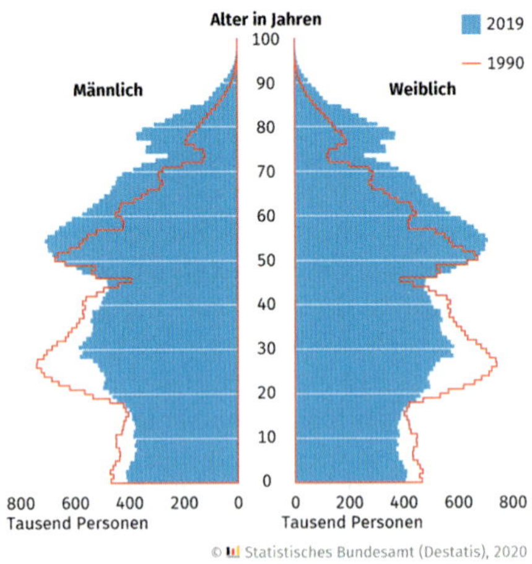

Abb. 23.1 Altersaufbau der Bevölkerung 2019 im Vergleich zu 1990 [W193]

Insbesondere die ostdeutschen Bundesländer sind nach der Wiedervereinigung von der demografischen Alterung betroffen. Der demografische Wandel stellt die sozialen Sicherungssysteme vor große Herausforderungen: So zahlen immer weniger junge Beitragszahler*innen die Rentenbeiträge der gegenwärtigen und zukünftigen Rentner*innen. Ein höherer Anteil älterer Menschen verursacht steigende Kosten für die gesetzliche Kranken- und Pflegeversicherung, die ebenfalls über die Beiträge der jüngeren Generation finanziert werden. Hinzu kommen steigende Kosten des Gesundheitssystems selbst, u. a. durch Entwicklungen in Pharma- und Medizintechnik. Zudem steigt mit der Alterung der Bevölkerung die Häufigkeit von chronisch-degenerativen, insbesondere Herz-Kreislauf-Erkrankungen und Krebserkrankungen, so sie nicht mit erfolgreichen Präventionsmaßnahmen reduziert werden.

Lebenslauf-Ansatz

Der Lebenslauf-Ansatz (engl.: *life course approach*) geht davon aus, dass der gegenwärtige Gesundheitszustand eines Menschen ein Resultat all seiner vorangegangenen Erfahrungen, Belastungen und Schutzfaktoren ist. So haben verschiedene Studien gezeigt, dass sich gesundheitliche Risiken im Laufe des Lebens summieren können.

Bereits Belastungen der Mutter während der Schwangerschaft können möglicherweise Auswirkungen auf das Risiko für chronische Erkrankungen im späteren Erwachsenenalter haben. Biologisch kann dies unter anderem durch epigenetische Veränderungen erklärt werden. Verhaltensweisen wie Bewegungsmangel oder Rauchen im jungen Erwachsenen- sowie mittleren Lebensalter können langfristig das Risiko für chronische Erkrankungen erhöhen. Aber auch sozioökonomische Faktoren, die im jüngeren Lebensalter geprägt werden, wie das Bildungsniveau, berufliche Einkommen oder die Familiensituation, können gesundheitlichen Risiken des gesamten weiteren Erwachsenenlebens mitbestimmen.

Pränatalperiode

Bereits in der Schwangerschaft können negative gesundheitliche Einflüsse einwirken: direkte Noxen, wie Alkohol und Nikotin, aber auch indirekte Einflüsse. Beispielsweise können Übergewicht oder Stress der Mutter in der Schwangerschaft ein lebenslang erhöhtes Krankheitsrisiko des Kindes bedingen: Kinder übergewichtiger Mütter sind häufig selbst übergewichtig und haben ein erhöhtes Risiko für bestimmte Krebserkrankungen im Kindesalter. Zudem haben sie, genau wie untergewichtige Kinder, ein erhöhtes Risiko für die Entwicklung chronischer Krankheiten.

Hohe Kortisolspiegel durch mütterlichen Stress in der Schwangerschaft können hingegen zu Verhaltensauffälligkeiten und Depressionen im späteren Leben führen.

> Gezielte Präventionsansätze sind **Vorsorgeuntersuchungen** sowie die konsequente **Beratung und Betreuung von Schwangeren,** gerade auch in Risikogruppen. Ein niederschwelliger Zugang zu Schwangerschaftsvorsorge ist dafür essenziell.

Ebenso sind arbeitsschutzrechtliche Vorgaben zum Gesundheitsschutz von Schwangeren am Arbeitsplatz wichtig.

Kindheit und Jugend

> In keinem Lebensabschnitt sind Maßnahmen der Gesundheitsförderung und Prävention so wirksam, nachhaltig und wirtschaftlich wie in der Kindheit und Jugend.

Bereits nach Geburt können mit dem Neugeborenenscreening angeborene, behandelbare Stoffwechselerkrankungen erkannt und vor dem Eintreten erster Krankheitszeichen behandelt werden (→ Kap. 8). Eventuelle Entwicklungsauffälligkeiten können durch die regelmäßigen Vorsorgeuntersuchungen frühzeitig erkannt werden. Gesundheitsbezogene Risikofaktoren im Kindes- und Jugendalter können kritische Lebensereignisse (Umzug, Scheidung der Eltern) sein. Daten der KiGGS-Studie zeigen, dass Kinder mit alleinerziehenden Eltern oder in Stieffamilien ein höheres Risiko für Verhaltensprobleme und chronische Krankheiten haben. Zudem berichten sie eine schlechtere gesundheitsbezogene Lebensqualität. Kinder mit niedrigem sozioökonomischem Status haben eher ein niedrigeres Geburtsgewicht, werden weniger gut ernährt und sind häufiger Passivrauch ausgesetzt.

Die häufigsten Erkrankungen in diesem Alter sind akute Atemwegserkrankungen, gefolgt von Magen-Darm-Erkrankungen. An chronischen Erkrankungen leiden etwa 16 % der Kinder und Jugendlichen, insbesondere an obstruktiver Bronchitis, Neurodermitis oder Heuschnupfen. Es gibt Hinweise darauf, dass die Prävalenz allergischer Erkrankungen zunimmt.

Die körperliche Aktivität nimmt zunächst mit dem Alter zu, sinkt dann aber insbesondere bei Mädchen ab dem frühen Teenageralter wieder. Kinder und Jugendliche mit Migrationshintergrund oder niedrigem sozialen Status sind weniger häufig körperlich aktiv. Daten der KiGGS-Studie zeigten, dass insgesamt 15 % der Kinder und Jugendlichen übergewichtig sind. Der Anteil der übergewichtigen Kinder nimmt mit zunehmendem Alter zu.

> **Datenquellen** zur Gesundheit in dieser Lebensphase sind insbesondere die KiGGS-Studien (Studie zur Gesundheit von Kindern und Jugendlichen in Deutschland) des RKI.

Junges Erwachsenenalter

Im jungen Erwachsenenalter (18–29 Jahre) werden viele Weichen für die Ausprägung von späteren sozialen Determinanten gestellt – der Schulabschluss, der Berufseinstieg, die Partnerwahl oder Familiengründung. Eine Arbeitslosigkeit in diesem Alter hat stärkere Auswirkungen auf die psychische Gesundheit im mittleren Lebensalter als spätere Phasen der Arbeitslosigkeit. Dieser Lebensabschnitt wird, wie das Kindes- und Jugendalter, zumeist in gutem

Gesundheitszustand verbracht. Im Vordergrund stehen Gesundheitsrisiken durch schädlichen Substanzgebrauch, wie Alkohol oder Nikotin, und Unfallverletzungen im Straßenverkehr. Die häufigsten Todesursachen bei jungen Frauen zwischen 25 und 34 Jahren sind Suizid oder maligne Tumoren (insbesondere Brustkrebs), Männer dieser Altersgruppe versterben am häufigsten aufgrund von Unfällen bzw. Gewalttaten sowie durch Suizid.

Maßnahmen der Sucht- sowie Unfall- und Suizidprävention sollten sich daher insbesondere an diese Altersgruppe richten.

Zu den gesundheitlichen Ungleichheiten im jungen Erwachsenenalter in Deutschland gibt es nur wenige Daten. Die subjektive Einschätzung der Gesundheit ist abhängig vom Bildungsgrad, Männer und Frauen mit niedrigem Bildungsgrad haben deutlich seltener eine subjektiv gute oder sehr gute Gesundheit. Sie sind zudem deutlich häufiger Raucher*innen. Für riskanten Alkoholkonsum und Rauschtrinken gibt es hingegen keine Assoziation mit Schulabschluss, dies ist in allen Gruppen gleich häufig zu beobachten. Männer und Frauen mit niedriger Schulbildung sind in dieser Altersgruppe häufiger übergewichtig und sportlich inaktiv, zudem nehmen sie Vorsorgeleistungen, wie Zahnarztbesuche oder Früherkennungsuntersuchungen auf Gebärmutterhalskrebs, weniger häufig in Anspruch.

Datenquellen zur Gesundheit in dieser Lebensphase sind das Sozio-oekonomische Panel (SOEP), die DEGS1-Studie (Studie zur Gesundheit Erwachsener in Deutschland) sowie die GEDA-Studie (Gesundheit in Deutschland aktuell) des RKI.

Mittleres Lebensalter

Personen im mittleren Lebensalter (30–64 Jahre) stellen die größte Altersgruppe der Bevölkerung. Diese Lebensphase erstreckt sich bis zum Ende des Erwerbslebens und Eintritt in den Ruhestand. Häufig erfolgt in dieser Zeit die Gründung einer Familie. Es treten oft das erste Mal chronische Erkrankungen auf, d. h., die gesundheitlichen Folgen der vorherigen Belastungen. Daten der Whitehall-Studie zeigen, dass auch Belastungen im mittleren Alter noch einen zusätzlichen Effekt auf die Gesundheit im späteren höheren Alter haben können.
In dieser Lebensphase steigt unter anderem der Anteil der **Übergewichtigen** an, nur etwa ein Drittel der 50–54-jährigen Männer ist normalgewichtig. Zeitversetzt dazu steigt auch die Zahl der Erkrankungen mit Diabetes mellitus an. Herz-Kreislauf-Erkrankungen nehmen bei Männern etwa ab dem 40. Lebensjahr zu. Der Anteil von Menschen, die an mehreren Erkrankungen leiden **(Multimorbidität),** nimmt ebenfalls zu, über die Hälfte der Personen im mittleren Lebensalter hat jedoch keine gesundheitlichen Einschränkungen.

Der **Prävention der Risikofaktoren Bewegungsmangel und Übergewicht** kommt eine wichtige Rolle zu. Ebenso ist die **Früherkennung von Krebserkrankungen** ein wichtiges Element der Gesundheitsvorsorge in dieser Lebensphase, denn die anteilig häufigsten Todesursachen sind maligne Krebserkrankungen, gefolgt von Herz-Kreislauf-Erkrankungen.

Über die Hälfte der Todesfälle bei Frauen in dieser Altersgruppe wird durch eine Krebserkrankung verursacht, vor allem Brustkrebs.
Erkrankungen des Muskel- und Skelettsystems gehören in dieser Altersgruppe zu den häufigsten Erkrankungen, die nicht zum Versterben, aber zu Arbeitsausfällen und Frühberentungen führen. Die häufigsten psychischen Erkrankungen sind Depressionen. Daten zeigen, dass in diesem Alter Menschen, die in einer Partnerschaft leben, durchschnittlich gesünder sind und häufiger gesundheitsförderndes Verhalten zeigen. Alleinerziehende Mütter und Väter erkranken häufiger an einer Depression und haben einen schlechteren subjektiven Gesundheitszustand.
Die gesundheitsbezogenen Risiken am Arbeitsplatz sowie die Ursachen für Arbeitsunfähigkeit sind in dieser Altersgruppe besonders gut untersucht. So treten Arbeitsunfälle und Arbeitsunfähigkeit sowie krankheitsbedingte Frühberentungen bei körperlichen und psychosozialen Belastungen auf der Arbeit häufiger auf. Der Gesundheitszustand von Arbeitslosen ist schlechter als der von Erwerbstätigen. Maßnahmen des betrieblichen Gesundheitsmanagements sowie der Rehabilitation und beruflichen Wiedereingliederung spielen daher eine wichtige Rolle in der Gesundheitsförderung (→ Kap. 27).

Datenquellen zur Gesundheit in dieser Lebensphase sind neben dem SOEP insbesondere die DEGS1-Studie und die GEDA-Studie des RKI.

Höheres Lebensalter

Mit steigender Lebenserwartung steigt der Anteil an Personen in dieser Altersgruppe. Im Jahr 2020 war ein Fünftel (19,5 %) der Bevölkerung über 66 Jahre alt, ein Anteil, der bis zum Jahr 2040 auf ein Viertel (geschätzt 26,0 %) anwachsen wird. Der Anteil der Männer in dieser Altersgruppe ist kleiner als der der Frauen, insbesondere aufgrund der niedrigeren Lebenserwartung. Die durchschnittliche fernere Lebenserwartung mit 65 Jahren liegt noch bei 17,9 Jahren für Männer bzw. 21,1 weitere Lebensjahre für Frauen (→ Kap. 5).
Über die Hälfte der Männer und Frauen ab 65 Jahren berichten, von einer chronischen Erkrankung betroffen zu sein. Jedoch bewerten fast ebenso viele Befragte in diesem Alter ihre Gesundheit als gut oder sehr gut, zudem ist der Anteil derjenigen, die psychische Belastungen angeben, geringer als unter den 18- bis 64-Jährigen. Knapp ein Fünftel der Männer und Frauen über 65 Jahre ist jedoch gesundheitlich erheblich eingeschränkt.
Eine der zentralen Fragen ist daher, in welchem Gesundheitszustand die zusätzlichen Lebensjahre verbracht werden. Hierbei können im Hinblick auf die Entwicklung der Gesamtmorbidität bei gestiegener Lebenserwartung zwei theoretische Ansätze unterschieden werden:
Kompressionsthese Die von James Fries entwickelte Theorie der **Morbiditätskompression** nimmt an, dass es zu einer Verdichtung der Krankheitszeit im hohen Alter kommt (→ Abb. 23.2). Die Morbidität nimmt insgesamt ab, denn Menschen werden älter, sie erkranken jedoch auch erst später an einer chronischen Krankheit. Die Zeitspanne zwischen Beginn der Erkrankung und dem Versterben ist insgesamt verkürzt, was auch in niedrigeren Krankheitskosten für das Gesundheitssystem resultiert. Vor allem Maßnahmen der Primärprävention können den Ausbruch der chronischen Erkrankung im Lebensverlauf nach hinten verschieben. Empirische Studien zeigen, dass es vor allem in besser gebildeten Schichten zu einer Morbiditätskompression kommt.
Medikalisierungsthese Sie nimmt an, dass durch die verbesserte Gesundheitsversorgung die Lebenserwartung insgesamt steigt, aber auch die Lebenszeit mit chronischen Erkrankungen und gesundheitsbedingten Funktionseinschränkungen verlängert wird (→ Abb. 23.2). Die Gesamtmorbidität steigt also an.

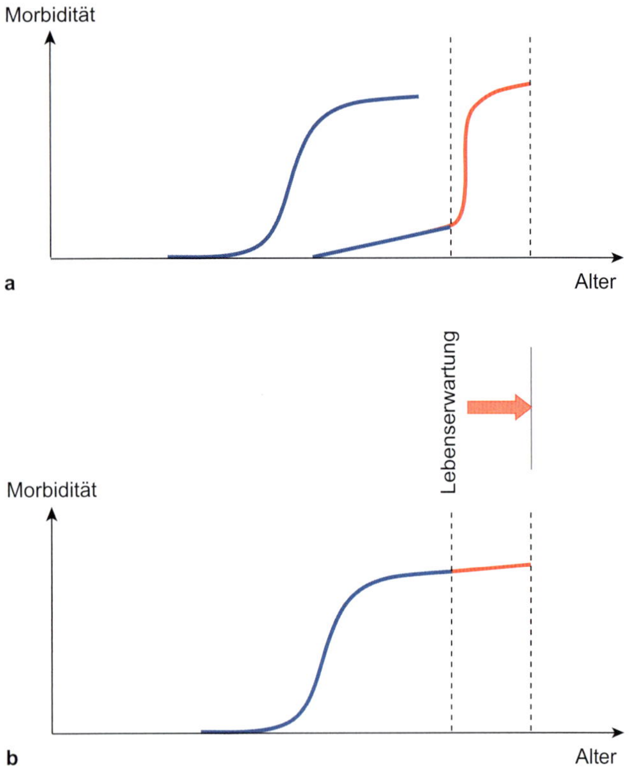

Abb. 23.2 Kompressions- und Medikalisierungsthese [L143/P1064]

Gesundheitliche Ungleichheit im Alter

Im Hinblick auf die gesundheitliche Ungleichheit nach Eintritt in das Rentenalter können drei theoretische Ansätze unterschieden werden:

Kontinuität Das Maß der Ungleichheit bleibt stabil, denn der soziale Status, aber auch gesundheitsbezogene Einstellungen, Verhaltensweisen sowie Ressourcen ändern sich mit Ende des Erwerbslebens nicht mehr weiter. Gesundheitliche Ungleichheiten, die sich über die Lebensspanne angehäuft haben, bleiben im gleichen Ausmaß bestehen.

Divergenz Die Ungleichheit nimmt zu. Während sozialer Status oder Verhaltensweisen stabil bleiben, können altersbedingte Herausforderungen von Menschen mit niedrigem sozioökonomischem Status weniger gut bewältigt werden (z. B. aufgrund von Altersarmut im Vergleich zum Bezug von privater Altersvorsorge). Zudem akkumulieren die gesundheitlichen Belastungen über den Lebensverlauf – der Einfluss auf die Gesundheit wird also umso größer, je länger die Risikofaktoren bestehen.

Konvergenz Die gesundheitliche Ungleichheit nimmt mit dem Alter ab. Dies hat zwei Ursachen: pathophysiologische Prozesse des biologischen Alterns, die über die Statusgruppen hinweg ähnlich und weniger abhängig von sozialen Determinanten als vom Lebensalter sind, sowie eine positive Selektion derjenigen in den niedrigen Statusgruppen, die besondere förderliche gesundheitsbezogene Ressourcen oder Verhaltensweisen haben.

Pflegebedürftigkeit

Mit der Alterung der Gesellschaft steigt auch die Zahl der Pflegebedürftigen, denn das Risiko der Pflegebedürftigkeit steigt mit dem Alter an: Während nur rund 8 % der 70- bis 74-jährigen Deutschen pflegebedürftig sind, sind es bei den über 90-jährigen 76 %. Gab es 1999 noch 2,02 Millionen Pflegebedürftige, waren es 2009 2,34 Millionen. Im Jahr 2019 waren 4,13 Millionen pflegebedürftig, wobei im Jahre 2017 der Pflegebedürftigkeitsbegriff neu und weiter gefasst wurde, die Zahlen also nur bedingt mit den Vorjahren vergleichbar sind.
Der größte Teil der Pflegebedürftigen (80 %) wird zu Hause gepflegt. Hiervon werden über zwei Drittel überwiegend von ihren Angehörigen gepflegt. Nur ein Fünftel wird in einem vollstationären Pflegeheim versorgt. Die häufigste Todesursache in dieser Altersgruppe sind bei Männern und Frauen Herz-Kreislauf-Erkrankungen.

Datenquellen zur Gesundheit in dieser Lebensphase sind neben dem SOEP insbesondere die GEDA-Studie sowie die Studie „Gesundheit 65+“ des RKI.

Zusammenfassung

- Herausforderungen des demografischen Wandels sind u. a. steigende Kosten der Sozialversicherungen bei abnehmender Zahl der Beitragszahler.
- Der Lebenslaufansatz sieht den Gesundheitszustand als Resultat aller über die Lebenszeit vorangegangenen gesundheitlichen Risiko- und Schutzfaktoren. Je nach Altersgruppe herrschen unterschiedliche Krankheitsprävalenzen und Risikoverhaltensweisen vor.
- Insbesondere im Kindes- und Jugendalter ist Prävention wirksam und nachhaltig. Häufigste Todesursachen im jungen Erwachsenenalter sind Unfälle und Suizid, im mittleren Lebensalter hingegen maligne Krebserkrankungen. Im höheren Lebensalter sind Herz-Kreislauf-Erkrankungen die führende Todesursache.

Im Englischen wird zwischen biologischem Geschlecht (*sex*) und sozial und kulturell konstruierter Geschlechterrolle (*gender*) unterschieden. Im Deutschen wird für das soziale Geschlecht ebenfalls die Bezeichnung **Gender** verwendet, während **Geschlecht** die biologische Unterscheidung in Mann oder Frau anhand genetischer bzw. anatomischer Merkmale ist. In der Epidemiologie ist die Einteilung zumeist binär, d. h., Personen werden als männlich oder weiblich zugeordnet. Dies wird auch durch die Datenlage reflektiert – Untersuchungen zu gesundheitsspezifischen Unterschieden bei nichtbinären oder Transgenderpatienten sind selten.

Frauen haben in allen westlichen Industrienationen eine **höhere Lebenserwartung** als Männer. Männer versterben insbesondere aufgrund von Unfällen vorzeitig. Soziokulturelle Erklärungsansätze, wie die Bedeutung von stereotypen Männlichkeitsbildern für riskantes Gesundheitsverhalten (*risk-seeking behaviour*), gelten als wichtiger Faktor.

In **Entwicklungsländern** ist die Differenz in der Lebenserwartung hingegen **geringer:** Frauen haben unter anderem ein erhöhtes Risiko, an Geburtskomplikationen zu versterben. Zudem reduzieren Infektionskrankheiten aufgrund mangelnder hygienischer Bedingungen die Lebenserwartung für beide Geschlechter.

Im Rahmen der **Gesundheitsberichterstattung des Bundes** fasst das RKI regelmäßig Daten zur Gesundheitslage von Männern und Frauen in Deutschland zusammen, so im Bericht zur Gesundheitlichen Lage der Frauen in Deutschland (2020) sowie zur Gesundheitlichen Lage der Männer in Deutschland (2014).

> Gendermedizin ist eine Disziplin der Humanmedizin, die sich mit dem Einfluss von Geschlecht auf die Gesundheitsversorgung beschäftigt.

Lebenserwartung

Eine höhere Lebenserwartung bei Frauen ist für Deutschland bereits seit Mitte des 18. Jahrhunderts dokumentiert. Das **Geschlechterparadox** in der Gesundheitsforschung bezeichnet die Tatsache, dass Frauen im Vergleich zu Männern

- eine höhere Lebenserwartung haben, jedoch
- einen subjektiv schlechteren Gesundheitszustand haben,
- mehr Beschwerden angeben,
- eine höhere Inanspruchnahme medizinischer Versorgungsleistungen haben,
- mehr Medikamente einnehmen.

Die Lebenserwartung bei der Geburt liegt in Deutschland für Frauen momentan knapp 5 Jahre höher als für Männer (Männer 78,6 Jahre, Frauen 83,4 Jahre) (→ Kap. 5). Die Unterschiede in der Lebenserwartung sind zum großen Teil **nicht biologischer Natur:** Eine Studie zur Lebenserwartung von Nonnen und Mönchen in bayerischen Klöstern, die unter annähernd gleichen Lebensbedingungen lebten, zeigte einen Unterschied der Lebenserwartung von nur einem Jahr (Luy 2002). Den geschlechtsspezifischen Unterschieden in der Lebenserwartung liegen insbesondere Unterschiede im Gesundheits- und Risikoverhalten zugrunde (→ Tab. 24.1): Die geringere Lebenserwartung bei Männern beruht vor allem auf frühzeitigen Sterbefällen vor dem 65. Lebensjahr, insbesondere durch Unfälle und Verletzungen in der Jugend und im jungen Erwachsenenalter. Zudem rauchen Männer häufiger, ernähren sich im Durchschnitt ungesünder und arbeiten häufiger unter gesundheitsschädigenden Arbeitsbedingungen als Frauen. Insgesamt haben Männer von dem Anstieg der Lebenserwartung seit Anfang der 1990er-Jahre jedoch stärker profitiert als Frauen, was jedoch auch teilweise auf die Zunahme von Risikofaktoren bei Frauen (u. a. Rauchen, Alkohol, Arbeitsbelastung) zurückzuführen ist.

Eine hoher Grad der **Geschlechtergleichstellung,** gemessen mit dem Gender-Inequality-Index, geht generell mit **geringeren Unterschieden** der Lebenserwartung zwischen den Geschlechtern einher.

Tab. 24.1 Verteilung von Risiken und Verhaltensweisen in der Bevölkerung, Daten von 2019/20 (RKI GEDA-Dashboard) sowie 2018 (Esa-Survey)

Risikofaktor	Anteil Männer	Anteil Frauen
Übergewicht (BMI > 25)	60 %	47 %
Adipositas (BMI > 30)	19 %	19 %
Rauchen (Tabakprodukte)	34 %	24 %
Riskanter Alkoholkonsum	16 %	11 %
Illegale Drogen inkl. Cannabis (Lebenszeitprävalenz)	33,9 %	25 %
Ernährung: Täglich Obst und Gemüse	24 %	45 %
Körperliche Aktivität (mind. 2,5 h/Woche)	51 %	45 %

Erkrankungsspektrum

Die **chronische ischämische Herzkrankheit** ist die häufigste Todesursache bei beiden Geschlechtern. Insgesamt versterben rund 152.620 Männer und 178.600 Frauen (Destatis 2020) jährlich an Herz-Kreislauf-Erkrankungen. An Bluthochdruck, einem Hauptrisikofaktor, leidet etwa ein Drittel aller Männer und Frauen. Mehr Männer als Frauen sind übergewichtig, der Anteil der Adipösen (BMI über 30 kg/m^2) ist jedoch mit je knapp einem Fünftel der Bevölkerung bei Männern und Frauen gleich (→ Tab. 24.1).

Krebserkrankungen stellen die zweithäufigste Todesursache, etwa ein Viertel aller Todesfälle, dar. Männer erkranken und versterben häufiger als Frauen an Krebs (→ Kap. 31). Unter allen Krebstodesfällen versterben Männer am häufigsten an Lungenkrebs, Frauen an Brustkrebs.

Die häufigsten jährlichen **Krebsneuerkrankungen** sind nach Lokalisation (Krebsregister 2021, Daten für 2017/18, prozentualer Anteil an allen Krebsneuerkrankungen in Deutschland):

- Bei Männern: **1. Prostata** (24,6 %), 2. Lunge (13,3 %) und 3. Darm (12,8 %)
- Bei Frauen: **1. Brustdrüse** (30,0 %), 2. Darm (11,5 %) und 3. Lunge (9,4 %)

Frauen haben eine doppelt so hohe Lebenszeitprävalenz für die Diagnose einer Depression (15,4 % der Frauen gegenüber 7,8 % der Männer) (DEGS1-Studie, 2013).

Erwerbstätigkeit und Gesundheit

In Deutschland sind mehr Männer als Frauen zwischen 15 und 64 Jahren erwerbstätig: 79,1 % der Männer und 71,1 % der Frauen (2020). Männer schätzen ihre Arbeitsbedingungen häufiger als stark oder sehr stark gesundheitsgefährdend ein (27 % der Männer gegenüber 18,6 % der Frauen) (RKI 2017). Im Jahr 2019 entfielen in Deutschland 74 % der Arbeitsunfälle, 77,5 % der Arbeitsunfallrenten und über 95 % der tödlichen Arbeitsunfälle auf Männer (DGUV 2020). Die Zahl der Arbeitsunfälle ist hierbei gegenüber den Unfällen in der Freizeit in den vergangenen Jahren rückläufig.

Frauen beziehen häufiger und in jüngerem Lebensalter als Männer eine Rente wegen verminderter Erwerbsfähigkeit. Die häufigsten Ursachen für Krankschreibungen sowie den Bezug von Erwerbsminderungsrenten nach Geschlecht sind in → Tab. 24.2 dargestellt.

Angehörige der niedrigen Einkommensgruppe haben eine subjektiv schlechtere Gesundheit (→ Kap. 26, → Abb. 24.1). Sie sind zudem häufiger körperlichen, aber auch psychosozialen Belastungen ausgesetzt. Insbesondere Frauen in Berufsgruppen mit niedrigen Löhnen geben an, sich durch ihre Arbeit psychisch belastet zu fühlen (41 % der Frauen und 37 % der Männer).

Frauen bilden die Mehrheit der Angestellten in Gesundheitsberufen, insbesondere in Berufen wie Arzt- und Praxishilfe (98 %)

Tab. 24.2 Geschlechtsspezifisches Erkrankungsspektrum in Bezug auf Arbeitsunfähigkeit und Erwerbsminderung

Ursachen für Krankschreibungen (DAK 2020)			
Männer	**Anteil**	**Frauen**	**Anteil**
Erkrankungen des Muskel-Skelett-Systems	23,4 %	Psychische Erkrankungen	20 %
Verletzungen und Vergiftungen	14,4 %	Erkrankungen des Muskel-Skelett-Systems	19 %
Psychische Erkrankungen	14,2 %	Erkrankungen des Atmungssystems	15,4 %
Ursachen für verminderte Erwerbsfähigkeit (DRV 2020)			
Männer	**Anteil**	**Frauen**	**Anteil**
Psychische Störungen	35,3 %	Psychische Störungen	47,8 %
Krebserkrankungen	14 %	Krebserkrankungen	14,3 %
Erkrankungen des Herz-Kreislauf-Systems	13,2 %	Erkrankungen des Muskel-Skelett-Systems	12,8 %

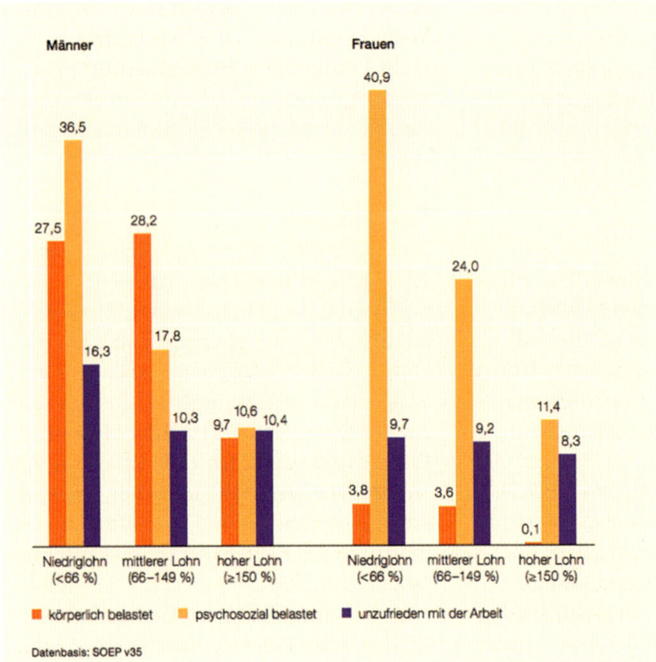

Abb. 24.1 Arbeitsbelastung und Unzufriedenheit mit der Arbeit nach Geschlecht und Bruttostundenlohn (30- bis 64-jährige Erwerbstätige) in Prozent, 2018 [W193]

oder Altenpflege (85 %). In Führungspositionen, wie Oberärztinnen- oder Chefärztinnenpositionen, sind sie hingegen unterrepräsentiert.

Inanspruchnahmeverhalten

Über zwei Drittel der Frauen (69 %) schätzen ihren Gesundheitszustand in Umfragen als gut oder sehr gut ein; der Anteil ist etwas niedriger als bei Männern (72 %) (GEDA 2019/20).
Frauen nehmen häufiger Maßnahmen der Verhaltensprävention oder betrieblichen Gesundheitsförderung wahr. Zudem nehmen sie häufiger die Gesundheitsversorgung in Anspruch: Innerhalb eines Jahres nehmen 91 % der Frauen und 84 % der Männer ambulante ärztliche Versorgungsleistungen in Anspruch, stationär im Krankenhaus versorgt werden 18 % der Frauen bzw. 17 % der Männer (RKI 2020). Die insbesondere im jüngeren Alter höhere Inanspruchnahme von ärztlichen Leistungen bei Frauen geht zu einem großen Teil auf gynäkologische und geburtshilfliche Leistungen zurück. Zwei Drittel der Frauen, jedoch weniger als die Hälfte der Männer nehmen regelmäßig Krebsfrüherkennungsmaßnahmen in Anspruch; die Inanspruchnahme ist bei Männern mit dem Alter deutlich zunehmend. Frauen nehmen auch mehr Pflegeleistungen in Anspruch – unter anderem aufgrund ihrer höheren Lebenserwartung sind zwei Drittel der Pflegebedürftigen weiblich.

Geschlechtergerechte Gesundheitsförderung

Mit dem Präventionsgesetz 2015 wurden die gesetzlichen Krankenkassen verpflichtet, in ihren Präventionsmaßnahmen geschlechtsspezifische Aspekte zu berücksichtigen. Die Leistungen sollen insbesondere zur Verminderung sozial bedingter sowie geschlechterbezogener Ungleichheit von Gesundheitschancen beitragen. Neben der Ausrichtung einzelner Präventionsprogramme an geschlechtsspezifischen Aspekten müssen jedoch auch die anderen Ebenen der sozialen Determinanten mitberücksichtigt werden. Im Modell von Dahlgren und Whitehead entspricht dies unter anderem der äußersten Ebene (→ Kap. 22): Wenn die Chancengleichheit von Männern und Frauen keine Priorität in der weiteren politischen und gesellschaftlichen Gestaltung hat, können einzelne Programme nur wenig Positives bewirken.
Gender Mainstreaming ist eine Politikstrategie, die die Gleichstellung der Geschlechter in die politischen Entscheidungsprozesse in allen Bereichen und auf allen Ebenen integrieren will. Es ist ursprünglich für die internationale Entwicklungszusammenarbeit der UN entwickelt worden. Es können nach Payne (2009) drei zentrale Strategien verfolgt werden:

- Regulatorische Ansätze (z. B. Gesetzgebung)
- Organisatorische Ansätze (z. B. *gender impact assessments*: Bewertung von Maßnahmen auf ihre geschlechtsspezifischen Auswirkungen hin)
- Informationelle Ansätze (z. B. gendersensitive Gesundheitsindikatoren)

In der Gesundheitsförderung können hierbei zwei Dimensionen von Chancengleichheit unterschieden werden:

- Horizontale Chancengleichheit: gleiche Angebote bei gleichen Bedarfen
- Vertikale Chancengleichheit: geschlechtsspezifische Angebote bei unterschiedlichen Bedarfen

Zusammenfassung

- Geschlecht ist die biologische Unterscheidung in Mann und Frau, Gender das soziale Geschlecht.
- Frauen leben im Durchschnitt länger, haben jedoch eine subjektiv schlechtere Gesundheit und eine höhere Inanspruchnahme von Gesundheitsleistungen.
- Männer haben ein höheres Risikoverhalten und eine geringere Inanspruchnahme von Präventionsleistungen.

→ 25 Migration

Migration ist gemäß Definition des Bundesamts für Migration und Flüchtlinge (BAMF) die räumliche Verlegung des Lebensmittelpunkts. Sie ist ein globales Phänomen und kann verschiedenste Ursachen haben, von der Suche nach wirtschaftlichen Optionen zu Flucht vor Tod und Vertreibung. Laut Schätzungen der UN gibt es weltweit eine Milliarde Migrant*innen. Deren größter Anteil sind **Binnenmigrant*innen,** d. h., sie sind – im Gegensatz zur internationalen Migration – innerhalb der Grenzen eines Landes gewandert.
Menschen mit Migrationshintergrund sind, wie die Ursachen ihrer Migration, eine heterogene Gruppe. Eine Überschneidung mit sozioökonomischen Faktoren, die den Gesundheitszustand beeinflussen, z. B. aufgrund von prekären Beschäftigungsverhältnissen oder beengten Wohnverhältnissen, kann bestehen (→ Kap. 26).

> Die Tatsache, dass Menschen, die selbst migrieren, oft jünger und gesünder als der Durchschnitt sind, wird als **Healthy-Migrant-Effekt** bezeichnet. Dieser Effekt kehrt sich durch ungünstige Lebens- und Arbeitsbedingungen im Lebensverlauf oft in das Gegenteil um.

Folgende Theorien und Erklärungsansätze zum generellen Zusammenhang von Migration und Gesundheit können unterschieden werden:

- **Healthy-Migrant-Effekt:** positive Selektion (siehe oben)
- **Migration als gesundheitlicher Übergang (Health Transition):** Unterscheiden sich Ursprungs- und Zielland bezüglich Wohlstand und Krankenversorgung, kann eine Veränderung des Erkrankungsspektrums beobachtet werden, z. B. von Infektionskrankheiten hin zu chronischen Erkrankungen (analog dem epidemiologischen Übergang).
- **Migrationsstresshypothese:** Migrations- und Akkulturationsprozesse, die auch ohne Flucht oder Traumatisierungserfahrungen besondere Belastungsfaktoren darstellen, sind beispielsweise Stigmatisierung, Verlust der bisherigen sozialen Netzwerke oder intergenerationale Normen- und Rollenkonflikte.

Migration in Deutschland

Einwanderungsbewegungen gab es in Deutschland durch Arbeitsmigration in den 1960/70er-Jahren (Anwerbung von insbesondere türkischen Gastarbeiter*innen) sowie durch die Öffnung der Grenzen zu Osteuropa und Flucht vor dem Bürgerkrieg im ehemaligen Jugoslawien in den 1990er-Jahren. Hinzu kommen in den letzten Jahrzehnten die Zuwanderung aus der EU im Rahmen der EU-Freizügigkeit sowie Schutzsuchende aus Kriegsgebieten (insbesondere seit 2014).
Bis 2005 wurde in der deutschen Bevölkerungsstatistik nur nach deutscher und ausländischer Staatsangehörigkeit unterschieden. Die Kategorie „Migrationshintergrund" wurde eingeführt, um Migrationserfahrung, z. B. von eingebürgerten Personen oder Spätaussiedlern mit deutscher Staatsangehörigkeit, abzubilden.

> **Migrationshintergrund** wird durch das Statistische Bundesamt definiert als eine Person, die entweder selbst oder von der mindestens ein Elternteil nicht mit deutscher Staatsangehörigkeit geboren ist.

Im Jahr 2019 hatten nach dieser Definition in Deutschland 21 Millionen Menschen einen Migrationshintergrund, also **jede vierte Person**, bei Kindern unter 15 Jahren sogar jede dritte Person. Hiervon hatten zwei Drittel (13,5 Millionen Menschen) eigene Migrationserfahrung (Migrant*innen der ersten Generation), das restliche Drittel umfasst Personen, die in Deutschland geboren sind und deren Eltern oder Großeltern eingewandert sind (**zweite** bzw. **dritte Generation**). Die zahlenmäßig größte Gruppe innerhalb der Bevölkerung mit Migrationshintergrund stammt aus Nachfolgestaaten der Sowjetunion (u. a. Russland, Kasachstan, Ukraine), bei einzelnen Herkunftsländern ist ein türkischer Migrationshintergrund am häufigsten, gefolgt von Polen und Russland.
Menschen mit Migrationshintergrund sind gemäß Mikrozensus 2019 in Deutschland im Durchschnitt häufiger erwerbslos, geringfügig beschäftigt, als Arbeiter tätig sowie von staatlicher Unterstützung abhängig als Menschen ohne Migrationshintergrund. Sie haben zudem deutlich häufiger keinen Schul- oder berufsqualifizierenden Abschluss. Kinder mit Migrationshintergrund sind häufiger armutsgefährdet als Kinder ohne Migrationshintergrund (34 % gegenüber 12 %).
Betrachtet man verschiedene Untergruppen nach Herkunftsland, Migrationserfahrung oder Aufenthaltsdauer gesondert, relativieren sich diese Aussagen. So gibt es akademisch hochqualifizierte Subgruppen mit überdurchschnittlichem Einkommen.

Gesundheitszustand

Datenlage

Die Datenlage in Deutschland ist unzureichend. Amtliche Statistiken (z. B. zu Todesursachen) erfassen auf Länderebene die Staatsangehörigkeit, nicht jedoch den Migrationshintergrund. Datenquellen zur Gesundheit von Menschen mit Migrationshintergrund sind insbesondere die DEGS1-Studie, die KiGGS (Studie zur Gesundheit von Kindern und Jugendlichen in Deutschland des Robert Koch-Instituts) Welle 2 sowie das SOEP. Das Projekt IMIRA (Improving Health Monitoring in Migrant Populations) des RKI ist ein Ansatz für migrationssensibles Gesundheitsmonitoring.

Erwachsene

Im Durchschnitt zeigen sich keine Unterschiede in der Sterblichkeit zwischen Personen mit ausländischer und Personen mit deutscher Staatsbürgerschaft, trotz im Durchschnitt niedrigerem Sozialstatus bei ausländischer Staatsbürgerschaft. Dies kann auf positive Selektion **(Healthy Migrant Effect)** oder auf die fehlende Erfassung von Sterbefällen älterer ausländischer Staatsbürger (z. B. Aufenthalt im Herkunftsland nach Eintritt in das Rentenalter) zurückzuführen sein.
Migrant*innen der ersten Generation werden, soweit dies statistisch erfasst wird, häufiger mit bestimmten **Infektionskrankheiten** diagnostiziert, was zumeist auf Lebens- und Umweltbedingungen des Herkunftslandes sowie des Migrationsprozesses zurückzuführen ist. So betrifft Tuberkulose zu über 70 % Menschen, die nicht in Deutschland geboren sind.
Die selbstberichtete Lebenszeitprävalenz bestimmter **chronischer Erkrankungen** (Herz-Kreislauf-Erkrankungen sowie Diabetes-mellitus-Diagnosen) liegt niedriger als bei Menschen ohne Migrationshintergrund, Studien legen jedoch eine Unterdiagnostik nahe.
Berufstätige mit ausländischer, insbesondere türkischer Staatsangehörigkeit üben häufiger Tätigkeiten mit hohem Unfallrisiko oder schwerer körperlicher Belastung aus. Sie erleiden häufiger **Arbeitsunfälle** und sind häufiger von Arbeitsunfähigkeit betroffen als Berufstätige mit deutscher Staatsbürgerschaft.

Kinder und Jugendliche

Daten der KiGGs-Studie zeigen, dass Kinder und Jugendliche mit Migrationshintergrund häufiger sportlich inaktiv und häufiger von **Übergewicht** und Adipositas betroffen sind. Bezüglich der Selbsteinschätzung des allgemeinen Gesundheitszustands unterscheiden sie sich nicht. Sie konsumieren jedoch **seltener Alkohol** in riskanten Mengen als gleichaltrige Jugendliche ohne Migrationshintergrund.

Besondere Belastungsfaktoren

Psychosoziale Belastungen können insbesondere bei geflüchteten Migranten*innen auftreten, z. B. durch Traumata im Herkunftsland oder während der Flucht, einen unsicheren Aufenthaltsstatus oder die unfreiwillige Unterbringung in Sammelunterkünften. Zudem können sie Ausgrenzungen oder Rassismus erfahren.

Inanspruchnahme von Gesundheitsleistungen

In Untersuchungen zum Inanspruchnahme-Verhalten zeigen sich im Vergleich zur Bevölkerung ohne Migrationshintergrund insbesondere folgende Unterschiede (SOEP 2018 und DEGS1):

- **Präventionsleistungen:** Bestimmte Krebsfrüherkennungsuntersuchungen werden insbesondere von Migrant*innen der ersten Generation weniger in Anspruch genommen.
- Die Inanspruchnahme der **Schwangerschaftsvorsorge** unterscheidet sich nicht, Frauen mit Migrationshintergrund nehmen jedoch seltener nichtärztliche Angebote (wie Hebammen oder Geburtsvorbereitungskurse) wahr.
- Die **Notaufnahmen** der Krankenhäuser werden insbesondere durch Menschen ohne Krankenversicherung, z. B. Asylsuchende, häufiger aufgesucht als niedergelassene Ärzt*innen (unter anderem aufgrund von Zugangsbeschränkungen zur Regelversorgung).
- Angebote stationärer und ambulanter **Pflege** werden unterdurchschnittlich häufig in Anspruch genommen.
- Medizinische Rehabilitationsleistungen werden seltener in Anspruch genommen, bei häufigerer Frühberentung.

Informationsdefizite, wie die Unkenntnis der deutschen Versorgungsstrukturen und der angebotenen Präventionsmaßnahmen, stellen neben sprachlichen Barrieren und unterschiedlichen Gesundheitskonzepten einen Faktor bei der Inanspruchnahme dar. Weitere potenzielle Barrieren sind in → Tab. 25.1 dargestellt.

Eine kürzere Aufenthaltsdauer der Eltern in Deutschland geht mit einer im Vergleich leicht reduzierten Inanspruchnahme pädiatrischer und allgemeinmedizinischer Leistungen einher, insgesamt zeigen sich jedoch für Kinder und Jugendliche keine Unterschiede.

Tab. 25.1 Potenzielle Barrieren für die Inanspruchnahme von Maßnahmen der Gesundheitsförderung

Kommunikations- und Verständigungsprobleme, sprachliche Barrieren
Informationsdefizite bezüglich Aufbau des Gesundheitswesens, Art der Präventionsmaßnahmen
Finanzielle Barrieren: Teilnahmegebühren oder Kostenbeteiligungen bzw. Kostenvorschuss
Motivationale Barrieren: keine Beschwerden, somit kein subjektiver Handlungsbedarf
Logistische Barrieren: saisonale Pendelmigration zwischen Herkunftsland und Deutschland
Ausgrenzungserfahrungen, mangelnde interkulturelle Kompetenz der Gesundheitsfachkräfte
Religiöse Überzeugungen, unterschiedliche Krankheits- oder Gesundheitskonzepte, Schamgrenzen, Angst vor Stigmatisierung (insbesondere Angebote psychischer Gesundheit)
Angebote nicht passend zur Lebenslage oder unterschiedliches Freizeitverhalten
Gesetzliche Zugangsbarrieren (z. B. fehlender Versicherungsschutz)

Handlungsansätze

Handlungsansätze zur Gesundheitsförderung zielen unter anderem darauf, Zugangsbarrieren zu reduzieren. Kommunikationsbarrieren können z. B. durch mehrsprachiges und kultursensibles Informationsmaterial abgebaut werden.

Interkulturelle Kompetenz ist gekennzeichnet durch den wertschätzenden und verständnisvollen Umgang mit einer Vielfalt an kulturellen Hintergründen, Einstellungen und Verhaltensweisen.

Ansätze für einen **kulturell sensiblen** Umgang in der Gesundheitsförderung sind:

- **Partizipation:** Beteiligung von Menschen mit Migrationshintergrund an Entwicklungs- und Entscheidungsprozessen
- **Abbau sprachlicher und kultureller Barrieren:** Sprach- und Kulturmittler, muttersprachliches Personal
- **Lebenslagen- und settingorientierte Herangehensweise:** geschlechtsspezifische Maßnahmen, Maßnahmen in den Lebenswelten (z. B. Arbeitsplatz, Kindergarten), Einbindung von Bezugspersonen oder Interessenvertretungen (z. B. aus der Gemeinde)
- Gesundheitskompetenz und Gesundheitsselbsthilfe fördern

Beispiele sind das **Interkulturelle betriebliche Gesundheitsmanagement** der Initiative Arbeit und Gesundheit oder das **MiMi Gesundheitsprojekt** „Mit Migranten für Migranten") des Ethnomedizinischen Zentrums Hannover.

Nicht zuletzt ist eine Verbesserung der Datenlage wichtig, z. B. durch migrationssensibles Gesundheitsmonitoring.

Zusammenfassung

- Jede vierte Person in Deutschland hat einen Migrationshintergrund, d. h., sie oder mindestens ein Elternteil besitzt die deutsche Staatsangehörigkeit nicht durch Geburt.
- Allgemeine Aussagen zum Gesundheitszustand sind aufgrund der Heterogenität der Gruppe von Menschen mit Migrationshintergrund nur schwer möglich.
- Menschen mit Migrationshintergrund nehmen Leistungen der Gesundheitsversorgung – insbesondere Leistungen der Prävention sowie der Pflege – im Durchschnitt seltener in Anspruch. Handlungsansätze zielen deswegen darauf, Zugangsbarrieren abzubauen.

Definition

Armut macht krank, das ist in unzähligen nationalen und internationalen Studien belegt. Überdies **macht Krankheit arm.** Weltweit wird **absolute Armut** (*extreme poverty*) durch die Weltbank als die Verfügbarkeit von weniger als 1,90 Dollar/Tag definiert. Unterhalb dieser Grenze können existenzielle Bedürfnisse, wie Nahrung oder Wohnung, nicht mehr gesichert werden. **Relative Armut** bezieht sich hingegen auf das Verhältnis zum jeweiligen Umfeld. Die Einkommensverteilung innerhalb eines Landes wird zumeist durch den **Gini-Koeffizienten** beschrieben (von 0 bis 100), je weniger Ungleichheit es zwischen den Einkommen gibt, desto kleiner ist der Wert.

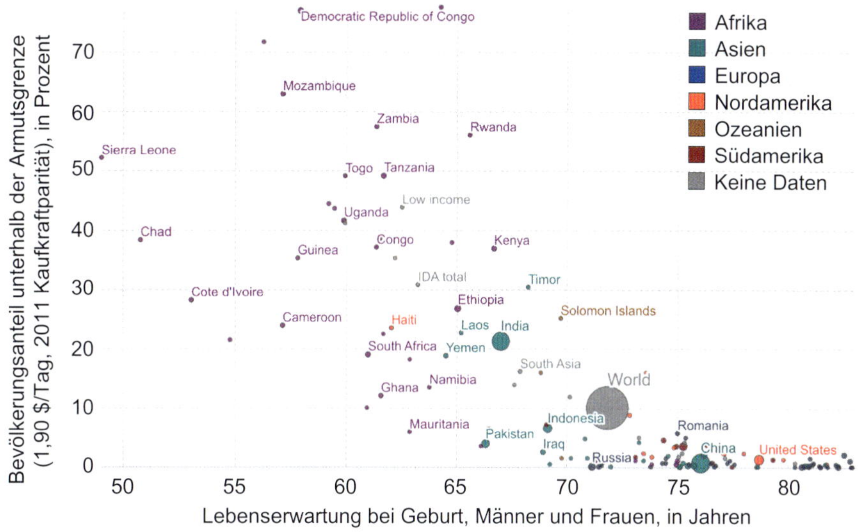

Abb. 26.1 Absolute Armut (als Bevölkerungsanteil) und Lebenserwartung bei Geburt, 2016 [L143/W1166]

Weltweite Armut

Weltweit leben knapp 10 % der Weltbevölkerung (690 Millionen Menschen im Jahr 2017) in absoluter bzw. **extremer Armut,** d. h., sie haben weniger als das absolute Existenzminimum von 1,90 Dollar/Tag (in lokale Kaufkraft umgerechnet) zur Verfügung (→ Abb. 26.1). In den vergangenen Jahrzehnten ist die Zahl der Menschen in absoluter Armut gefallen, von 42 % der Weltbevölkerung 1981 auf 9,2 % im Jahr 2017.

Das Erste Nachhaltige Entwicklungsziel (Sustainable Development Goal, SDG-1) der UN ist, dass bis 2030 kein Mensch mehr in extremer Armut leben soll.

Die Weltbank schätzt jedoch, dass sich diese Entwicklung durch die COVID-19-bedingte Wirtschaftskrise umkehrt: Allein im Jahr 2020 werden zusätzliche 100 Millionen Menschen weltweit von absoluter Armut betroffen sein. Weltweit ist der Anteil der Personen, die in absoluter Armut leben, mit einer deutlich reduzierten Lebenserwartung der Bevölkerung assoziiert.

Tab. 26.1 Ausgewählte Kernindikatoren für relative Armut [BMAS] [W855]

Indikator	Beschreibung
Armutsrisikoquote	Anteil der Personen, deren Einkommen unter der Armutsrisikoschwelle (= 60 % des Medians des Nettoeinkommens) liegt
In Work Poverty	Armutsrisikoquote von Erwerbstätigen: alle Personen, die im Vorjahr über 6 Monate gearbeitet haben und dennoch ein Nettoeinkommen unterhalb der Armutsrisikoschwelle haben
Langzeitarbeitslose	Zahl der registrierten Arbeitslosen, die bereits > 12 Monate arbeitslos gemeldet sind
Mindestsicherung	Anteil der Personen, die Leistungen der Mindestsicherung nach SGB II, XII oder Asylbewerberleistungsgesetz beziehen
Vorgelagerte Leistungen	Zahl der Empfänger, die Wohngeld, Kindergeld oder Bafög beziehen
Überschuldung	Anteil der Personen mit hoher Überschuldung (z. B. verschiedene Gläubiger, juristische Schwierigkeiten)
Materielle Deprivation	Materiell depriviert: gibt in der Befragung bei mind. 3 von 9 Bereichen an, sie sich nicht leisten zu können; u. a. Problem, die Miete oder Heizkosten zu bezahlen
Frühe Schulabgänger	Anteil der 18- bis 24-Jährigen ohne Abschluss der Sekundarstufe II, d. h. auch Personen mit abgeschlossenem Haupt- oder Realschulabschluss
Ohne Berufsausbildung	Anteil der Personen ohne beruflichen Bildungsabschluss oder Hochschulabschuss an der Gesamtbevölkerung (20–65 Jahre)

Armut in Deutschland

In Deutschland wird die **Armutsrisikoschwelle** als Indikator bei einem Einkommen von weniger als 60 % des Medians des Nettoeinkommens angesetzt. Der Armuts- und Reichtumsbericht der Bundesregierung definiert insgesamt 11 Indikatoren, die Aspekte von relativer Armut beschreiben (Auswahl: → Tab. 26.1). Die Armutsrisikoschwelle lag im Jahr 2019 bei einem Jahreseinkommen von 14.109 Euro (für Alleinlebende) bzw. 29.628 Euro (für Familien aus zwei Erwachsenen und zwei Kindern). Die Armutsrisikoquote lag bei 14,8 %, in Deutschland ist demnach etwa **jeder Sechste** armutsgefährdet. Rund 3,1 Millionen Erwerbstätige lagen trotz Arbeit im Jahr 2019 unter der Armutsrisikoschwelle, insbesondere Alleinerziehende. Rund 40 % der Alleinerziehenden, insbesondere Frauen, sind armutsgefährdet, in Paarfamilien mit 1–2 Kindern sind es dagegen nur etwa 10 %.

Soziale Ungleichheit und Gesundheit

Lebenserwartung

Für Personen mit einem Einkommen unterhalb der Armutsrisikogrenze liegt die mittlere Lebenserwartung bei Geburt deutlich unter der Lebenserwartung von Personen in der höchsten Einkommensgruppe.

Bei Männern beträgt der Unterschied 8,6 Jahre, bei Frauen 4,4 Jahre (→ Tab. 26.2). Männer und Frauen aus der niedrigsten Einkommensgruppe versterben häufiger frühzeitig (also vor Vollendung des 65. Lebensjahrs), sie haben aber auch ab 65 Jahren eine im Vergleich zur höchsten Einkommensgruppe reduzierte fernere Lebenserwartung. Trendanalysen zeigen, dass diese Unterschiede in der Lebenserwartung in den letzten 25 Jahren relativ stabil waren. Armutsgefährdete Männer und Frauen leiden im Vergleich zu Nichtarmutsgefährdeten verstärkt an chronischen Erkrankungen, wie Herz-Kreislauf-Erkrankungen, Diabetes, COPD und Depression. Sie schätzen ihre Gesundheit zudem insbesondere im mittleren Lebensalter als deutlich schlechter ein als Personen mit mittlerem oder hohem Einkommen (→ Abb. 26.2).

Das **Sozio-oekonomische Panel (SOEP)** erhebt Informationen zur gesundheitlichen Situation aufgrund von Einkommensunterschieden in Deutschland. Es ist eine seit 1984 laufende Langzeitstudie, die jährlich ca. 30.000 Menschen in 15.000 Haushalten unter anderem zu Einkommen, Erwerbstätigkeit und Gesundheit befragt.

Tab. 26.2 Mittlere und fernere Lebenserwartung nach Einkommen (1992–2016) in Jahren (SOEP, Periodensterbetafeln 1992 – 2016, nach Lampert et al. 2019)

Einkommen	Mittlere Lebenserwartung bei Geburt		Fernere Lebenserwartung mit 65 Jahren	
Anteil vom mittleren Netto-Äquivalenz-Einkommen (in %)	**Männer**	**Frauen**	**Männer**	**Frauen**
< 60 %	71,0	78,4	9,8	15,2
60 bis < 80 %	73,3	79,7	11,0	15,9
80 bis < 100 %	75,2	80,7	12,4	16,9
100 bis < 150 %	76,0	82,1	13,2	18,2
≥ 150 %	79,6	82,8	16,4	18,9
Insgesamt	75,0	80,8	12,5	17,0

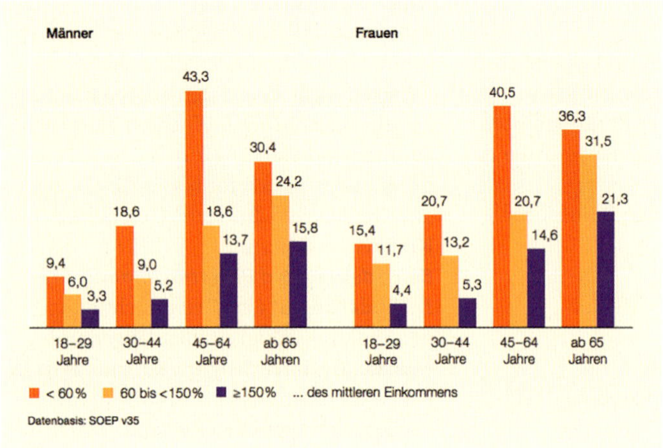

Abb. 26.2 Selbsteinschätzung des allgemeinen Gesundheitszustands („weniger gut“ oder „schlecht“) nach drei Einkommensgruppen 2018 – in Prozent [W193]

Bildung

Neben dem Einkommen ist Bildung eine wichtige gesundheitliche Ressource, die über Bildungsabschlüsse und resultierende Erwerbsmöglichkeiten einen direkten Einfluss auf das verfügbare Einkommen, aber auch auf die Belastungen am Arbeitsplatz hat. Der Zusammenhang zwischen Bildungsniveau und Lebenserwartung ist für Männer stärker als für Frauen.
Personen mit niedriger Bildung sind zudem häufiger durch körperliche und seelische Gesundheitsprobleme in Arbeit und Alltag eingeschränkt, geben häufiger starke körperliche Schmerzen an und rauchen deutlich häufiger. Sie sind weniger häufig körperlich aktiv und nehmen seltener kostenlose Präventionsangebote, wie Krebsfrüherkennung oder zahnärztliche Kontrolluntersuchungen, wahr.
Zudem haben sie eine niedrigere Gesundheitskompetenz – so kennen Personen mit niedrigem Bildungsstand weniger häufig typische Symptome eines Schlaganfalls oder Herzinfarkts.

Arbeitslosigkeit

Arbeitslosigkeit hat negative gesundheitliche Folgen auf die Gesundheit, dazu sind gesundheitlich beeinträchtigte Personen häufiger gefährdet, arbeitslos zu werden. So berichten jeder vierte arbeitslose Mann bzw. jede fünfte arbeitslose Frau, ihren Arbeitsplatz aus gesundheitlichen Gründen verloren zu haben. Zudem gibt der größte Teil der befragten Arbeitslosen an, dass sich ihr Gesundheitszustand während der Arbeitslosigkeit nicht verbessert oder verschlechtert habe. Empfänger von Arbeitslosengeld sind 4,5-mal (Frauen) bzw. 5,4-mal (Männer) häufiger arbeitsunfähig aufgrund von psychischen Erkrankungen als Erwerbstätige.

Kinder und Jugendliche

Der sozioökonomische Status hat auch Auswirkungen auf die Gesundheit von Kindern und Jugendlichen:

- **Schwangerschaft:** Mütter mit niedrigem sozioökonomischem Status rauchen deutlich häufiger während der Schwangerschaft (27,2 %, gegenüber 1,6 % der Mütter mit hohem sozioökonomischem Status), sie stillen jedoch seltener.
- **Übergewicht:** Jungen und Mädchen aus sozial benachteiligten Familien sind zu einem Viertel und damit dreimal (Jungen) bzw. mehr als viermal (Mädchen) so häufig übergewichtig wie Kinder mit hohem sozioökonomischem Status.
- **Psychische Auffälligkeiten:** Das Risiko für psychische Auffälligkeiten ist um das 3,5-Fache, das Risiko für ADHS um das 2,8-Fache größer bei Kindern aus sozial benachteiligten Familien.

In der Inanspruchnahme von Vorsorgeuntersuchungen unterscheiden sich Kinder nach dem sozioökonomischen Status kaum (98 % bei hohem bzw. 94,6 % bei niedrigem Status).

Erhöhte Sterblichkeit an COVID-19

Daten des RKI zeigen, dass auch die Sterblichkeit an Infektionskrankheiten wie COVID-19 höher ist: Während der zweiten Infektionswelle Winter 2020/2021 fiel der Anstieg an COVID-19-Todesfällen in sozial benachteiligten Regionen am stärksten aus, gemessen an einem mehrdimensionalen Deprivationsindex. Ursachen können unter anderem prekäre Beschäftigungsverhältnisse, beengte Wohnverhältnisse und ein allgemein schlechterer Gesundheitszustand sein.
Sozioökonomisch benachteiligte Gruppen haben zudem auch ein erhöhtes Risiko, an COVID-19 zu versterben: So lag die (altersstandardisierte) **Sterblichkeit an COVID-19** in sozial stark benachteiligten Regionen um 50–70 % höher als in Regionen mit geringem Deprivationsindex.

Zusammenfassung

- Absolute Armut ist definiert als weniger als 1,90 Dollar/Tag. Relative Armut bezieht sich auf das Durchschnittseinkommen, hiervon ist in Deutschland jeder Sechste betroffen.
- Personen mit niedrigerem Einkommen haben eine geringere Lebenserwartung, zudem erkranken sie häufiger an chronischen Erkrankungen.
- Arbeitslosigkeit hat negative gesundheitliche Folgen auf die Gesundheit, gesundheitlich beeinträchtigte Personen werden häufiger arbeitslos
- Kinder aus Familien mit niedrigem sozioökonomischem Status sind häufiger übergewichtig und leiden häufiger an AHDS.

Lebensstil bezeichnet die Gesamtheit aus individueller Verhaltensweise, gesundheitsbezogenen Orientierungen und Ressourcen. Gesundheitsbezogene Orientierungen sind persönliche Werte und Einstellungen, die für die Gesundheit relevant sind, beispielsweise ob der Erhalt von Gesundheit eine Priorität darstellt. Ressourcen stellen schließlich die Gesamtheit der individuellen und sozialen Möglichkeiten dar, die zu Aufrechterhaltung gesunder Lebensweisen zur Verfügung stehen, wie soziale Unterstützung, aber auch Wohnort oder Arbeitsplatz. Ein gesunder Lebensstil entsteht in Abhängigkeit von und Interaktion mit der jeweiligen Umwelt. **Lebens- und Verhaltensweise** werden dort ausgebildet, wo Menschen leben, arbeiten und ihre Freizeit verbringen (Settingansatz, → Kap 7).
Ziel ist es daher, diese unterschiedlichen Lebenswelten (Settings) gesundheitsförderlich zu gestalten.

Arbeit und Gesundheit

Ein zentraler Ansatz der Gesundheitsförderung setzt am Arbeitsplatz an. So zeigen Daten eine negative Assoziation zwischen Krankenstand und Arbeitsklima (→ Tab. 27.1).
Fehlzeiten aufgrund von Arbeitsunfähigkeit können als Indikator für arbeitsbezogene Risikofaktoren gelten. Beschäftigte in Berufen mit einfachen, manuellen Tätigkeiten sind häufiger und länger arbeitsunfähig als Beschäftigte in hochqualifizierten, wissensbasierten Berufen. Sie schätzen zudem ihren Gesundheitszustand schlechter ein, berichten häufiger depressive Symptome und rauchen häufiger als Personen in höher qualifizierten Berufsgruppen.

Tab. 27.1 Risikofaktoren und gesundheitliche Belastungen am Arbeitsplatz [BzgA, 2018] [W233]

Exposition gegenüber Schadstoffen (ionisierende Strahlung, Lösungsmittel, Asbest, Pestizide, weitere kanzerogene oder kardiotoxische Substanzen)
Erhöhte Exposition gegenüber Sonnenstrahlung (UV) oder Luftverschmutzung (Feinstaub)
Erhöhte körperliche Belastungen, z. B. Tragen schwerer Lasten oder repetitive manuelle Tätigkeiten
Chronische Lärmbelästigung
Schichtarbeit oder negative Folgen von flexiblen Arbeitsformen (fehlende Grenzen der Arbeitszeit, soziale und emotionale Entwurzelung in Folge von desynchronisiertem Lebensrhythmus)
Chronische Arbeitsbelastung durch Über- oder Unterforderung, berufliche Gratifikationskrisen

Berufskrankheiten

Eine Berufskrankheit ist eine Erkrankung, die infolge der versicherten Arbeitstätigkeit erlitten wird. Die Anerkennung einer Berufskrankheit setzt dabei voraus, dass die schädigende Einwirkung, z. B. eines Schadstoffes, im Rahmen der Arbeitstätigkeit und vor Eintritt der Erkrankung erfolgt. Zudem muss für die Anerkennung ein erhöhtes Risiko aufgrund der Arbeitstätigkeit wahrscheinlich sein – so werden Schädigungen der Lendenwirbelsäule und Kniegelenke häufig angezeigt, jedoch nicht oft anerkannt. Das Pleuramesotheliom hingegen, das ohne Asbestexposition in der Bevölkerung spontan kaum auftritt, ist das klassische Beispiel einer Berufskrankheit.

> Bereits bei **Verdacht** auf das Vorliegen einer Berufskrankheit besteht eine gesetzliche Meldepflicht für Ärzt*innen (nach SGB VII)!

Auch Arbeitsgeber*innen sind gesetzlich meldepflichtig. Die Betroffenen selbst können ebenfalls bei ihrer Berufsgenossenschaft oder Unfallkasse melden, müssen es aber nicht.
Die häufigsten anerkannten Berufskrankheiten waren im Jahr 2019:

- Lärmschwerhörigkeit
- Hautkrebs durch UV-Strahlung
- Asbestose
- Infektionskrankheiten
- Lungen- und Kehlkopfkrebs, ausgelöst durch Asbest
- Hauterkrankungen
- Schädigungen der Lendenwirbelsäule und Kniegelenke
- Erkrankungen des Blutes und lymphatischen Systems durch Benzol

Aufgrund der COVID-19-Pandemie gab es im Jahr 2020 eine Verdoppelung der anerkannten Berufskrankheiten (fast 19.000 von 37.181 anerkannten Berufskrankheitsfällen waren durch COVID-19 bedingt, gegenüber 18.156 anerkannten Berufskrankheitsfällen insgesamt im Jahre 2019). Die Häufigkeit der übrigen Berufskrankheiten blieb hingegen weitgehend unverändert.

Einschränkung der Arbeitsfähigkeit

Healthy-Worker-Effekt bezeichnet eine besondere Form des Selektionsbias: In Kohortenstudien sind Berufstätige im Durchschnitt statistisch oft gesünder als die Gesamtbevölkerung, da Personen, die krankheitsbedingt arbeitsunfähig sind, nicht in der Kohorte der Berufstätigen, sondern in der Gesamtbevölkerung enthalten sind. Die arbeitsbedingte Morbidität kann also unterschätzt werden.

Arbeits- und Wegeunfälle
Arbeitsunfälle sind Unfälle während der versicherten Tätigkeit, **Wegeunfälle** sind Unfälle, die Beschäftigte auf dem Weg zur oder von der Arbeit erleiden. Versichert sind hierbei auch Umwege, die beispielsweise nötig werden, um Kinder zur Schule zu bringen, oder bei Fahrgemeinschaften. Zuständig ist die Gesetzliche Unfallversicherung. Auf Unfälle wird in → Kap. 32 näher eingegangen.

Arbeitsunfähigkeit Liegt vor, wenn aufgrund einer Erkrankung die bisherige Tätigkeit nicht ausgeführt werden kann, es besteht (zumeist für 6 Wochen) Anspruch auf Entgeltfortzahlung durch den Arbeitgeber und hiernach für bis zu 78 Wochen auf Krankengeld durch die Gesetzliche Krankenversicherung.

Behinderung und Beeinträchtigung Eine **Behinderung** ist eine Beeinträchtigung der Funktionsfähigkeit über länger als 6 Monate. **Beeinträchtigung** ist nach SGB IX ein Gesundheitszustand, der vom für das „Lebensalter typischen Zustand" abweicht. Zuständig sind die Versorgungsämter.

Grad der Behinderung Der Grad der Behinderung (GdB) wird in Zehnerschritten bewertet, er orientiert sich an der Internationalen Klassifikation der Funktionsfähigkeit, Behinderung und Gesundheit (ICF). Eine Behinderung liegt ab einem GdB ≥ 20 vor, eine Schwerbehinderung ab einem GdB ≥ 50 (bzw. GdB ≥ 30, wenn der Arbeitsplatz behinderungsbedingt nicht behalten werden kann). Das Berufsförderungswerk unterstützt bei der beruflichen Rehabilitation und Umschulung.

Erwerbsminderung Ein Begriff der Gesetzlichen Rentenversicherung. Kann ein Arbeitnehmer in Folge von Krankheit oder Behinderung gar nicht mehr oder nur noch stundenweise arbeiten, gilt er als **teilweise** (noch 3–6 h am Tag arbeitsfähig) oder **voll** (< 3 h am Tag) erwerbsgemindert, es besteht ein Anspruch auf volle bzw. teilweise Erwerbsminderungsrente. Die Arbeitsfähigkeit wird gemessen an den Bedingungen des allgemeinen Arbeitsmarkts.

Minderung der Erwerbsfähigkeit (MdE) Diese liegt nur dann vor, wenn der ausgeübte Beruf aufgrund eines Arbeitsunfalls oder einer anerkannten Berufskrankheit nicht mehr ausgeübt werden kann. Es handelt sich also um einen Begriff aus der Gesetzlichen **Unfallversicherung.** Zur Beurteilung des Ausmaßes (in %) wird mit dem allgemeinen Arbeitsmarkt verglichen, ein verunfallter Profisportler kann

theoretisch noch einen Schreibtischjob übernehmen. Leistungsanspruch auf eine Erwerbsminderungsrente besteht ab einer MdE von 20 %.

Die Erwerbsminderung ist ein Begriff aus der Rentenversicherung, die Minderung der Erwerbsfähigkeit ein Begriff der Unfallversicherung (also nur bei Arbeitsunfällen oder Berufskrankheiten).

Gesundheitsschutz am Arbeitsplatz

Mit wenigen Ausnahmen sind Unternehmen zur Bereitstellung eines **Betriebsarztes** oder arbeitsmedizinischen Dienstes verpflichtet. Aufgaben des Betriebsarztes sind unter anderem die Beratung der Arbeitgeber*innen und Arbeitnehmer*innen, die Untersuchung der Arbeitnehmer*innen, Unterstützung bei Wiedereingliederungsmaßnahmen, die Beobachtung des Arbeitsschutzes im Betrieb und die Gefährdungsbeurteilung von Arbeitsbedingungen.

Betriebliche Gesundheitsförderung Sie umfasst Maßnahmen der Verhaltensprävention (wie Rückenkurse oder Tabakentwöhnungskurse) und Maßnahmen der Verhältnisprävention (wie gesundes Kantinenessen oder ein rauchfreier Betrieb) am Arbeitsplatz.

Betriebliches Gesundheitsmanagement Es handelt sich um die systematische Entwicklung von gesundheitsfördernden Strukturen und Prozessen am Arbeitsplatz. Sie nutzt hierbei auch Maßnahmen der Gesundheitsförderung.

Arbeitsschutzgesetz Die Sicherheit und Gesundheit am Arbeitsplatz ist gesetzlich geregelt im Arbeitsschutzgesetz (ArbSchG). Der **Arbeitgeber** ist für die Einhaltung des Arbeitsschutzes verantwortlich. Für vulnerable Arbeitnehmergruppen, wie Jugendliche (bis 18) und Schwangere, gibt es besondere Gesetze. Das **Jugendarbeitsschutzgesetz** (JArbSchG) legt unter anderem eine verpflichtende ärztliche Erstuntersuchung der jugendlichen Arbeitnehmer bis 18 Jahre fest. Außergewöhnliche Belastungen, wie Umgang mit Gefahrstoffen oder verlängerte Arbeitszeiten (nachts oder mehr als 8 h am Tag), sind verboten. Das **Mutterschutzgesetz** (MuSchG) verbietet ebenfalls besondere Belastungen, können diese nicht vermieden werden, gilt eine Beschäftigungsbeschränkung bzw. ein Beschäftigungsverbot.

Exkurs: Urban Health

Urbanisierung ist eine der führenden globalen Entwicklungen des 21. Jahrhunderts, die eine große Auswirkung auch auf die Bevölkerungsgesundheit hat. Daten der WHO zufolge leben gegenwärtig über die Hälfte der Weltbevölkerung (55 %) in Städten, ein Anteil, der bis 2050 auf geschätzte zwei Drittel der Weltbevölkerung zunehmen wird. **Urban Health** (deutsch: „Stadt-Gesundheit") hat das Ziel, Methoden der Public Health speziell auf die Herausforderungen des urbanen Kontexts, auf die Gesundheit städtischer Bevölkerungen anzuwenden. Pendant für den ländlichen Raum ist hierbei die **Rural Health.** Städtische Lebenswelten sind hierbei unter anderem durch Folgendes gekennzeichnet:

- Hohe **Dichte** sowohl an Bevölkerung als auch an Infrastruktur (kurze Wege, gute Erreichbarkeit) (→ Abb. 27.1). Hieraus resultieren Zugangschancen zu Gesundheitseinrichtungen und Informationen, aber auch eine erhöhte Exposition und Verbreitungsmöglichkeit für Krankheitserreger, Schadstoffe oder Rauschmittel.
- **Heterogenität** der Bevölkerung mit diversen Lebensstilen und Verhaltensweisen. Die kulturellen und sozialen Unterschiede stellen besondere Anforderungen, gerade an Kommunikation und (Präventions-)Maßnahmen.
- **Komplexität** der urbanen Systeme, rascher Wandel insbesondere ökonomischer und sozialer Aspekte (z. B. Spaltung, soziale Verdrängung) erfordern besondere Berücksichtigung mentaler, aber auch physischer (z. B. Verkehrswesen, Kriminalität) Gesundheitsaspekte.

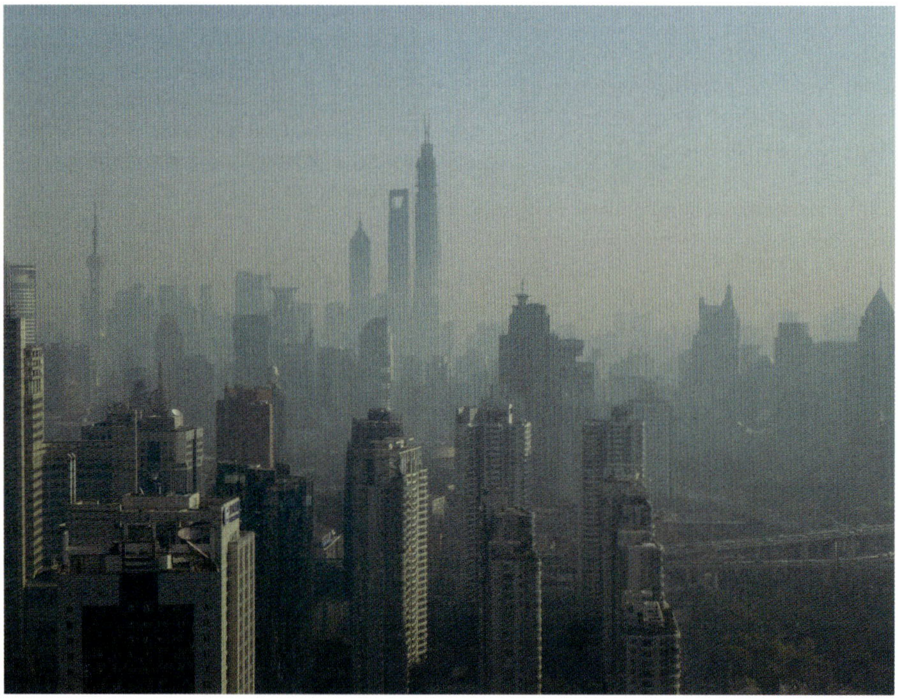

Abb. 27.1 Im Großraum Shanghai, der größten Stadt Chinas, leben ca. 23 Millionen Menschen. [P1064]

Zusammenfassung

- Zu den gesundheitlichen Risiken am Arbeitsplatz gehören unter anderem Schadstoffexposition, Lärmschäden oder körperliche Belastungen. Bereits bei Verdacht auf eine Berufskrankheit besteht ärztliche Meldepflicht.
- Arbeitsschutz ist gesetzlich vorgeschrieben, für die Einhaltung ist der Arbeitgeber verantwortlich.
- Urbanisierung und die Gesundheit städtischer Bevölkerungen sind Herausforderungen der kommenden Jahrzehnte.

→ 28 Umwelteinflüsse

Umwelteinflüsse wie Lärm, Luftschadstoffe oder ionisierende Strahlung können Risikofaktoren für das Auftreten bestimmter Krankheiten sein. Aus epidemiologischer Sicht ist es häufig schwierig, die individuelle Exposition mit diesen Risikofaktoren zu messen. Hierzu eignen sich besonders **ökologische Studien,** also Beobachtungsstudien, die z. B. regionale Krankheitshäufigkeiten mit dem Ausmaß der Exposition gegenüber Feinstaub in Bezug setzen.

Klimawandel

Der Klimawandel hat weltweit massive Auswirkungen auf die Gesundheit. **Direkte Gesundheitsbeeinträchtigungen,** wie z. B. durch Hitzewellen, Stürme oder Überschwemmungen, können von **indirekten Gesundheitsbeeinträchtigungen** unterschieden werden, welche durch ökologische Veränderungen und soziale Instabilität entstehen. Ökologische Veränderungen können z. B. den Zugang zu sauberem Trinkwasser oder die Luftqualität beeinflussen, aber auch zu Mangelernährung und damit sekundär zu reduzierten Abwehrkräften gegenüber Infektionskrankheiten führen. Regionale Vorteile durch die Klimaerwärmung, wie die Reduzierung der Zahl an Kältetoten, können diese insgesamt negativen Auswirkungen nicht kompensieren. Die WHO schätzt, dass zwischen den Jahren 2030 und 2050 alleine nur die dem Klimawandel zuschreibbare Zunahme an Mangelernährung, Durchfallerkrankungen, Malaria und Hitzebelastung (*heat stress*) weltweit 250.000 zusätzliche Todesfälle pro Jahr verursachen wird. Gegenden mit schwacher Gesundheitsinfrastruktur – insbesondere Länder mit niedrigem und mittlerem Einkommen – sind hierbei überproportional betroffen (→ Kap. 37).

Wasser

Seit den Anfängen der Public Health steht der Zusammenhang zwischen sanitären Bedingungen und dem Auftreten von Infektionskrankheiten im Fokus. Durch verunreinigtes Wasser können z. B. Cholera oder Noroviren übertragen werden. Zudem können Verunreinigungen des Trinkwassers durch Düngeprozesse in der Landwirtschaft (Nitrat und Nitrit) oder bleihaltige Leitungsrohre zu Gesundheitsbelastungen führen. Trinkwasser ist in Europa jedoch eines der am stärksten kontrollierten Lebensmittel. Verantwortlich für die Qualitätskontrolle des Trinkwassers sind in Deutschland die **Gesundheitsämter.**
Wasserknappheit ist neben den weltweit weiterhin oft mangelhaften sanitären Bedingungen ein zukünftiges Gesundheitsproblem (→ Abb. 28.1). Bereits jetzt sind

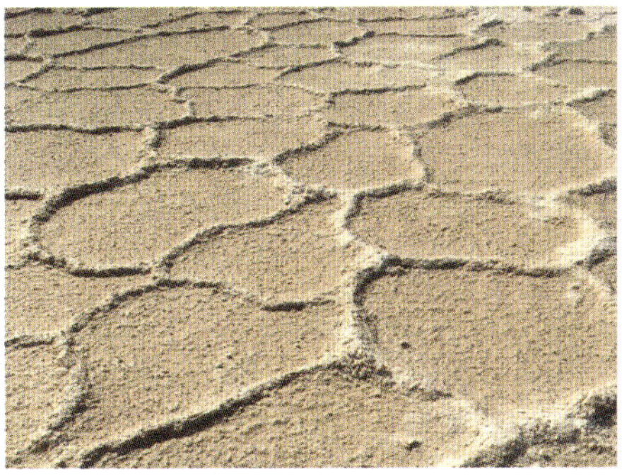

Abb. 28.1 Salzwüste [P1064]

Schätzungen zufolge 40% der Weltbevölkerung von Wasserknappheit betroffen, z. B. im Nahen Osten oder in Indien. So warnen Experten, dass zukünftige Kriege nicht mehr um Ölvorkommen, sondern um den Zugang zu Trinkwasser geführt werden.

Luftverschmutzung

Luftverschmutzung ist die Verunreinigung der Innen- und Außenluft durch Schadstoffe, insbesondere Feinstaub, Ozon, Stickstoffdioxid und Schwefeldioxid.
Verunreinigungen der Außenluft werden heute allgemein als Smog bezeichnet. Der klassische **Wintersmog** (engl.: *smoke* und *fog*) besteht vor allem aus Ruß und Schwefeldioxid, welches z. B. bei der Verbrennung von Kohle entsteht, und wird durch eine winterliche Inversionswetterlage begünstigt. Extrembeispiel ist die Smog-Katastrophe des Winters 1952 in London, an deren Folgen Tausende Menschen starben. Der **Sommersmog** (auch photochemischer Smog) besteht hingegen aus Ozon, das aus Stickoxiden, Wärme und UV-Einstrahlung bodennah gebildet wird. In Europa ist die Luftverschmutzung durch intensive Reduktionsmaßnahmen heutzutage deutlich rückläufig. In stark wachsenden Städten Asiens werden hingegen regelmäßig gesundheitsbelastende Grenzwerte überschritten.
Im Gegensatz zum makroskopisch sichtbarem Grobstaub besteht **Feinstaub** aus Partikeln, die mit bloßem Auge nicht gesehen werden können. Feinstaub wird je nach Partikeldurchmesser (Particulate Matters, in µm) in PM10 bzw. PM2,5 unterschieden. Gerade **PM2,5-Partikel** können aufgrund ihrer geringen Größe bis in die Alveolen sowie in den Blutkreislauf gelangen (zum Vergleich: der Durchmesser eines Erythrozyten beträgt ca. 7,5 µm). Eine erhöhte PM2,5-Belastung ist nicht nur mit erhöhtem Auftreten von **Arteriosklerose** und **Atemwegserkrankungen** assoziiert, Feinstaubbelastung ist überdies **krebserregend** (Lungenkrebs sowie erhöhtes Blasenkrebsrisiko). Europaweit gelten deswegen Grenzwerte (Jahresmittel in $\mu g/m^3$) für PM10 und PM2,5. Belastungen der Innenluft entstehen hingegen insbesondere durch (Passiv-)Rauchen.

Weitere Umweltfaktoren

Ionisierende und nichtionisierende **Strahlung** unterscheidet sich in ihrer Wellenlänge und Frequenz. Nichtionisierende Strahlung wird beispielsweise beim Telefonieren mit einem Mobiltelefon emittiert. Exposition zu ionisierender Strahlung tritt auf natürliche Weise (Radon), aber auch im Rahmen diagnostischer Radiologie auf. Sie führt zu DNA-Veränderungen, die potenziell kanzerogen und teratogen sind. Extrembeispiele für Belastungen mit ionisierender Strahlung sind die Überlebenden der Atombombenexplosionen von Hiroshima und Nagasaki sowie die Bewohner in der Umgebung des Kernkraftwerkes Tschernobyl.
Chronische **Lärmbelastung** kann zu Schlafstörungen, erhöhtem Blutdruck und sekundär erhöhtem Herz-Kreislauf-Risiko (Herzinfarkt und Schlaganfall) führen. Zudem kann sie bei Kindern die kognitive Leistungsfähigkeit beeinträchtigen.
Über die Nahrung können sowohl Schadstoffbelastungen des **Bodens** (Pestizide und Düngemittel) als auch andere Schadstoffe, z. B. aus Kunststoffverpackungen **(Phthalate),** in den Körper gelangen.

Zusammenfassung

- Der Klimawandel hat sowohl direkte als auch indirekte Auswirkungen auf die Gesundheit.
- Feinstaubbelastung erhöht das Risiko für Arteriosklerose und Atemwegserkrankungen und ist krebserregend.
- Weitere umweltbedingte Belastungen entstehen durch ionisierende Strahlung, chronische Lärmbelastung und Bodenschadstoffe.

Exkurs: Religion und Spiritualität

Weltweit gehören über 80 % der Menschen einer Religionsgemeinschaft an, davon sind Christen mit geschätzt 2,3 Milliarden die größte Gruppe, gefolgt von Muslimen (1,9 Milliarden). Weitere 1,6 Milliarden Menschen gehören weltweit dem Hinduismus oder Buddhismus, 430 Millionen lokalen Glaubensformen sowie 14 Millionen dem Judentum an. Knapp 1,2 Milliarden Menschen gehören keiner Religionsgemeinschaft an.
In Deutschland bezeichnen sich in Umfragen zwei Drittel der Befragten als Christen, wobei es deutliche Unterschiede zwischen Westdeutschland (74 %) und Ostdeutschland (25 %) gibt. Im Jahr 2018 waren 53,2 % der deutschen Bevölkerung Mitglied in einer christlichen Kirche, etwa 6,4 % waren Muslime.
Religionen beeinflussen **soziale Normen.** Sie haben einen Einfluss darauf, welche (Gesundheits-)verhalten in der Bevölkerung als akzeptabel gelten und welche nicht. So verglich der französische Soziologe Emile Durkheim bereits im 19. Jahrhundert die Suizidraten in evangelischen und katholischen Ländern. Er fand heraus, dass die Suizidraten in katholischen Ländern niedriger waren und erklärte dies mit der stärkeren sozialen Kontrolle (von Normen wie dem Suizidverbot) in katholischen Ländern.

Soziale Milieus sind gesellschaftliche Gruppen, die sich in ihren Prinzipien der Lebensführung, Wertvorstellungen und Mentalitäten ähneln. Dies kann gesundheitsrelevante Verhaltensweisen, wie soziale Teilhabe, Selbstwirksamkeitskonzepte oder Krankheitsvorstellungen beeinflussen.

Insbesondere in Bevölkerungsgruppen, denen wenige (staatliche) Ressourcen zur Verfügung stehen, sind religiöse Institutionen häufig eine der wichtigsten gesellschaftlichen Strukturen. So engagieren sich glaubensbasierte Nichtstaatliche Organisationen (NGOs) in vielen Teilen der Welt in der Gesundheitsversorgung.
Religionen nehmen jedoch auch durch **konkrete Handlungsanweisungen** und Vorschriften Einfluss auf Ernährung, Bildung, Lebensumstände oder Reproduktionsverhalten.

Gesundheitsförderliche Aspekte

Beispiele für gesundheitsfördernde Vorschriften und Praktiken in Religionsgemeinschaften sind:

- **Hygienevorschriften:** rituelle Waschungen vor dem Gebet sowie Bekleidungs- und Hygienevorschriften im Islam (→ Abb. 29.1); hoher Stellenwert der Reinheit und persönlichen Hygiene im Shintoismus
- **Ernährungsgebote:** Alkohol- und Drogenverbot im Islam, Ernährungsgebote im Judentum, Ovo-Lacto-Vegetarismus bei Sieben-Tage-Adventisten
- **Gesundheitskonzepte:** Erhalt der Gesundheit durch Lebensweise nach göttlichen Geboten, ganzheitliches Verständnis und Ayurveda-Medizin im Hinduismus

Kontroversen

Insbesondere im Bereich der **sexuellen und reproduktiven** Gesundheit können religiöse Vorschriften oder Normen einen negativen Einfluss auf die Bevölkerungsgesundheit haben. So war bis 2010 die offizielle Position der katholischen Kirche, dass Kondome keine Rolle in der HIV-Prävention in Subsahara-Afrika spielen, im Gegenteil sogar schädlich seien. Stattdessen werden Enthaltsamkeit und eheliche Treue als Präventionsmethoden propagiert.

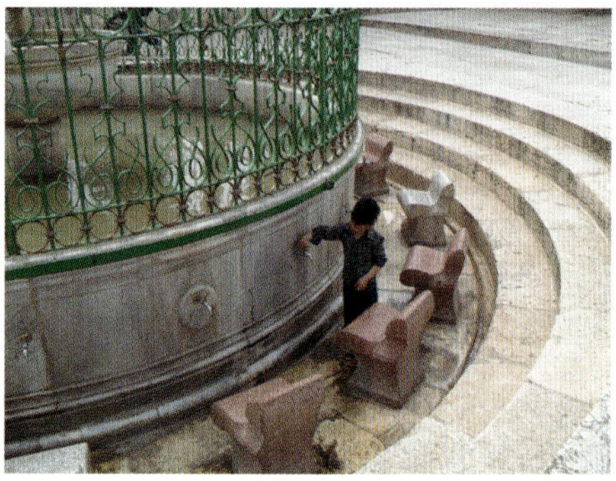

Abb. 29.1 Rituelle Waschung im Islam [P1064]

Auswertungen der US-amerikanischen PEPFAR-Initiative, die über 1,3 Milliarden Dollar in abstinenzbasierte Förderungsprogramme zur HIV-Prävention investierte, zeigen hierfür keinen positiven Effekt (Lo 2016). Zudem zeigen Daten aus konservativen US-Bundesstaaten, in denen Abstinence-only-Sexualaufklärung gefördert wird, keinen Effekt auf die Prävalenz von sexuell übertragbaren Krankheiten oder Teenagerschwangerschaften (Strayhorn 2009). Im Gegenteil: Die selbstberichtete christliche Religiosität der Bevölkerung korrelierte signifikant mit der Rate an Teenagerschwangerschaften, kontrolliert für Abtreibungsraten und Einkommensverhältnisse.
Weitere Beispiele für mögliche negative Effekte von Religion bzw. religiösen Institutionen in der Public Health:

- Reduzierte Förderung von Geschlechtergleichstellung und Frauenrechten
- Religiös motivierte Gewalt und Extremismus
- Religiös motivierte gesundheitsschädliche Praktiken, wie weibliche Genitalverstümmelung
- Negative Krankheitskonzepte, Krankheit als „Strafe Gottes" (z. B. die Ebola-Epidemie in Liberia 2014 aus Sicht dortiger Pfingstkirchen)

Zusammenfassung

- Soziale Milieus sind Gruppen, die sich in ihren Werten und Prinzipien der Lebensführung ähneln.
- Gesundheitsförderliche Praktiken in Religionen sind beispielsweise Hygiene- oder Ernährungsvorschriften.
  Insbesondere im Bereich der sexuellen und Reproduktionsmedizin können dogmatische religiöse Vorschriften ein Gesundheitsrisiko darstellen.

Infektionskrankheiten

Infektionskrankheiten stellen auch heute noch ein relevantes Gesundheitsproblem dar (→ Kap. 39). Zu den Herausforderungen zählen zunehmende Resistenzentwicklungen gegen Antibiotika und antivirale Medikation sowie eine weltweit schnellere Verbreitung von Infektionskrankheiten durch Flugverkehr und Tourismus. Die zunehmende Lebenserwartung in den Industrieländern führt zu einer Verschiebung des Krankheitsspektrums und einer Zunahme der respiratorischen Infekte. Auch wird in den Industrienationen ein Zusammenhang zwischen Infektionskrankheiten und niedrigem sozioökonomischen Status beobachtet.
Im Folgenden soll anhand der Beispiele sexuell übertragbarer Erkrankungen und infektiologischer Embryo- und Fetopathien die Public-Health-Relevanz von Infektionskrankheiten dargestellt werden. Für einen vollständigen Überblick wird an dieser Stelle auf entsprechende infektiologische Fachbücher verwiesen. Die Bedeutung der Infektionskrankheiten im globalen Kontext wird im → Kap. 36 behandelt.

Beispiel: sexuell übertragbare Erkrankungen

Sexuell übertragbare Erkrankungen (STD, *sexually transmitted diseases*) stellen gerade unter den jüngeren Menschen ein wichtiges gesundheitliches Problem dar. → Tab. 30.1 gibt einen Überblick über die Erreger und Diagnostik ausgewählter bakterieller STD.
Chlamydieninfektion In Deutschland ist die Chlamydieninfektion die am weitesten verbreitete bakterielle STD. Mit einer Prävalenz von 10–20 % sind hiervon v. a. junge Frauen betroffen. Ein Großteil der infizierten Frauen zeigt keine Symptomatik, sodass eine Infektion häufig unerkannt bleibt. Urogenital aufsteigende Infektionen können jedoch zu Entzündungen im Bereich der Eileiter führen, welche ein erhöhtes Risiko für Eileiterschwangerschaften, Fehlgeburten oder gar Unfruchtbarkeit mit sich führen. Um diese Langzeitfolgen zu vermeiden, wird seit 2008 ein jährliches Screening für Frauen bis zum vollendeten 25. Lebensjahr angeboten. Um dieses Screening möglichst kostengünstig durchführen zu können, werden Urinproben von jeweils fünf Patientinnen gepoolt untersucht. Nur bei einem positiven Befund erfolgt die getrennte Untersuchung der Einzelproben. In den vergangenen Jahren nahm nur etwa jede zehnte der angesprochenen Frauen an einem solchen Screening teil. Es dient nicht nur der Sekundärprävention, sondern ist auch ein wichtiges Instrument der Primärprävention, da mit ihm das Aushändigen eines Informationsblattes und eine Aufklärung der Patientin verbunden sind.

> Nicht zu verwechseln: Während die Serotypen D–K der Gattung *Chlamydia trachomatis* zu oben genannten Urogenitalinfektionen führen, stellen die Serotypen A–C ein in den Tropen und Subtropen weit verbreitetes gesundheitsrelevantes Problem dar. Mittels Schmierinfektion übertragen, führen die Erreger zur sog. Konjunktivitis granulosa trachomatosa (auch **Trachom**).
> Sie stellen die häufigste Ursache der erworbenen Blindheit dar!

Gonorrhö Eine weitere wichtige STD ist die Gonorrhö. Die Prävalenz ihrer Verbreitung wird auf 8–15 % geschätzt. Sie betrifft v. a. junge Männer, die Sex mit Männern haben (MSM). Es ist ein klinisch asymptomatischer Verlauf möglich, was die Ausbreitung der Infektion bestärkt. Auch hier besteht bei Frauen die Gefahr einer Unfruchtbarkeit. Leider stellen zunehmende Resistenzentwicklungen bei *Neisseria gonorrhoeae* ein großes gesundheitliches Problem dar. Dieser Erreger wurde 2017 durch die WHO mit hoher Priorität für neue Antibiotika eingestuft. Zudem gibt es ein zentrales, nationales Register (GORENET – Gonokokken-Resistenz-Netzwerk), welches Daten zu Antibiotikaresistenzen sammelt.

Syphilis Der Erreger *Treponema pallidum* führt zur Syphilis. Auch hierbei sind Männer (v. a. MSM) häufiger als Frauen betroffen. Eine Infektion in der Schwangerschaft kann weitreichende Folgen für das ungeborene Kind haben (siehe unten).

Prävention

Bei der Prävention von STD nimmt vor allem die **primäre Prävention** einen hohen Stellenwert ein, da Kondome oftmals einen guten Schutz vor Ansteckung bieten (Expositionsprophylaxe). Jugendliche sind hierfür eine wichtige Zielgruppe, da jugendliches Alter als starker Prädiktor für eine Infektion gilt. Sie können über ihr Setting Schule, öffentliche Aufklärungskampagnen und über die Medien erreicht werden. Von großer Bedeutung sind hierbei die Bundeszentrale für gesundheitliche Aufklärung (BZgA), Gesundheitsämter mit lokalen Beratungsstellen und nichtstaatliche Organisationen (Pro Familia etc.).
Da über STD, abgesehen von HIV, wenig Wissen verbreitet ist, wurden HIV-spezifische Kampagnen auf gemeinsame Kampagnen für HIV und andere STD umgestellt. Dies ist zudem relevant, da eine STD auch ein Prädiktor für das Auftreten weiterer STD darstellt. Je nach Risikokonstellation gehören somit zur Abklärung bei Verdacht auf eine STD auch Testungen auf weitere STD dazu. Syphilitische Ulzera begünstigen beispielsweise eine HIV-Infektion, während diese wiederum das Risiko für eine Neurosyphilis erhöht.
Durch Einführung der HIV-Expositionsprophylaxe (PrEP), welche vor allem von MSM genutzt wird, wurde ein Anstieg der Inzidenz von Gonorrhö und Syphilis beobachtet. Deswegen gehört eine ausführliche Aufklärung der Patient*innen bei Verschreibung der PrEP dazu. Auch sollten Nutzer alle 3–6 Monate auf Gonokokken gescreent werden.
Eine weitere wichtige Präventionsmaßnahme bei STD stellen die Benachrichtigung, Testung und ggf. Behandlung der Sexualpartner*innen dar. Hierdurch können eine

Tab. 30.1 Klinische Charakteristika ausgewählter bakterieller STD

Infektion/Erkrankung	Erreger	Diagnostik	Komplikationen	Therapie
Urogenitale Chlamydieninfektion	*Chlamydia trachomatis*, Serotypen D–K	PCR aus Abstrich	Reaktive Arthritis, Fitz-Hugh-Curtis-Syndrom, perinatale Infektion des Neugeborenen	Doxycyclin, 7–20 Tage
Gonorrhö	*Neisseria gonorrhoeae*	Mikroskopischer/kultureller Erregernachweis	Disseminierte Gonokokkeninfektion, Gonokokkenkonjunktivitis (Neugeborene!), reaktive Arthritis, Sterilität bei der Frau	Ceftriaxon und Azithromycin bei unkomplizierter Gonorrhö
Syphilis (Lues)	*Treponema pallidum*	PCR, wenn möglich, Such-/Bestätigungs-/Aktivitätstest mittels Antikörpernachweis	Kardiovaskuläre Syphilis (Aortenaneurysma, Mesoaortitis), Neurosyphilis	Penicillin G i.m.

weitere Ausbreitung der Infektion wie auch eine Reinfektion des primär Betroffenen verhindert werden.

Beispiel: Embryo- und Fetopathien durch Infektionserreger

Der Begriff **Embryopathien** bezeichnet alle Fehlbildungen des ungeborenen Kindes, die bis zur 12. Schwangerschaftswoche (SSW) auftreten können. Alle Erkrankungen, die danach auftreten, werden als **Fetopathien** bezeichnet. → Tab. 45.1 im Anhang gibt eine Übersicht über die Klinik ausgewählter Embryo- und Fetopathien.
In der Schwangerschaft wird zwischen **impfpräventablen** und **nicht impfpräventablen Infektionskrankheiten** unterschieden. Diese können wiederum durch Bakterien, Viren oder Parasiten verursacht werden. Vor allem akute Neuinfektionen während der Schwangerschaft haben oftmals weitreichende Folgen für das Kind, da noch keine mütterlichen Antikörper bestehen, welche einen eventuellen Schutz bieten könnten. Chronisch persistierende Infektionen (wie z. B. Hepatitis oder HIV) werden vorrangig perinatal übertragen.
Da Embryo- und Fetopathien durch Infektionserreger eine wichtige und oftmals vermeidbare Krankheitslast darstellen, ist ihre Prävention ein zentraler Bestandteil der Schwangerschaftsvorsorge. Die wichtigsten Formen der Prävention sind die Expositionsprophylaxe (primäre Prävention) und das Antikörperscreening (sekundäre Prävention). Bei der **Expositionsprophylaxe** ist es wichtig, die Schwangere über mögliche Nahrungsmittel-assoziierte Infektionskrankheiten aufzuklären. Die Schwangere sollte auf den Verzehr roher bzw. geräucherter Fleisch- oder Fischgerichte sowie auf Rohmilchprodukte verzichten. Auch sollten Salat, Gemüse und Obst gründlich gewaschen werden, da auch ihnen Bakterien anheften können. Katzen übertragen durch ihren Kot Toxoplasmose. Auch hier ist auf eine gute Hygiene (z. B. regelmäßige Reinigung des Katzenklos durch eine andere Person) zu achten.
Zu Beginn der Schwangerschaft werden einige **Antikörperscreenings** durchgeführt, um den Immunitätsstatus der Schwangeren zu erfassen. Die Dokumentation erfolgt im Mutterpass.

- Der **Röteln-Antikörpersuchtest** wird bei jeder Schwangeren ohne anzunehmende Immunität durchgeführt. Eine Immunität wird bei zwei erfolgten Impfungen in der Vergangenheit angenommen.
- Ein **HIV-Test** wird ebenso durchgeführt. Hierbei wird jedoch lediglich die Durchführung und nicht das Ergebnis dokumentiert.
- Gleiches gilt für die **Lues-Suchreaktion mittels TPHA** (*Treponema-pallidum*-Hämagglutinationstest).
- Falls keine Immunität gegen das Hepatitis-B-Virus durch eine erfolgte Impfung anzunehmen ist, sollte eine **HBsAg-Bestimmung** ab der 32. SSW erfolgen. Bei positivem Ergebnis können eine aktive und passive Hepatitis-B-Immunisierung des Neugeborenen innerhalb von 12 h postnatal eine Übertragung der Erkrankung verhindern.
- Eine **Chlamydieninfektion** in der Schwangerschaft ist mit einem erhöhten Risiko für Frühgeburten und andere Komplikationen assoziiert. Zudem kann es unter der Geburt zu einer Ansteckung des Neugeborenen führen, was bei diesem zu einer Konjunktivitis, Otitis media oder Pneumonie führen kann. Deswegen wird hierauf ebenso untersucht (z. B. mittels Nukleinsäure-amplifizierendem Test aus einer Urinprobe).

Neben diesen Kassenleistungen werden IgG- und IgM-Antikörpernachweise für das Zytomegalievirus, Toxoplasmose, das Varizella-Zoster-Virus und das Parvovirus B19 als **individuelle Gesundheitsleistungen (IGeL)** angeboten. Auch der bakteriologische Abstrich auf B-Streptokokken gegen Ende der Schwangerschaft zählt zu den IGeL-Leistungen. Eine Übertragung von B-Streptokokken auf das Kind kann perinatal erfolgen und bei diesem zu einer Sepsis oder Meningitis führen. Bei einem vorab positiven Abstrich kann eine Antibiotikaprophylaxe unter Geburt diese schwerwiegenden Folgen oftmals verhindern. Je nach Ergebnis aller Untersuchungen muss die Schwangere auf ihr Verhalten achten und der behandelnde Arzt ggf. ein Berufsverbot empfehlen (z. B. für die Arbeit im Kindergarten).

Zusammenfassung

- Der Schutz vor Ansteckung spielt als Primärprävention von Infektionskrankheiten eine zentrale Rolle!
- Da sexuell übertragbare Erkrankungen das Ansteckungsrisiko füreinander erhöhen können, sind hier eine ausführliche Testung und Aufklärung wichtig.
- In der Schwangerschaft ist die Expositionsprophylaxe zur Vorbeugung schädlicher Infektionskrankheit sehr wichtig, sodass jede Schwangere hierüber ausreichend aufgeklärt werden sollte.

Definition

Chronische Erkrankungen zählen in den Industrieländern mittlerweile als größtes Gesundheitsproblem. Ihre Inzidenz nimmt auch in weniger wohlhabenden Ländern stetig zu. Dies kann auf einen veränderten Lebensstil und die steigende Lebenserwartung im demografischen Wandel zurückgeführt werden. Sekundär- und Tertiärprävention nehmen eine wichtige Stellung ein, um Folgen chronischer Erkrankungen zu verhindern oder zumindest abzumildern. Auf chronische psychische Erkrankungen wird im → Kap. 33 näher eingegangen.

Symptome und Folgen chronischer Erkrankungen treten kontinuierlich oder schubweise auf. Der Gemeinsame Bundesausschuss hat Kriterien festgelegt, wann eine chronische Erkrankung als schwerwiegend einzustufen ist (→ Tab. 31.1). Betroffene Patient*innen erhalten finanzielle Entlastungen. Chronische Erkrankungen können als Behinderung anerkannt und mit einem Grad der Behinderung beziffert werden (→ Kap. 27). Der Grad der Behinderung ist dabei in der Regel eine Einzelfallentscheidung und hängt von der individuellen Betroffenheit der Patienten und den damit einhergehenden Einschränkungen ab.

Multimorbidität

Da die Prävalenz von chronischen Erkrankungen mit steigendem Lebensalter zunimmt, leiden vor allem ältere Patienten häufig an mehreren Erkrankungen **(Multimorbidität).** Viele Erkrankungen können sich zudem gegenseitig bedingen oder gemeinsame Risikofaktoren teilen. Bislang fehlt eine genaue Definition von Multimorbidität. Je nach Quelle wird hiervon bei Vorliegen von zwei oder drei chronischen Erkrankungen ausgegangen. Multimorbidität bringt einige Herausforderungen mit sich. Bei der gleichzeitigen Behandlung mit mehreren Medikamenten können Nebenwirkungen zunehmen. Zudem sind in solchen Fällen vermehrt Wechselwirkungen zu beachten und aus den Leitlinien der einzelnen Erkrankungen können sich widersprüchliche Empfehlungen ergeben. Weiterhin führt Multimorbidität nicht nur zu einer erheblichen Einschränkung der Lebensqualität, sondern verursacht auch hohe Kosten im Gesundheitssystem.

Behandlungsansätze

Die Gesetzlichen Krankenkassen bieten für ausgewählte chronische Erkrankungen strukturierte Behandlungsprogramme **(Disease-Management-Programme)** an. Durch Koordination von Ärzt*innen und Therapeut*innen soll die Behandlung verbessert werden. Zudem sollen Patient*innen durch Schulungen in ihrer Krankheitskompetenz und Eigenverantwortung besser gefördert werden. Ein solches Programm wird aktuell für Diabetes mellitus Typ 1 und 2, koronare Herzerkrankungen, Asthma bronchiale, chronisch-obstruktive Lungenkrankheit (COPD) und Brustkrebs angeboten. Weitere Programme, z. B. für Patienten mit Depression oder Rückenschmerzen, sind vom Gemeinsamen Bundesausschuss beschlossen, werden aktuell aber noch von den Krankenkassen vorbereitet.

Herz-Kreislauf-Erkrankungen

Epidemiologie

Herz-Kreislauf-Erkrankungen zählen zu den wichtigsten Todesursachen in Deutschland. Die Studie „Gesundheit in Deutschland aktuell 2014" (GEDA 2014/2015-EHIS) des Robert Koch-Instituts gibt hierüber Auskunft. Sie erhebt im Rahmen des bundesweiten Gesundheitsmonitorings regelmäßig Daten zur epidemiologischen Gesundheitslage in Deutschland. Das nach 2014/2015 erfolgte große Update (GEDA 2019/2020-EHIS) ist bereits teilweise publiziert.

Hypertonie In Deutschland leidet etwa jeder dritte Erwachsene unter Bluthochdruck. Unter 65 Jahren sind Männer deutlich häufiger betroffen, während das Geschlecht bei den über 65-Jährigen keinen Unterschied mehr macht.

Koronare Herzkrankheit Die Prävalenz der KHK steigt mit zunehmendem Alter rasch an. Ab 75 Jahren leidet etwa jede sechste Frau und jeder vierte Mann hierunter. Unter 45 Jahren liegt diese Prävalenz bei beiden Geschlechtern noch deutlich unter 1%. Vor allem bei Frauen fallen Unterschiede je nach Bildungsgruppe auf, sodass Frauen einer niedrigeren Bildungsgruppe eine höhere Prävalenz als Frauen einer höheren Bildungsgruppe aufweisen. Bei Männern sind diese Unterschiede weniger deutlich.

Schlaganfall Dieser zählt in Deutschland zu den zweithäufigsten Todesursachen. Auch bei nichtletalem Ausgang verursachen Schlaganfälle einen erheblichen Anteil an Behinderungen im Erwachsenenalter. Ab 75 Jahren liegt ihre Prävalenz bei etwa 6 %, wobei keine deutlichen Geschlechterunterschiede beobachtet werden können.

Herzinfarkt Die Prävalenz von Herzinfarkten ist zwar bei Männern höher, bei Frauen sind sie jedoch mit einer höheren Letalität verbunden. Dieser Geschlechterunterschied in der Letalität kann an einer unterschiedlichen Symptomausprägung liegen (z. B. geben Frauen eher Oberbauchbeschwerden an, während Männer Brustschmerz mit Ausstrahlung in den linken Arm äußern), was die Diagnostik erschweren und die Therapie verzögern kann.

Prävention

Die Primärprävention von Herz-Kreislauf-Erkrankungen ist ein wichtiges Ziel. Interventionen sollen Risikoverhalten minimieren und gesundheitsförderliches Verhalten stärken. **Präventionsprogramme** zur Förderung einer gesunden Lebensweise, ausreichender Bewegung und einer bewussten Ernährung beginnen bereits in der Schule.

Auf individueller Ebene wird die Prävention dem individuellen kardiovaskulären Gesamtrisiko der Patient*innen angepasst. Je höher das individuelle Risiko bzw. die entsprechenden Risikofaktoren sind, desto intensiver die präventiven Maßnahmen (→ Tab. 31.2).

Es wird empfohlen, eine Risikoeinschätzung v. a. bei Patient*innen mit vorliegenden Risikofaktoren durchzuführen und diese alle 5 Jahre zu wiederholen. Für eine solche Einschätzung kann auf **validierte Bewertungssysteme,** wie z. B. das **SCORE** (*Systemic Coronary Risk Evaluation*), zurückgegriffen werden (→ Abb. 31.1).

In die Bewertung fließen das Geschlecht, das Alter, der Nikotinkonsum, der Blutdruck sowie das Gesamtcholesterin ein. Sie können für gefährdete Patient*innen, nicht jedoch für bereits Erkrankte, verwendet werden. Es werden unterschiedliche

Tab. 31.1 Schwerwiegende chronische Erkrankung (gemäß der Richtlinie des Gemeinsamen Bundesausschusses zur Umsetzung der Regelung in § 62 für schwerwiegend chronisch Erkrankte) [W257]

Als schwerwiegend chronisch krank gilt, wer ...	
	seit mindestens einem Jahr mindestens einen Arztbesuch pro Quartal wegen derselben Krankheit tätigt
und	pflegebedürftig (nach Pflegegrad 3,4 oder 5) ist
oder	einen Grad der Behinderung von mindestens 60 hat
oder	eine Minderung der Erwerbsfähigkeit von mindestens 60 hat
oder	einer kontinuierlichen medizinischen Versorgung bedarf, ohne die es zu einer lebensbedrohlichen Verschlimmerung der Erkrankung kommen kann oder ohne die die Lebenserwartung bzw. Lebensqualität erheblich eingeschränkt würde.

Tab. 31.2 Kardiovaskuläre Risikofaktoren

	Risikofaktor	Ziele
Nicht beeinflussbare	Alter	
	Geschlecht	
	Genetische Veranlagung	
Beeinflussbare	Rauchen	Vollständiger Nikotinverzicht
	Ernährung	Wenig gesättigte Fettsäuren, dafür mehr Vollkornprodukte, Gemüse, Früchte und Fisch
	Adipositas	BMI 20–25 kg/m², Taillenumfang < 94 cm bei Männern oder < 80 cm bei Frauen
	Bewegungsmangel	Mindestens 150 min pro Woche mäßiges Fitnesstraining oder 75 min pro Woche intensives Fitnesstraining
	Alkoholkonsum	Möglichst Verzicht
	Hypertonie	RR < 140/90 mmHg
	Dyslipidämie	Keine festen Zielparameter, jedoch LDL < 3 mmol/l, HDL-C > 1 mmol/l (Männer) bzw. > 1,2 mmol/l (Frauen) und Triglyzeride < 1,7 mmol/l als Marker für ein niedriges Risiko
	Diabetes mellitus	HbA1c < 7 %
Weitere	Sozioökonomische Faktoren	
	Psychosoziale Faktoren	

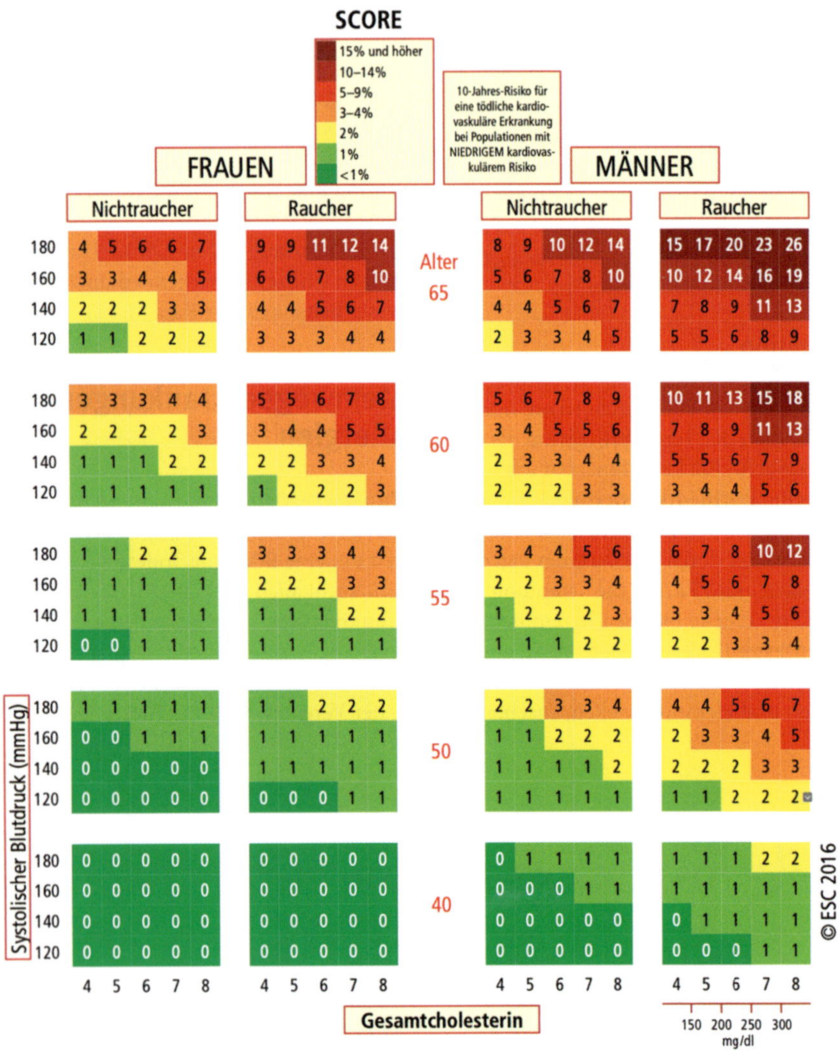

Abb. 31.1 SCORE-Bewertungssystem [W854-019]

Bewertungen für Länder mit hohem und Länder mit niedrigem kardiovaskulärem Risiko herangezogen.

Personen mit einem errechneten SCORE < 5 % werden mit einem niedrigen bis mittleren Risiko bewertet. Ihnen sollte eine Beratung angeboten werden, um durch einen gesunden Lebensstil weiterhin in dieser Gruppe zu bleiben. Personen mit einem errechneten SCORE zwischen 5 und 10 % werden mit einem hohen Risiko bewertet. Sie sollen intensiv zu ihrem Lebensstil und ihren Risikofaktoren beraten werden. Zudem eignen sie sich ggf. für eine medikamentöse Therapie. Als Personen mit sehr hohem Risiko werden solche mit einem SCORE ≥ 10 % eingeschätzt. Sie sollten dringend medikamentös eingestellt werden. Trotz dieser definierten Schwellen sollte jede Beratung durch den Arzt individuell und v. a. in Hinblick auf das Alter erfolgen.

Auf der **Bevölkerungsebene** eignen sich reglementierende Maßnahmen, um den Zugang zu einem gesunden Lebensstil zu bahnen. Hierzu können Subventionierungen von gesunden Lebensmitteln sowie Zugangsbeschränkungen und Besteuerungen von Nikotin- und Alkoholwaren zählen. Auch sollten Lebensmittel in Bezug auf ihren Gehalt an Salz, gesättigten Fettsäuren und Zucker ausreichend gekennzeichnet werden. Dies sollte vor allem im Settingansatz (z. B. Cafeteria von Schulen und Arbeitsstätten) beachtet werden. Die Landschafts- und Städtegestaltung sollte so erfolgen, dass Bewegung möglichst einfach in den Alltag zu integrieren ist (z. B. ausreichend Fahrradwege). Aufklärungskampagnen und Zugang zu Fitnessgruppen (ggf. mit besonderem Bezug zu kardiovaskulären Erkrankungen) können hier die Sportausübung erleichtern.

Diabetes mellitus

Ätiologie und Epidemiologie

Je nach Pathogenese wird der Diabetes mellitus in zwei unterschiedliche Typen unterteilt. Während der **Typ 1** bei Kindern, Jugendlichen und jungen Erwachsenen auftritt, entwickelt sich der **Typ 2** erst im Verlauf des Lebens und überwiegt im Erwachsenenalter deutlich den Typ 1. Der **Schwangerschaftsdiabetes** kann dabei als Sonderfall auftreten. Er bildet sich nach der Schwangerschaft in der Regel zurück, erhöht aber das Risiko für die spätere Entwicklung eines Diabetes. Aktuell werden in Deutschland etwa 500.000 Erwachsene pro Jahr neu mit einem Diabetes diagnostiziert. Zur Verbesserung der Einschätzung der Inzidenz unterhält das Robert Koch-Institut (RKI) ein **Diabetes-Surveillance-System.** Der Typ 1 entwickelt sich basierend auf Autoimmunprozessen, während der Typ 2 seine Ursache meist im metabolischen Syndrom hat (→ Abb. 31.2).

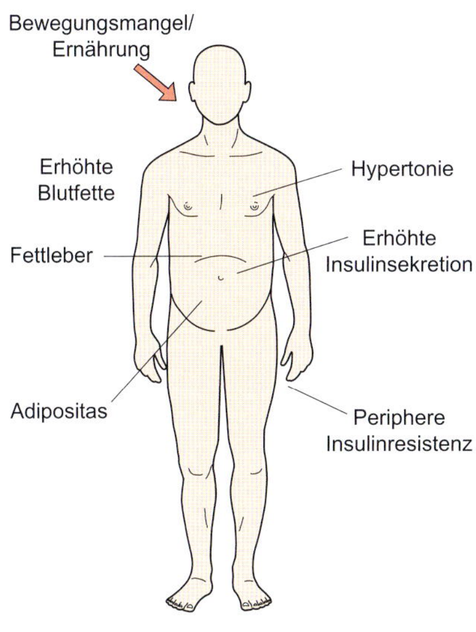

Abb. 31.2 Das metabolische Syndrom [L143/P1065]

Prävention

Die Primärprävention durch Steigerung der körperlichen Aktivität sowie einer gesunden Ernährung gestaltet sich ähnlich wie bei den kardiovaskulären Erkrankungen (siehe oben). Da Diabetes zu zahlreichen **Folgeschäden** führen kann, nehmen auch die Sekundär- und Tertiärprävention einen wichtigen Stellenwert ein.
Patient*innen werden in Schulungen zur gesunden Ernährung sowie durch Sportprogramme intensiv dabei unterstützt, einen möglichst gesunden Lebensstil zu führen. Dadurch können sie ihr Krankheitsgeschehen aktiv beeinflussen.

Erkrankungen des Bewegungsapparats

Ätiologie und Epidemiologie

Rücken- und/oder Nackenschmerzen sind ein weit verbreitetes Problem und können die Lebensqualität erheblich einschränken. In einer Querschnittstudie des RKI im Jahr 2019/20 gaben 61,3 % der Befragten an, in den vergangenen 12 Monaten an Rückenschmerzen gelitten zu haben (Krankheitslast-Studie BURDEN 2020 des RKI). Etwa jeder Siebte leidet dabei unter chronischen Rückenschmerzen. Beim Großteil der Patient*innen handelt es sich um nichtspezifische Rückenschmerzen. Das heißt, dass keine anatomische bzw. organische Ursache als Korrelat der Beschwerden festgestellt werden kann. Risikofaktoren können einerseits die Entstehung von Rückenschmerzen fördern und andererseits ihre Chronifizierung begünstigen. Im Fokus stehen dabei arbeitsbedingte Fehlbelastungen (Heben, Tragen etc.) sowie Bewegungsmangel. Es können jedoch auch psychische Faktoren in der Genese der Beschwerden eine Rolle spielen. Hierzu zählen Unzufriedenheit am Arbeitsplatz, Konflikte und fehlende Anerkennung. Zudem ist ein niedriger sozioökonomischer Status häufiger mit Rückenschmerzen verknüpft.

Prävention

Im Mittelpunkt der Prävention stehen der Umgang mit Rückenschmerzen und Maßnahmen der Tertiärprävention. Es wird versucht, Rückenschmerzen möglichst durch eine **Entmedikalisierung,** also eine Reduktion des Schmerzmittelkonsums, zu begegnen und durch Stärkung der eigenen Muskelkraft und Fitness die Symptome zu lindern. Eigene Fitnessprogramme zur Rückengesundheit setzen sich dabei auch mit psychosozialen Faktoren, wie z. B. Ängsten und Hemmschwellen, auseinander.

Krebserkrankungen

Epidemiologie

Durch das steigende Alter der Bevölkerung nimmt auch die Prävalenz an Krebserkrankungen zu. Auch wenn sich die onkologischen Therapien ständig verbessern, nimmt die absolute Zahl an Todesfällen durch Krebserkrankungen ebenfalls zu. Durch unterschiedliche Krebsregister auf Bundes- und Länderebene werden diese Trends statistisch erfasst. Während bei Männern das **Prostatakarzinom** die häufigste Entität der Tumorneuerkrankungen darstellt, ist dies bei den Frauen das **Mammakarzinom** (→ Abb. 31.3, → Kap. 24).

Prävention

Die Primärprävention gestaltet sich aufgrund zahlreicher Tumorentitäten sehr unterschiedlich. Risikofaktoren, wie z. B. Nikotinkonsum oder Sonneneinstrahlung, sollen auf der Individualebene vermieden werden. Ein relevanter Anteil an Krebserkrankungen kann zudem auf berufliche Expositionen mit Gefahrstoffen zurückgeführt werden. Hier ist eine betriebliche Prävention unabdingbar. Eine weitere wichtige Rolle spielt die Sekundärprävention. Durch **Früherkennung** lassen sich Krebserkrankungen frühzeitiger erkennen und somit besser behandeln (→ Kap. 8).

Atemwegserkrankungen und Allergien

Chronisch-obstruktive Lungenerkrankung (COPD) Bei COPD handelt es sich weltweit um eine führende Todesursache. Sie verursacht auch in Deutschland eine hohe Krankheitslast. Unterschiedliche Definitionen bzw. unterschiedliche diagnostische Standards haben die Prävalenzangaben in der Vergangenheit erschwert. Gemäß der GEDA 2014/2015-EHIS (siehe oben)

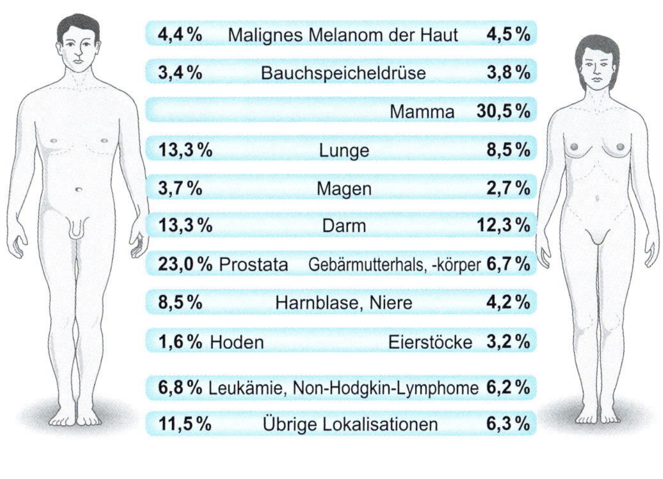

Abb. 31.3 Prozentuale Verteilung maligner Erkrankungen bei Männern und Frauen in Deutschland, 2019 [L106/X221-022]

wird diese in Deutschland auf etwa 6 % geschätzt. Während früher noch deutlich mehr Männer betroffen waren, findet sich heute kein eindeutiger Geschlechterunterschied mehr. Neben dem Rauchen zählen Innen- und Außenluftverschmutzung sowie Luftschadstoffexposition (besonders beruflich!) zu weiteren Risikofaktoren für die Ausbildung einer COPD. Da das Rauchen jedoch den wichtigsten Risikofaktor darstellt, zählt seine Vermeidung zur wichtigsten Präventionsstrategie.

Asthma bronchiale Neben der COPD zählt das Asthma bronchiale zu einer weiteren wichtigen chronischen Lungenerkrankung. Durch temporäre Verengungen der Bronchien können Symptome wie Atemnot und Kurzatmigkeit entstehen. Bei Kindern und Jugendlichen liegt die Prävalenz bei 4 % und bei Erwachsenen bei 6 % (gemäß GEDA 2014/2015-EHIS). Die Genese des Asthmas wird als multifaktoriell angesehen. Eine Vielzahl an genetischen und Umweltfaktoren prägen die Ausbildung der Lunge und ihres Immunsystems. Präventive Maßnahmen auf Individualebene entsprechen denen bei Allergien und werden im Folgenden beschrieben.

Allergien Bei Allergien handelt es sich um überschießende Reaktionen des Immunsystems auf äußere Umweltstoffe (sog. Allergene). Je nach Aufnahmeweg können Allergene unterschiedliche Organsysteme betreffen (inhalativ über die Atemwege, über Haut und Schleimhäute oder den Magen-Darmtrakt). Allergien werden immer häufiger. In Deutschland leidet aktuell etwa jeder dritte unter einer Allergie. Frauen sind dabei häufiger betroffen als Männer. Erwachsene der oberen Bildungsgruppe geben häufiger allergische Beschwerden an als Erwachsene der unteren Bildungsgruppe. Unterschiedliche Faktoren werden für den Anstieg der Prävalenz als ursächlich angesehen. (GEDA 2014/2015-EHIS)

Die **Hygienehypothese** basiert auf Beobachtungen, dass Allergien v. a. in den Industrieländern und unter Stadtbewohnern zugenommen haben. Sie besagt, dass der Kontakt und somit die Auseinandersetzung mit Allergenen die Ausbildung des Immunsystems prägen und einen wichtigen protektiven Faktor für spätere Allergien darstellen. Durch eine zu strenge Hygiene kann sich das Immunsystem nicht ausreichend entwickeln und reagiert später durch allergische Reaktionen.

Im Verlauf wurde hieraus die **Biodiversitätshypothese** entwickelt. Diese besagt, dass nicht die Menge, sondern die Diversität der Allergenexposition den treibenden Faktor bei der Ausbildung eines gesunden Immunsystems formt.

Risikofaktoren, die die Entstehung von Allergien begünstigen sollen, werden auch unter dem Begriff **Western Lifestyle** zusammengefasst. Hierzu zählen:

- Trend zu kleineren Familiengrößen und zur Einkindfamilie
- Urbanes Wohnumfeld und Luftverschmutzung
- Tabakrauchen der Eltern

Weiterhin wird angenommen, dass auch der Klimawandel den Anstieg der Allergieprävalenz vorantreibt. Durch den Anstieg der Jahresmitteltemperatur sowie eine gesteigerte atmosphärische CO_2-Konzentration nimmt die Pollenproduktion einiger Pflanzen besonders in Städten zu.

Auf der Individualebene werden folgende Faktoren als protektive Faktoren zur Prävention von Allergien anerkannt:

- Ausgewogene und abwechslungsreiche Ernährung der Mutter während Schwangerschaft und Stillzeit
- Stillen des Kindes mindestens bis zum 4. Monat
- Ausreichend Lüften, hohe Luftfeuchtigkeit in Innenräumen vermeiden (Schimmelpilzsporen!)
- Rauchen (auch passiv) sollte vermieden werden.

Auf der Bevölkerungsebene sollten Allergien bei der städtischen Bepflanzungsplanung beachtet werden. Die Stiftung Deutscher Polleninformationsdienst (PID) betreibt ein Pollenmonitoring, welches eine Aussage über die zu erwartende Pollenbelastung zulässt.

Zusammenfassung

- Der Anteil an chronisch Erkrankten nimmt stetig zu – chronische Erkrankungen stellen den Großteil der Krankheitslast in Deutschland dar!
- Disease-Management-Programme sollen als strukturierte Behandlungsprogramme die medizinische Betreuung verbessern.
- Viele chronische Erkrankungen teilen ähnliche Risikofaktoren: Rauchen, Alkoholkonsum, ungesunde Ernährung, Adipositas und Bewegungsmangel. Ein gesunder Lebensstil ist zur Primärprävention somit sehr wichtig!
- Herz-Kreislauf-Erkrankungen zählen zu den wichtigsten Todesursachen in Deutschland.
- Durch Früherkennungsprogramme können Krebserkrankungen früher erkannt und eher behandelt werden.

→ 32 Unfälle und Verletzungen

Definition

Unfälle und Verletzungen verursachen eine erhebliche Krankheitslast in Deutschland und weltweit. Hierbei müssen unbeabsichtigte Verletzungen von beabsichtigten unterschieden werden. Letztere geschehen beispielsweise durch interpersonelle Gewalt oder Selbstverletzung. Die Epidemiologie von Unfällen und Verletzungen lässt sich in Deutschland nur sehr lückenhaft und aus unterschiedlichen Quellen erfassen. **Arbeitsunfälle** werden durch die Unfallversicherungsträger erfasst, **tödliche Unfälle** durch die Todesursachenstatistik und **Verkehrsunfälle** durch die Verkehrsunfallstatistik. **Unfälle im Haushalt oder der Freizeit** werden hingegen nicht systematisch erfasst. Einzelne bevölkerungsbasierte Studien (wie z. B. die KiGGS) versuchen, diese Lücken zu schließen.

Haddon-Matrix

Die Haddon-Matrix wurde 1970 durch William Haddon entwickelt und klassifiziert die Ursachen von Unfällen (→ Abb. 32.1). Es finden persönliche Faktoren (*human factors*), Faktoren des Überträgers (*vehicles and equipment factors*) und Faktoren der Umwelt (*environmental factors*) Beachtung. Der Unfallhergang selbst wird zeitlich in einen Anteil vor dem Ereignis (*pre-event*), während des Ereignisses (*event*) und nach dem Ereignis (*post-event*) eingeteilt. Anhand dieser Matrix können Unfälle und ihre Risikofaktoren besser erkannt werden. Hierdurch soll das Finden möglicher präventiver Maßnahmen strukturiert und erleichtert werden. In der Prävention sind in der Regel vorrangig Faktoren vor dem Ereignis relevant, da diese selbst das Ereignis verhinderbar machen. Faktoren während des Ereignisses (z. B. Sicherheitsgurt, Airbag) können die Auswirkungen und Unfallfolgen abmildern. Faktoren nach dem Ereignis beziehen sich auf die Qualität der anschließenden Versorgung, von der die Prognose des Verunfallten abhängt.

Prävention von Unfällen und Verletzungen bedeutet in der Regel Primärprävention!

Arbeitsunfälle

Ein Arbeitsunfall ist als solcher definiert, wenn er sich während der Arbeit oder auf direktem Weg zur bzw. von der Arbeitsstätte nach Hause **(Wegeunfall)** ereignet. Ein Unfall aus innerer Ursache heraus, wie z. B. eine Synkope aufgrund einer Herzerkrankung, wird als **Gelegenheitsursache** und nicht als Arbeitsunfall gewertet, auch wenn diese während der Arbeit geschieht. In Deutschland ist jeder Arbeitsunfall meldepflichtig, der eine Krankmeldung von mehr als 3 Tagen nach sich zieht oder zum Tod geführt hat. Durch diese Meldepflicht lässt sich die Epidemiologie von Arbeitsunfällen gut erfassen. Im Jahr 2019 wurden insgesamt 871.547 Arbeitsunfälle und 186.672 Wegeunfälle gemeldet. Die Prävention von Arbeitsunfällen ist Aufgabe der einzelnen Betriebe. Diese haben genaue Richtlinien für den Arbeitsschutz, welcher ggf. auch individuell beurteilt werden kann. Zwei wichtige Faktoren haben in der Vergangenheit zum Rückgang von Arbeitsunfällen geführt:

- Viele gefährliche Arbeitsschritte im Produktionssektor konnten durch Maschinen übernommen werden, sodass insgesamt weniger Menschen in gefährdeten Arealen tätig sind.
- Die Arbeitssicherheit konnte durch erhöhte Schutzmaßnahmen und strengere Kontrollen ihrer Umsetzung deutlich verbessert werden.

	Human factors	Vehicles and equipment factors	Environmental factors
pre-event	Fahrkönnen Risikobereitschaft Einfluss von Alkohol und anderen Substanzen Vorerkrankungen Zeitdruck	Ausstattung des Autos (Sicherheits- und Assistenzsysteme, Wartung etc.)	Beschaffenheit der Fahrbahn Sichtweite/Wetter Verkehrslage Geschwindigkeitsbegrenzung
event	Handlungserfahrung/ -schnelligkeit	Sicherheitsgurte Airbags	Leitplanke Gestaltung der Umgebung
post-event	Selbstrettung Hilferuf absetzen	Fahrzeug gut zugänglich (Unfallrettung)	Zugänglichkeit des Unfallortes Distanz zur Klinik

Abb. 32.1 Haddon-Matrix am Beispiel eines Autounfalls [L143/P1065]

Freizeitunfälle

Im mittleren Lebensalter stehen **Sportunfälle** im Vordergrund. Diese betreffen eher Männer als Frauen. Dies kann daher kommen, dass Männer eher zu gefährlichen Sportarten neigen und nach Verletzungen schneller wieder mit dem Sport beginnen. Die häufigsten Sportunfälle entstehen beim Fußballspielen, gefolgt vom Skifahren und Inlineskating. Sowohl beim Fußballspielen wie auch beim Skifahren dominieren Knieverletzungen. Für die **Prävention von Sportunfällen** gibt es vier Ansatzpunkte:

- Sportpraktische Maßnahmen (Training, körperliche Fitness, Muskelkraft)
- Ausrüstung und Sportstätten (adäquate Ausrüstung, Protektoren, passendes Schuhwerk, Sicherungsmatten, z. B. beim Turnen)
- Organisatorische und politische Maßnahmen (Regelwerke, Schiedsrichter, Fairplay-Kampagnen, TÜV-Prüfung von Sport- und Freizeitgeräten)
- (Medizinische) Betreuung (Physiotherapie, Ernährungsberatung, Tauglichkeitsuntersuchungen wie z. B. die Tauchtauglichkeit)

Unfälle bei Kindern und Jugendlichen

Unfälle und Verletzungen sind vor allem im Kindes- und Jugendalter ein großes Problem. Sie stellen den häufigsten Grund einer ärztlichen Behandlung im Krankenhaus dar. Jedes sechste Kind zwischen dem 1. und 17. Lebensjahr war 2017 aufgrund eines Unfalls in ärztlicher Behandlung. Zudem sind Unfallverletzungen bei Kindern die **häufigste Todesursache.** Jungen sind von Unfällen häufiger betroffen als Mädchen. Jüngere Kinder verletzen sich hauptsächlich im Haushalt, während ältere Kinder zunehmend Unfälle in der Freizeit oder in der Schule erleiden. Verkehrsunfälle sind mit der größten Unfallschwere verbunden.

Typische Unfälle von Kindern und Jugendlichen im Haushalt sind Stürze (z. B. vom Wickeltisch), Verbrennungen, Verbrühungen, Vergiftungen, Verätzungen und Ertrinken.

Kinder haben bis etwa zum 5. Lebensjahr ein **statisches Gefahrenbewusstsein,** welches sie nicht auf eine gegenwärtige Gefährdung übertragen können. Ab dem 5. Lebensjahr entwickelt das Kind dann ein eigenes Gefahrenbewusstsein, in dem es eigenständig individuelle Gefahrensituationen erkennen kann. Ab etwa 9–10 Jahren kann das Kind vermehrt vorbeugende Maßnahmen verstehen und anwenden. Gemäß dieser kindlichen Entwicklung müssen in der Prävention von kindlichen Unfällen und Verletzungen drei Präventionsstufen beachtet werden (→ Abb. 32.2).

Die Bundesarbeitsgemeinschaft **„Mehr Sicherheit für Kinder" (BAG)** unternimmt unterschiedliche Maßnahmen, um die Prävention von Unfällen und Verletzungen im Kindesalter zu verbessern. Zudem wurde die „Servicestelle Kinderunfallprävention" eingerichtet, um unterschiedliche Projekte zu vermitteln und Daten zentral zu sammeln. Zu solchen Projekten zählen beispielsweise Schulungen von pädagogischen Fachkräften, damit diese besser verstehen, welche Gefahren z. B. im Kindergarten beachtet werden müssen. Auch können werdende Eltern in Säuglingspflege- und Erste-Hilfe-Kursen lernen, Unfällen vorzubeugen. Am 10. Juni findet jährlich der Kindersicherheitstag mit wechselnden Themenschwerpunkten statt. Dies soll die öffentliche Wahrnehmung fördern und den Eltern Zugang zu Informationen und Programmen erleichtern.

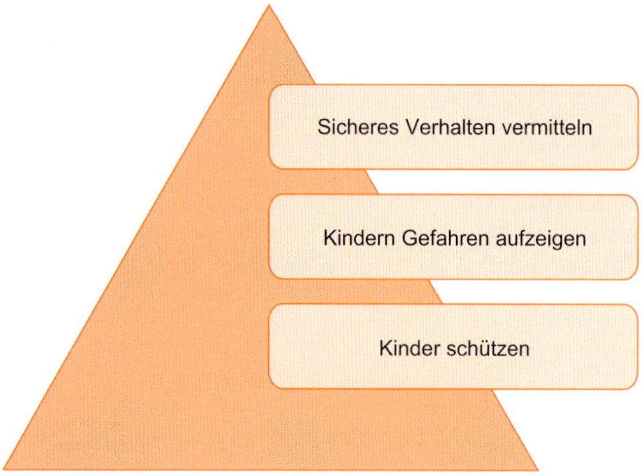

Abb. 32.2 Prävention kindlicher Unfälle [L143/P1065]

Unfälle im höheren Lebensalter

Menschen im höheren Lebensalter verunglücken meist im **eigenen Haushalt.** Dabei geschehen Unfälle häufig im Badezimmer (z. B. in der nassen Dusche) oder im Garten. Viele Unfälle passieren auch bei Bewegungen auf der Stelle (z. B. Anziehen, Aufstehen, Hinsetzen). Die Unfallschwere ist bei älteren Menschen erhöht. Hinzu kommen zahlreiche Sturzunfälle in Krankenhäusern und Pflege- oder Altersheimen. Eine große Querschnittstudie aus den Jahren 2006 bis 2013 konnte zeigen, dass von älteren Patienten, die im Krankenhaus behandelt werden, jeder fünfte innerhalb von 2 Wochen stürzt. Im Pflegeheim war es sogar jeder vierte (Lahmann 2014). Ursachen hierfür sind unter anderem Multimorbidität, Verschlechterung des Visus, der Statik und der Reaktionsgeschwindigkeit sowie Mangelernährung und Dehydratation. Wichtige präventive Maßnahmen beinhalten somit, die Mobilität möglichst lange zu erhalten und zu fördern. Eine Polypharmazie sollte vermieden werden. Auch kann das häusliche Umfeld sicherer gestaltet werden, indem es eine gute Beleuchtung gibt, Teppichfalten vermieden werden sowie Antirutschmatten und Haltegriffe im Badezimmer verwendet bzw. angebracht werden.

Zusammenfassung

- Jüngere Kinder und Menschen im höheren Lebensalter verletzen sich vor allem im eigenen Haushalt. Gefahrenquellen zu erkennen und zu vermeiden, ist hier der wichtigste Bestandteil der Primärprävention!
- Arbeitsunfälle sind meldepflichtig und somit epidemiologisch gut erfasst.
- Bei Kindern entwickelt sich erst mit der Zeit ein Gefahrenbewusstsein. Präventionsmaßnahmen müssen sich dieser Tatsache anpassen.

33 Psychische Gesundheit

Definition
Psychische Gesundheit beschreibt den Zustand seelischen Wohlbefindens. Sie ist eine wichtige Voraussetzung für eine gute soziale Teilhabe, Produktivität und Leistungsfähigkeit. Somit trägt die psychische Gesundheit maßgeblich zur Lebensqualität bei. Die **soziale Integration** ist ein wichtiger Bestandteil der psychischen Gesundheit, da sie von ihr abhängt und diese auch wiederum bedingt.

Depression

Eine Depression fasst akute, chronische und rezidivierende Krankheitsbilder zusammen, die mit Niedergeschlagenheit, Interessensverlust und/oder vermindertem Antrieb einhergehen. Es wird angenommen, dass Depressionen auf dem Boden multifaktorieller Ursachen (biologisch, psychisch, sozial) entstehen. Durch bevölkerungsbasierte Studien wie dem **European Health Interview Survey (EHIS)** können regelmäßig Daten zur Prävalenz der Depression innerhalb der europäischen Länder erfasst und verglichen werden. Hierbei zeigt sich in Deutschland eine höhere Prävalenz an leichten depressiven Symptomen als im europaweiten Durchschnitt (9,2 % vs. 6,6 % im Jahr 2014/15). Die Prävalenz von schweren Depressionen unterscheidet sich nicht. Frauen und jüngere Männer sind in Deutschland häufiger betroffen. Über die Jahre hinweg hat sich die Prävalenz der Depression als stabil erwiesen, auch wenn die Inanspruchnahme von ambulanten Diagnostik- und Therapiemöglichkeiten steigt. Dies lässt vermuten, dass die Schwelle, ärztliche bzw. psychologische Hilfe in Anspruch zu nehmen, stetig kleiner wird.

Angststörungen

Angststörungen bezeichnen übermäßige körperliche und seelische Reaktionen auf einen nicht verhältnismäßigen Reiz. Zu solchen Reaktionen können Herzrasen, Schwitzen, Schwindel, Übelkeit oder Unruhe zählen. Angststörungen zählen zu den häufigsten psychischen Erkrankungen. Die Lebenszeitprävalenz wird in internationalen Studien mit 14–29 % angegeben (Kessler et al. 2005, Somers et al. 2006). Die 12-Monatsprävalenz betrug in Deutschland im Jahr 2010 15,3 % für alle Angststörungen (Jacobi et al. 2014). Frauen sind häufiger als Männer betroffen. Die höchste Prävalenz findet sich in der Altersgruppe von 18–34 Jahren. Angststörungen können zusammen mit anderen psychischen Erkrankungen, wie z. B. Depressionen und Suchterkrankungen, auftreten.
Zudem können sich Angststörungen bereits im Kindes- und Jugendalter manifestieren. Als Risikofaktoren für eine Chronifizierung gelten ein früher Krankheitsbeginn, andere gleichzeitig vorliegende psychische Erkrankungen sowie ein niedriger Bildungsstand.

Suchterkrankungen

Suchterkrankungen sind in Deutschland häufig (→ Tab. 33.1). Sie können sich auf stoffgebundene und nicht stoffgebundene Verhaltensweisen beziehen.
Während die **Nikotinabhängigkeit** die größte Prävalenz aufweist, ist die **Alkoholabhängigkeit** der häufigste Grund für eine ambulante Behandlung.
Gesundheitsschädlicher Alkoholkonsum gilt als wichtiger Risikofaktor zahlreicher Erkrankungen.

> Der Grenzwert für einen riskanten Alkoholkonsum liegt bei 10 g/Tag für Frauen und bei 20 g/Tag für Männer.

In der Altersgruppe zwischen 45 und 64 Jahren ist riskanter Alkoholkonsum am weitesten verbreitet. Männer weisen einen höheren Konsum als Frauen auf. Frauen höherer Bildungsgruppen weisen wiederum eine höhere Prävalenz für riskanten Alkoholkonsum auf als Frauen niedriger Bildungsgruppen. Auch wenn sich der Alkoholkonsum in den letzten Jahren insgesamt als rückläufig gezeigt hat, liegt Deutschland weiterhin über dem europäischen Durchschnitt.

Demenzerkrankungen

Demenzerkrankungen sind durch den meist fortschreitenden Abbau und Verlust höherer kortikaler Funktionen geprägt. Dies führt unter anderem zu Störungen von Gedächtnis, Orientierung, Denken und Sprache. Eine Demenz kann primär oder sekundär als Folge einer Infektionserkrankung, eines Substanzmissbrauchs oder eines Traumas auftreten. Die Zahl der Demenzkranken in Deutschland wurde im Jahr 2018 auf 1,6 Millionen geschätzt. Jährlich kommen etwa 300.000 Neuerkrankungen hinzu. Auch wenn die Demenzprävalenz und -inzidenz altersstandardisiert als stabil eingeschätzt werden, wird erwartet, dass sich die Anzahl an Demenzkranken aufgrund des demografischen Wandels bis 2050 fast verdoppelt. Demenzerkrankungen stellen somit ein wichtiges Thema der Public Health dar.
Das Lebensalter gilt als wichtigster Risikofaktor für Demenzen. Auch andere Faktoren, wie z. B. Bewegungsmangel, ungesunde Ernährung und Tabakkonsum, sind an der Genese der Erkrankung beteiligt. Präventionsmaßnahmen sollen die Krankheitsentwicklung verlangsamen, sodass eine leichte kognitive Störung idealerweise nicht zu einer manifesten Demenzerkrankung wird. Hierfür sollen auf der Individualebene kardiovaskuläre Risikofaktoren (Blutdruck, Blutfette, Gewicht, Blutzucker) eingestellt und Lebensstilfaktoren (Bewegung, Ernährung, Nikotinverzicht) zu einem gesünderen Leben hin gestärkt werden. Zudem sollte es eine ausreichende Versorgung mit Hilfsmitteln wie Hörgeräten oder Brillen geben, da diese nicht nur bereits vorhandene Einschränkungen ausgleichen, sondern auch das Risiko einer Demenzentwicklung positiv beeinflussen können (Pabst et al. 2021, Littlejohns et al. 2022). Spezifische Bewegungsprogramme wirken sich positiv auf den Erkrankungsverlauf aus.

Psychische Gesundheit bei Kindern und Jugendlichen

Zu den psychischen Auffälligkeiten im Kindes- und Jugendalter gehören emotionale Probleme, Verhaltensprobleme (auch mit Gleichaltrigen), Hyperaktivität sowie Aufmerksamkeitsdefizite. Sie alle haben einen großen Einfluss auf die seelische und körperliche Entwicklung des Kindes und

Tab. 33.1 Prävalenz von Suchterkrankungen in Deutschland (Epidemiologischer Suchtsurvey 2018)

Abhängigkeit von:	Anzahl der Betroffenen
Nikotin	12 Millionen
Alkohol	1,6 Millionen
Medikamenten	2,3 Millionen
Cannabis und anderen illegalen Drogen	600.000
Glücksspiel	560.000

können auch noch im Erwachsenenalter zu langfristigen Beeinträchtigungen führen. Zwischen den Jahren 2014 und 2017 zeigte sich die Prävalenz für psychische Auffälligkeiten gemäß dem Symptomfragebogen *Strengths and Difficulties Questionnaire* (SDQ) bei Kindern und Jugendlichen bei 16,9 % (KiGGS Welle 2). In den Altersgruppen zwischen 3 und 14 Jahren sind Jungen häufiger betroffen als Mädchen. Zudem sind Kinder und Jugendliche aus Familien mit einem niedrigen sozioökonomischen Status deutlich häufiger betroffen. Psychische Auffälligkeiten scheinen bei Jungen etwas früher als bei Mädchen zu entstehen (Übergang Vorschul- in Grundschulalter vs. Übergang Grundschul- in Jugendalter).
Unter den ambulanten Inanspruchnahmen einer Psychotherapie im Kindes- und Jugendalter gehörten im Jahr 2019 Reaktionen auf schwere Belastungen und Anpassungsstörungen mit 23 % zu den häufigsten Diagnosen, gefolgt von depressiven Episoden (14,3 %), emotionalen Störungen des Kindesalters (13,6 %), anderen Angststörungen (7,6 %) und phobischen Störungen (6,4 %) (Barmer Arztreport 2021).
Besonders in der Schule können sich durch diese Diagnosen deutliche Probleme ergeben, da sich betroffene Kinder nicht trauen, sich mündlich zu beteiligen, oder gar Probleme haben, sich in die Gruppe der Gleichaltrigen sozial zu integrieren. Dies kann die Leistung der Kinder und ihren späteren Bildungsweg nachhaltig negativ beeinflussen.

Prävention

In der **Primärprävention** sollten vorrangig Risikofaktoren vermieden und Resilienz gestärkt werden (→ Abb. 33.1). **Resilienz** bezeichnet die individuelle Fähigkeit, körperliche oder seelische Belastungen zu überstehen.

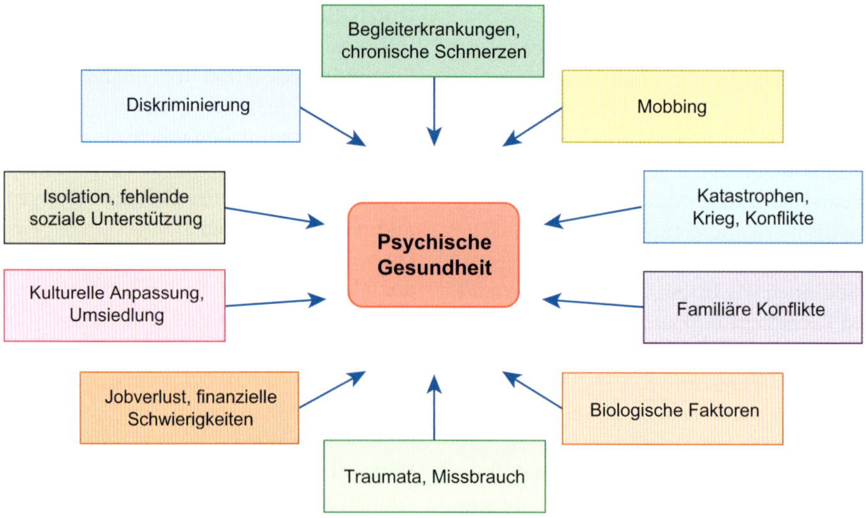

Abb. 33.1 Risikofaktoren psychischer Erkrankungen [L143/P1065]

Durch **Sekundärprävention** soll eine frühzeitige Diagnosestellung ermöglicht werden. Dies erleichtert den Zugang zur Therapie und kann eine Chronifizierung verhindern. In der **Tertiärprävention** soll ein Rückfall nach erfolgreicher Therapie vermieden werden.
Auf der **Individualebene** bieten sich bei Verhaltensproblemen beispielsweise Elternprogramme oder -trainings an, welche eine positive Erziehung bestärken und das Anlernen erzieherischer Mittel zur Prävention von Verhaltensauffälligkeiten ermöglichen sollen. Krisen-Hotlines erleichtern den Zugang zu einer Akutberatung.
Über die **Gruppenebene** können Kinder im Setting Schule durch Präventionsprogramme gut erreicht werden. Das Programm LARS & LISA („Lust an realistischer Sicht" und „Leichtigkeit im sozialen Alltag") dient z. B. der Entwicklung und Stärkung sozialer und personaler Kompetenzen.
Zudem können über die Gruppenebene besonders vulnerable Gruppen erreicht werden. Dies betrifft z. B. Personen mit Missbrauchserfahrung, Flüchtlinge und Migranten oder Hinterbliebene nach Verlust eines nahen Angehörigen. Zudem sprechen Selbsthilfegruppen gezielt thematisch betroffene Personen an.
Auf der Bevölkerungsebene sind die Öffentlichkeitsarbeit und Aufklärung wichtig. Sie sind ein wichtiger Bestandteil der Prävention von Suchterkrankungen.
Durch **Gatekeeper-Schulungen** sollen potenzielle Schlüsselpersonen im frühzeitigen Erkennen von Gefährdungen der psychischen Gesundheit geschult werden. Dies beinhaltet Schulungen von Menschen in sozialen Berufen. Das Ziel ist hierbei immer, das Bewusstsein für psychische Erkrankungen zu verbessern.
Weiterhin ist es wichtig, Stigmatisierungen und Diskriminierungen von Erkrankten zu bekämpfen. Der Zugang zur Gesundheitsversorgung sollte möglichst niedrigschwellig sein. Unangemessene Berichterstattung über kritische Themen in den Medien sollte vermieden werden. Die Berichterstattung über Suizide kann beispielsweise Nachahmungstaten hervorrufen. Auch sollte der Zugang zu Suizid-Hilfsmitteln möglichst beschränkt sein.

Zusammenfassung

- Psychische Erkrankungen weisen eine hohe Dunkelziffer auf.
- Depressionen und Angststörungen betreffen v. a. Frauen und jüngere Menschen. Ein früher Krankheitsbeginn erhöht das Risiko für eine Chronifizierung.
- Aufgrund des demografischen Wandels werden Demenzerkrankungen einen immer größeren Stellenwert in unserer Gesellschaft einnehmen.
- Resilienz befähigt die Menschen, mit Belastungen umzugehen, ohne dass diese einen negativen Einfluss auf das psychische Wohlbefinden haben. Ihre Stärkung ist ein wichtiger Teil der Primärprävention psychischer Erkrankungen.
- Gatekeeper (z. B. Hausärzte, Lehrer) sollen dahingehend geschult werden, dass sie Gefährdungen der psychischen Gesundheit besonders früh erkennen und entsprechend handeln können.

→ 34 Zahn- und Mundgesundheit

Definition

Der Begriff **Mundgesundheit** bezieht sich auf die Intaktheit und Funktionalität jeglicher Bestandteile der Mundhöhle. Hierzu zählen die Zähne, das Zahnfleisch und die Mundschleimhaut. Die Mundgesundheit ist entscheidend für das physische und psychische Wohlbefinden des Menschen, da sie ein integraler Bestandteil wichtiger Funktionen wie Essen, Trinken, Sprechen und Lächeln ist und zudem maßgeblich zum Profil des Gesichts beiträgt.
Karies und **Parodontitis** sind Volkskrankheiten und können als Infektionsgeschehen angesehen werden. Als solche verursachen sie jährlich eine große Krankheitslast. Ihre Inzidenz steigt mit ungesunder Ernährung und zunehmendem Konsum von Alkohol und Tabak. Die Folgen der Erkrankungen (z. B. Zahnverlust) können Patient*innen in ihrer Lebensqualität deutlich einschränken. Zudem kann eine schlechte Mundhygiene einen negativen Einfluss auf andere Erkrankungen (z. B. Arteriosklerose, Frühgeburtlichkeit) haben.

Epidemiologie

Die Prävalenz von Karies hat über die letzten Jahrzehnte abgenommen. Vor allem bei Kindern und Jugendlichen verdeutlicht dieser Rückgang den großen Nutzen präventiver Maßnahmen. Kohortenstudien aus dem Jahr 2005 (Vierte Deutsche Mundgesundheitsstudie [DMS IV]) zeigen, dass Frauen in Deutschland ein höheres Risiko für Karies als Männer haben.

Klinischer Hintergrund

Die Mundhöhle des Neugeborenen ist steril. Es kommt erst während der Geburt (beim Durchtritt durch den Geburtskanal) oder postnatal durch Eltern-Kind-Kontakt (z. B. Ablecken des Löffels beim Füttern) zu einer sekundären Besiedlung mit Bakterien. Je nach Verschiebung des bakteriellen Keimspektrums kann es dann zur Entstehung von Karies kommen. **Karies** beschreibt die Zerstörung der Zahnhartsubstanzen: Bakterien besiedeln die Zahnoberfläche und haften dort an. Es entsteht eine Plaque, die mit der Zeit weiter wächst und reift. Ab einem gewissen Zeitpunkt kann diese nicht mehr durch die Selbstreinigungskräfte der Mundhöhle entfernt werden. Im Stoffwechsel der Bakterien entstehen organische Säuren, welche den Zahnschmelz entmineralisieren und den Zahn schädigen können. Es entsteht Karies. Dieser Prozess ist stark von der Ernährung abhängig, denn gerade niedermolekulare Kohlenhydrate (Zucker) beschleunigen den bakteriellen Stoffwechsel.

Durch die bakterielle Besiedlung und Plaquebildung kann es zudem zu einer Entzündungsreaktion der Gingiva kommen **(Gingivitis).** Schreitet diese fort, kann der Zahnhalteapparat allmählich abgebaut werden. Man spricht nun von einer **Parodontitis**. Diese kann zu Zahnlockerungen und -verlusten führen.
Die wichtigste Folge von Karies und Parodontalerkrankungen ist der **Zahnverlust.** Unversorgte Lücken im Gebiss können zu Zahnverschiebungen und Knochenresorption führen. Zudem steigt durch Fehlbelastungen der Kiefergelenke das Risiko für eine kraniomandibuläre Dysfunktion. Fehlende Zähne v. a. im Frontzahnbereich können ästhetisch als sehr störend empfunden werden und die Artikulation beeinflussen. Dies schränkt die Lebensqualität der Patient*innen erheblich ein.

Risikofaktoren und Determinanten

Es gibt zahlreiche Faktoren, die die Mundgesundheit beeinflussen können (→ Abb. 34.1). Eine niedrige Schulbildung korreliert mit dem Auftreten von Karies. Dies zeigt sich auch für Kinder, deren Eltern eine niedrige Schulbildung haben. Weiterhin haben Kinder aus Familien mit Migrationshintergrund ein erhöhtes Kariesrisiko im Vergleich zu ihren Altersgenossen (KiGGS Welle 2, 2014–2017, RKI).

> Auch wenn die Kariesprävalenz bei Kindern und Jugendlichen insgesamt deutlich rückläufig ist, geht die Spanne der Betroffenen immer weiter auseinander. Der Großteil der Karieslast wird durch eine verhältnismäßig kleine Gruppe an Kindern getragen.

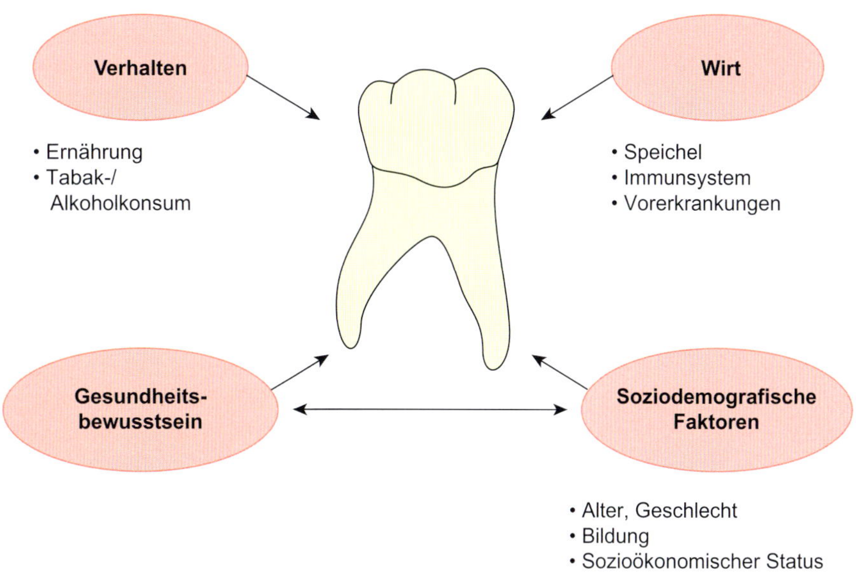

Abb. 34.1 Einflussfaktoren auf die Mundgesundheit [L143/P1065]

Bereits im Kleinkindalter kann die sog. **Nuckelflaschenkaries** ein Problem darstellen (→ Abb. 34.2). Beim Konsum süßer Säfte aus einer Babyflasche werden die Zähne in vielen kleinen Dosen über den Tag verteilt von der zuckerhaltigen Flüssigkeit umspült. Weiterhin wird der Speichel als protektiver Faktor regelmäßig „weggespült“. Für Parodontalerkrankungen gilt Rauchen als wichtiger Risikofaktor. Er erhöht das Parodontitisrisiko bis auf das Siebenfache (Gesundheitsberichterstattung des Bundes – Heft 47 Mundgesundheit).

Prävention

Die Prävention in der Zahnheilkunde kann auf Individual-, Gruppen- oder Bevölkerungsebene durchgeführt werden.
Auf der **Individualebene** soll die Mundhygiene des Einzelnen verbessert werden. Sie findet in der Regel in der Zahnarztpraxis statt. Zur Verbesserung der Zahngesundheit werden ein zweimal tägliches Zähneputzen sowie eine regelmäßige zahnärztliche Vorsorge empfohlen. Zur Vorbeugung von Parodontalerkrankungen werden oftmals die Verwendung von Zahnseide und eine professionelle Zahnreinigung in

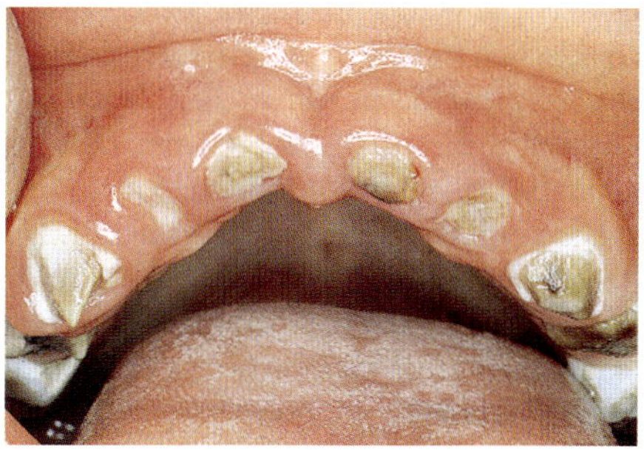

Abb. 34.2 Nuckelflaschenkaries [S110]

der Zahnarztpraxis empfohlen, auch wenn der Gemeinsame Bundesausschuss die wissenschaftliche Evidenz hierzu nicht als ausreichend einstuft. Weiterhin sollte auf Softdrinks und Lebensmittel mit einem hohen Zuckergehalt verzichtet werden.
Im Kindes- und Jugendalter ist zudem die Fissurenversiegelung ein wichtiger Bestandteil der Individualprophylaxe, da es sich bei den Fissuren um Kariesprädilektionsstellen (d. h. Stellen, an denen sich gehäuft Karies bilden kann) handelt.
Auf **Gruppenebene** wird vorranging der Settingansatz genutzt. In Kindergärten und Schulen können Prophylaxemaßnahmen durch Schulzahnärzte bzw. durch die Gesundheitsämter organisiert und durchgeführt werden. Hierdurch werden auch Kinder erreicht, die nicht regelmäßig in einer Praxis vorstellig werden.
Auf der **Bevölkerungsebene** waren die Einführung von fluoridierter Zahnpasta und fluoridiertem Speisesalz zwei besonders kosteneffektive Maßnahmen für die Kariesprävention. Durch das Fluorid wird der Zahnschmelz gehärtet und remineralisiert. Da v. a. Kinder oftmals nicht auf Süßigkeiten verzichten wollen, wurde in den 1980er-Jahren die **„Aktion zahnfreundlich“** gegründet (→ Abb. 34.3). Hierbei werden Süßigkeiten gekennzeichnet, die andere Süßungsmittel und keine Industriezucker verwenden und ein niedrigeres Kariesrisiko haben. Maßnahmen zur Einschränkung des Alkohol- und Tabakkonsums haben ebenfalls einen positiven Einfluss auf die Mundgesundheit.

Abb. 34.3 Aktion zahnfreundlich [W1002]

Zusammenfassung

- Mundgesundheit ist ein wichtiger Bestandteil für die Gesamtgesundheit und kann viele systemische Erkrankungen beeinflussen.
- Karies kann als Infektionskrankheit verstanden werden und ist als solche sehr weit verbreitet – auch Humanmediziner*innen sollten dies wissen.
- Kinder mit niedriger Schulbildung oder Migrationshintergrund sind besonders durch Karies gefährdet.

Definition

Global Health ist ein aus der Tropenmedizin und Public Health entstandenes Fachgebiet. Es beschäftigt sich mit der globalen Perspektive auf Gesundheit und beschreibt alle Facetten der medizinischen Versorgung im Spannungsfeld einer globalisierten Welt. Dabei verschwimmen nationale Grenzen. Oberstes Ziel ist es, die Gesundheit für alle Menschen weltweit gleichermaßen zu verbessern. Während sich Public Health mit der Gesundheitsversorgung im eigenen Land beschäftigt, wird sie in der Global Health in einem globalen Kontext verstanden. Beide Disziplinen basieren im Gegensatz zur Individualmedizin auf einem populationsorientierten Zugang.

Planetary Health (*Planetare Gesundheit*) erweitert die Perspektive der Public/Global Health auf menschliche Gesundheit im Zusammenspiel mit der sie umgebenden Umwelt, sowohl der politischen, ökonomischen und sozialen Systeme als auch des Ökosystems.

One Health ist ein Ansatz, der neben der menschlichen Gesundheit auch die Gesundheit der Tiere und Umwelt in den Fokus nimmt, da diese eng miteinander zusammenhängen.

Globale Perspektive auf Gesundheitsunterschiede

Klassifizierung nach Einkommen und Region

Entwicklungsland bezeichnet ein Land, in dem ein Großteil der Bevölkerung mit einem niedrigen Lebensstandard auskommen muss. Unterschiedliche Faktoren wie z. B. Bildung, Einkommen, Lebenserwartung oder Kindersterblichkeit spielen hierbei jeweils eine wichtige Rolle. Es fehlt jedoch eine genaue Definition.

Die Vereinten Nationen (United Nations, UN) haben den Begriff der **Least Developed Countries** (LDC, am wenigsten entwickelte Länder) eingeführt und bezeichnen damit Länder, die

- ein Bruttonationaleinkommen pro Kopf von unter 1.018 USD haben (Stand 2021),
- niedrige menschliche Ressourcen aufweisen (basierend auf dem **Human Assets Index,** der Indikatoren für Gesundheit und Bildung beinhaltet)
- und eine hohe wirtschaftliche Verwundbarkeit aufweisen (gemessen am **Economic Vulnerability Index,** der u. a. Exporte und Dienstleistungen bemisst).

Aktuell zählt die UN 46 Länder zu den Least Developed Countries (u. a. Afghanistan, Haiti und Malawi) (Stand 2022).

Die Weltbank hat zudem eine Klassifizierung der Länder nach ihrem **Bruttonationaleinkommen pro Kopf** (Gross National Income [GNI] per capita) vorgenommen und hierbei vier Gruppen von einem geringen bis zu einem hohen Einkommen unterschieden. Diese Einteilung (Stand 2022) hat sich in Forschung und Praxis der Global Health etabliert.

I. High-income countries: > 12.696 USD
II. Upper middle-income countries: 4.096–12.695 USD
III. Lower middle-income countries: 1.046–4.095 USD
IV. Low-income countries: < 1.045 USD

Weiterhin fasst die Weltbank folgende **geografischen Regionen** zusammen: „East Asia and Pacific, Europe and Central Asia, Latin America and the Caribbean, Middle East and North Africa, North America, South Asias and Sub-Saharan Africa."

Gesundheitsindikatoren und -determinanten

Es gibt unterschiedliche Gesundheitsindikatoren und -determinanten, die sowohl Krankheitsrisiko und -last, aber auch die Gesundheitsversorgung und den Entwicklungsstand eines Landes erfassen und versuchen, diese international vergleichbar zu machen. Wichtige epidemiologische Zielgrößen sind dabei **Morbidität** und **Mortalität.** Unterschiedliche mathematische Modellierungen fassen diese beiden Indikatoren in einem Nenner zusammen (→ Kap. 5, → Kap. 36).

Sowohl die **Neugeborenen**- wie auch die **Säuglings- und Kindersterblichkeit** sind wichtige Indikatoren für das Funktionieren eines Gesundheitssystems. Sie korrelieren mit dem Einkommen eines Landes. Ärmere Länder haben deutlich höhere Raten an Kinder- und Neugeborenensterblichkeit als reichere Länder (→ Abb. 35.1). Die **Müttersterblichkeit** beziffert das Mortalitätsrisiko, das mit Schwangerschaft und Geburt assoziiert ist. Da die Inzidenz hier deutlich geringer ist als bei der Kindersterblichkeit, wird sie pro 100.000 Lebendgeburten angegeben. Während sie z. B. in Schweden bei 4 pro 100.000 Lebendgeburten liegt, kann sie in Ländern mit mangelnden Krankenhaus- und Transportstrukturen und wenigen geburtshilflichen Kliniken bzw. Hebammen deutlich höher ausfallen. So lag sie 2017 im Südsudan bei 1.150 pro 100.000 Lebendgeburten. Auch die Müttersterblichkeit korreliert stark mit dem Einkommen eines Landes. Die Senkung der Müttersterblichkeit ist eines der Entwicklungsziele der UN (→ Kap. 36).

Weitere Indikatoren für die Entwicklung und Funktionalität eines Gesundheitssystems können die **Versorgung mit lebenswichtigen Medikamenten** oder die **Impfraten** sein. Auch allgemeine Indikatoren für die Entwicklung eines Landes haben unweigerlich einen Einfluss auf die Gesundheitsversorgung. Hierzu können neben dem Bruttonationaleinkommen und der Rate der Erwerbstätigen auch andere Faktoren wie z. B. der Zugang zu Bildung, die Rate der Analphabeten oder der Zugang zu sauberem Wasser zählen.

Die Gesundheitsdeterminanten sind global vor allem von politischen Unruhen, Konflikten, Kriegen, Hunger, Armut, aber auch von Umweltveränderungen und der globalen Erwärmung geprägt (→ Kap. 36).

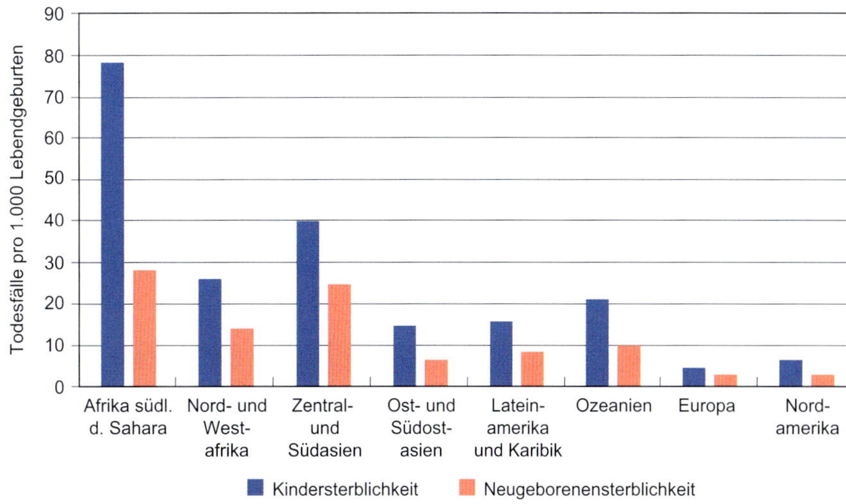

Abb. 35.1 Vergleich der Kinder- und Neugeborenensterblichkeit in den geografischen Regionen (2018) (Daten aus: WHO. Levels and trends in child mortality report 2018. Estimates developed by UN Interagency Group for Child Mortality Estimation) [L143/P1065]

Globalisierung und ihre Auswirkungen

Die Globalisierung vernetzt die Welt und beeinflusst somit auch die globale Gesundheitsversorgung. Patient*innen haben nun Zugang zu Gesundheitsleistungen außerhalb des eigenen Landes und somit zu einem breiter gefächerten Angebot an Leistungen, Anbietern und Preisniveaus. Für einen elektiven Eingriff in eine gut ausgestattete Privatklinik in einem anderen Land zu fliegen, kann deutlich billiger sein, als sich in der Heimat operieren zu lassen. Dieses Phänomen des **Medizintourismus** wird auch in Deutschland bzw. Europa bei Eingriffen in Eigenleistung oder mit eigener Zuzahlung (Zahnersatz, Fehlsichtigkeitskorrekturen, Schönheitsoperationen) beobachtet. Der Ausbau solcher Privatkliniken führt jedoch dazu, dass immer mehr Personal abgeworben wird und es gerade in ärmeren Ländern zu einem größeren Personal- und Ressourcenmangel in der öffentlichen Gesundheitsversorgung kommt. Weiterhin ist in manchen Ländern ungeklärt, wer die Kosten der Nachsorge oder bei möglichen Komplikationen zu tragen hat.

Ein zusätzliches Problem der Globalisierung ist die Migration im Gesundheitswesen (auch **Brain Drain** genannt). Qualifiziertes Personal aus Ländern mit geringem Einkommen wandert in Länder mit hohem Einkommen aus. In den betroffenen Ländern herrscht oftmals Personalmangel, und medizinisches Personal kann hier deutlich mehr verdienen. Schlechte Arbeitsbedingungen, eine politisch unsichere Lage oder kriegerische Konflikte im Heimatland zwingen medizinisches Personal zusätzlich zu einer solchen Entscheidung. Manche verlassen für die Ausbildung ihr Heimatland und kehren in eine Privatklinik zurück. Sie fehlen somit der öffentlichen Gesundheitsversorgung. Hiervon sind v. a. afrikanische Länder stark betroffen.

Zudem führt die Globalisierung zu weltweit zunehmender Mobilität von Menschen und Gütern, aber auch von Infektionskrankheiten. Die **Internationalen Gesundheitsvorschriften (IGV)** (letzte Revision 2005) sind völkerrechtlich verbindliche Vereinbarungen, die die grenzüberschreitende Ausbreitung von Krankheiten verhüten und bekämpfen sollen.

Global Health Governance

Global Health Governance beschreibt das Handeln staatlicher und nichtstaatlicher Akteure im internationalen Gesundheitsgefüge. Sie hat das Ziel, Gesundheit im globalen Kontext zu fördern. Vor allem die **Weltgesundheitsorganisation** (WHO) in Genf ist eine wichtige übergeordnete Instanz, um Gesundheitspolitik über Ländergrenzen hinaus zu fördern. Sie wurde 1948 gegründet und ist ein Organ der UN. Alle Mitgliedstaaten der UN, aber auch weitere Staaten können Mitglied werden, dies ist freiwillig. Sie wird durch Beiträge ihrer gegenwärtig (Stand 2022) 194 Mitgliedstaaten finanziert, deren Vertreter jährlich in der World Health Assembly (WHA) tagen, sowie durch private Spenden. Die WHO hat sechs Regionalbüros weltweit.

Weitere wichtige Akteure sind die Welthandelsorganisation, zahlreiche NGOs, Stiftungen und akademische Institutionen.

Die **Bill & Melinda Gates Foundation** ist hierbei die größte private Stiftung. Sie wurde von dem Microsoft-Mitbegründer Bill Gates und seiner Frau gegründet. Neben Bildungsprojekten in den USA gehören die Verbesserung der globalen Gesundheit zu einem Hauptziel der Stiftung. Sie fokussiert sich dabei auf die Bekämpfung von AIDS, Tuberkulose und Malaria sowie auf die Impfstoffentwicklung. Ein großer Anteil ihres Stiftungsgeldes fließt in die **Global Alliance for Vaccines and Immunization** (GAVI, globale Allianz für Impfstoffe und Immunisierung). Hierbei handelt es sich um eine im Jahr 2000 im Weltwirtschaftsforum in Davos gegründete öffentlich-private Partnerschaft. Sie umfasst unterschiedliche Investoren und finanziert zahlreiche Impfprogramme weltweit. Überdies ist die Gates-Stiftung die mit Abstand größte private Geldgeberin der WHO (knapp 10 % des Programmbudgets). Diese Geldmittel sind jedoch zum großen Teil an spezifische Projekte gebunden. Kritisiert wird, dass eine private Stiftung somit maßgeblich die Aktivitäten und Prioritäten der WHO mitbestimmen kann und deren Unabhängigkeit gefährdet.

Ebenfalls in der Schweiz ansässig ist der **Global Fund to Fight AIDS, Tuberculosis and Malaria** (GFATM, globaler Fonds zur Bekämpfung von AIDS, Tuberkulose und Malaria). Durch diese Initiative konnten bisher etwa 17,5 Millionen Menschen mit antiretroviralen Medikamenten gegen HIV, 5 Millionen Menschen mit Medikamenten gegen Tuberkulose und 108 Millionen Menschen mit Medikamenten gegen Malaria versorgt werden.

Zusammenfassung

- Global Health versucht über einen populationsbasierten Zugang die Gesundheit aller Menschen weltweit zu verbessern.
- Länder können aus unterschiedlichen Betrachtungsweisen, u. a. nach ihrem Einkommen, ihren wirtschaftlichen Ressourcen oder ihrer geografischen Lage, eingeteilt werden.
- Die Kinder- und Müttersterblichkeit zählen zu wichtigen Gesundheitsindikatoren und lassen Rückschlüsse auf die Gesundheitsversorgung eines Landes zu.
- Durch Medizintourismus und Migration im Gesundheitswesen hat die Globalisierung auch einen direkten Einfluss auf Länder wie Deutschland.

Ziele und Herausforderungen

In vielen ressourcenschwachen Ländern ist die Gesundheitsversorgung zusätzlich durch **politische Unruhen, Konflikte** und **Kriege** bedroht, so bestehen z. B. langjährige Bürgerkriege in einigen afrikanischen Ländern. Hier herrschen lokale Milizen, Warlords oder Terroristen, ohne dass der betroffene Staat genug Einfluss oder Strukturen hat, um die Bevölkerung zu beschützen. Diese Kriege haben weitreichende negative Wirkungen auf die Zivilbevölkerung, wie Gewalt und Menschenrechtsverletzungen. Vor allem Mädchen und Frauen sind besonders vulnerabel. Neben der direkten Einwirkung auf die Gesundheit der Menschen können Kriege aber auch wichtige Versorgungsketten unterbrechen. Die Bevölkerung hungert und hat häufig keinen Zugang zu medizinischer Versorgung. Immer wieder werden auch Krankenhäuser gezielt angegriffen. Durch Landminen kann es noch jahrelang nach Beendigung eines Konflikts zu zivilen Opfern kommen. Die Armut der Bevölkerung nimmt zu und je mehr ein Land an Militärausgaben tätigt, desto weniger bleibt für die Gesundheitsversorgung übrig.
Ein weiterer entscheidender Faktor für die Weltgesundheit ist der Hunger. **Akute Hungersnöte** werden gemäß der UN folgendermaßen definiert:

- Mindestens 20 % der Bevölkerung können nicht mehr als 2.100 Kilokalorien pro Tag zu sich nehmen,
- mindestens 30 % der Kinder sind akut unterernährt und
- mindestens 2 von 10.000 Menschen sterben täglich durch Unterernährung.

Aktuell bedroht vor allem der **chronische Hunger** die Bevölkerung in den ärmsten Ländern. Die Ursachen hierfür sind zahlreich: Erntedürren können durch globale Erwärmung, Unwetter, Schädlingsbefall oder nicht nachhaltige Landwirtschaft vorkommen (oftmals bedingen sich diese Faktoren gegenseitig). Weiterhin konkurrieren Bauern mit Firmen für Exportprodukte, Futtermittel oder Biokraftstoffe um Anbauflächen. Fehlende Infrastrukturen und Korruption erschweren den nachhaltigen Anbau zusätzlich. Auch Kriege sind häufig Ursache für Hunger – entweder als unweigerliche Folge oder als Teil der gezielten Kriegsführung. Gemäß dem Welternährungsprogramm der UN stieg die Zahl der Hungernden in den letzten Jahren stetig an und lag im Jahr 2019 bei insgesamt 690 Millionen Menschen weltweit. Hunger schwächt das Immunsystem und den Körper allgemein. Zudem kann er zu spezifischen Erkrankungen führen (→ Tab. 36.1).

Mangelernährung bedingt aktuell etwa 50 % der Kindersterblichkeit weltweit.
Armut korreliert direkt mit einem schlechten Gesundheitszustand. Die schlechteren Bedingungen, unter denen Menschen in Armut leben, führen oft zu Krankheit (z. B. durch einen fehlenden Zugang zu sauberem Wasser). Andersherum kann auch Krankheit in bestimmten Fällen zu Armut führen. Kranke Menschen können nicht arbeiten gehen und sind bei länger andauernder Krankheit möglicherweise gezwungen, Erspartes oder Kapital zu veräußern (→ Kap. 26).
Auch **Umwelteinflüsse** haben Auswirkungen auf die Gesundheit der Menschen. Diese lassen sich in direkte und indirekte Folgen unterteilen (→ Kap. 28):

- Zu den **direkten Folgen** zählen Umweltkatastrophen (z. B. Überschwemmung, Erdrutsche), durch die Menschen verletzt oder von der medizinischen Versorgung abgeschnitten werden.
- **Indirekte Folgen** von Umwelteinflüssen sind durch Ernteeinbußen, Mangelernährung und Krankheiten (z. B. durch unsauberes Wasser) bestimmt. Zudem können sich Insekten, die als Vektoren Infektionskrankheiten (z. B. Malaria, Denguefieber) übertragen, durch globale Erwärmung in andere Regionen ausbreiten.

Globale Gesundheitsagenda

Die **Millennium Development Goals** (MDG, Millennium-Entwicklungsziele) wurden im Jahr 2000 von der UN in New York verabschiedet. Sie haben zum Ziel, weltweit Hunger und Armut zu bekämpfen, Bildung für alle zu erreichen sowie die Gesundheit und den Umweltschutz zu verbessern und beinhalten insgesamt acht Ziele und 15 Zielvorgaben (→ Tab. 45.2 im Anhang). Die mitwirkenden Staaten wollten diese Ziele bis zum Jahr 2015 erreichen. Als Vergleichsjahr galt das Jahr 1990. Die beschriebenen Determinanten verdeutlichen den Bezug zum Thema Gesundheit. Die Ziele MDG 4 (Die Kindersterblichkeit senken), MDG5 (Die Gesundheit von Müttern verbessern) und MDG6 (HIV/AIDS, Malaria und andere schwere Krankheiten bekämpfen) sind für die Verbesserung der Weltgesundheit jedoch besonders relevant. Konnten auch nicht alle Ziele erreicht werden, wurden doch in diesem Zeitraum die Lebensverhältnisse von Millionen Menschen verbessert.

MDG4: Die Kindersterblichkeit senken

Die weltweite Kindersterblichkeit konnte zwischen den Jahren 1990 und 2015 um mehr als die Hälfte reduziert werden, sie sank von 90 auf 43 Sterbefälle pro 1.000 Lebendgeburten. Das Ziel einer Reduktion um zwei Drittel wurde nicht erreicht. Auch war der erlangte Fortschritt sehr ungleich verteilt. 2019 traten 8 von 10 Todesfällen in den ärmsten Regionen auf (Afrika südlich der Sahara mit 55 % aller Todesfälle unter 5 Jahren und Südasien mit 27 % aller Todesfälle unter 5 Jahren). Viele dieser Sterbefälle werden durch vermeidbare Infektionskrankheiten verursacht. Die Masernimpf-

Tab. 36.1 Mangelernährung und assoziierte Erkrankungen (in Landessprache)

Krankheit	Typische Merkmale und Folgen
Kwashiorkor (Hungerödem)	• In Ga (gesprochen in Ghana) bedeutet dies „Krankheit, die ein Kind bekommt, wenn ein anderes Kind geboren wird“, weil während der Schwangerschaft die Milchproduktion der Mutter aussetzt und das Kind von der eiweißreichen Muttermilch entwöhnt werden muss. • Durch Eiweißmangel kommt es zu einer Hypalbuminämie. Diese senkt den kolloidosmotischen Druck und Gewebsflüssigkeit kann nicht in die Venen rückresorbiert werden. • Es kommt zur Ödembildung (typischer „Hungerbauch“), Hautveränderungen, Wachstumsstörungen und Durchfall.
Marasmus	• Generelle Unterernährung • Abbau von Muskelmasse • Diagnosestellung, wenn ein Kind nur 60 % seines Normalgewichts aufweist und keine Ödembildung zeigt • Es kommt zu Durchfall, Darmatrophie, Wachstumsminderung, Entwicklungsverzögerung, Schwächung des Immunsystems.
Noma	• Betrifft in der Regel Kinder in Entwicklungsländern, deren Immunsystem durch Unterernährung geschwächt ist • Ausgehend von der Mundschleimhaut kommt es zu einer bakteriellen Infektion, die einen Großteil des Gesichts befallen kann (auch Knochen). • Im Verlauf der Krankheit kann es zu systemischen Symptomen wie Fieber, Schmerzen, Durchfall und letztendlich auch zur Sepsis und zum Tod kommen. • Überlebende sind durch Narbenbildung und Verstümmelung häufig sozial ausgegrenzt. • Diese Ausgrenzung macht eine Inzidenzangabe schwierig, es wird jedoch geschätzt, dass jährlich 80.000–90.000 Kinder hieran weltweit sterben.

rate wird als wichtiger Indikator hierfür gesehen. Impfkampagnen haben sich somit als effektive Strategie gegen Kindersterblichkeit erwiesen. Die Masernimpfrate konnte deutlich verbessert und die Inzidenz an Masernerkrankungen auf 67 % gesenkt werden.

MDG5: Die Gesundheit von Müttern verbessern

Auch das fünfte Ziel konnte nicht erreicht werden. Die Müttersterblichkeit ging weltweit um 45 % zurück – angestrebt waren 75 %. Im Jahr 2015 wurden 71 % der Entbindungen weltweit durch geburtshilfliches Fachpersonal betreut. 1990 waren dies noch 59 %. Im Afrika südlich der Sahara ist die geburtshilfliche Versorgung insbesondere in ländlichen Regionen immer noch nicht flächendeckend gewährleistet.
Zudem sind die Bereitstellung von Verhütungsmitteln sowie der Zugang zu Beratungsangeboten ein wichtiges Mittel, um Frauen zu befähigen, eigene Entscheidungen über die Familienplanung zu treffen. Da ein sehr junges Alter der Mutter mit einem erhöhten Risiko für Müttersterblichkeit korreliert, sollte eine niedrige Geburtenrate bei Jugendlichen angestrebt werden. Die Geburtenrate unter Teenagerinnen konnte weltweit gesenkt werden. In Afrika südlich der Sahara konnte sie, im Vergleich zu anderen Regionen wie Südasien oder Nordafrika, im Durchschnitt jedoch weniger stark, von 140 auf 101 Geburten pro 1.000 Mädchen (15–19 Jahre alt) gesenkt werden. Damit Schwangere auch vor der Geburt gut betreut sind, empfiehlt die WHO mindestens vier Vorsorgetermine. Leider kann weltweit nur etwa jede zweite werdende Mutter dies wahrnehmen.

MDG6: HIV/AIDS, Malaria und andere schwere Krankheiten bekämpfen

Die Zahl der **HIV-Neuinfektionen** sank zwischen 1990 und 2015 zwar um 40 % weltweit, dennoch infizierten sich 2015 weiterhin 2,1 Millionen Menschen mit dem HI-Virus. Die Zahl der Neuinfektionen übersteigt mittlerweile die Zahl der Todesfälle bei Weitem. Aktuell leben weltweit etwa 38 Millionen Menschen mit dem Virus. Diese Zahlen spiegeln jedoch eine wichtige Verbesserung in der medizinischen Versorgung wider. 25,5 Millionen HIV-Infizierten weltweit kann aktuell eine antiretrovirale Therapie zugänglich gemacht werden. Im Vergleich hierzu waren es im Jahr 1990 gerade einmal 0,8 Millionen. Aufklärungsarbeit und der Zugang zu Kondomen sind zwei starke Instrumente, um die Neuinfektionen weiter einzudämmen.
Malaria tritt in etwa 100 Ländern weltweit endemisch auf. Etwa 40 % der Weltbevölkerung leben in den betroffenen Regionen und so erkranken aktuell noch schätzungsweise 200 Millionen Menschen jedes Jahr an Malaria. Von den jährlich etwa 600.000 Todesfällen betreffen drei Viertel von ihnen Kinder unter 5 Jahren. Es war ein wichtiges Ziel, alle Kinder weltweit unter imprägnierten Netzen schlafen zu lassen. Obwohl etwa 700 Millionen dieser Netze alleine nach Afrika geliefert wurden, verwendet nur etwa jeder Dritte dort ein solches Netz.
Die **Tuberkulosesterblichkeit** ist von 1990 bis 2005 um etwa die Hälfte gesunken. 2015 gab es weltweit jedoch immer noch 10,4 Millionen Neuinfektionen und 1,8 Millionen Todesfälle. Diese Zahlen sind in Hinblick auf die guten Diagnose- und Therapiemöglichkeiten immer noch hoch. Eine wichtige Maßnahme zur Verbesserung der Therapiecompliance ist die **DOTS-Strategie** der Tuberkulosekontrollprogramme. DOTS steht für *„Directly Observed Treatment, Short Course“* und meint eine ständige Kontrolle der Medikamenteneinnahme. Diese wird nämlich sonst bei Besserung der Symptomatik zu früh abgesetzt.
Einige Infektionskrankheiten können sich gegenseitig bedingen. Ein HIV-positiver Patient hat ein deutlich erhöhtes Risiko, an Tuberkulose zu erkranken. Ein Senken der HIV-Prävalenz wird somit auch einen positiven Einfluss auf die Tuberkuloseinzidenz haben.

2030 Agenda

Im Jahr 2016 verabschiedete die UN die *2030 Agenda for Sustainable Development,* die mit insgesamt 17 **Sustainable Development Goals** (SDG, Ziele für eine nachhaltige Entwicklung) sowie 169 Zielvorgaben auf den MDGs aufbaut. Insbesondere das SDG 3 (Ein gesundes Leben für alle Menschen jeden Alters gewährleisten und ihr Wohlergehen fördern) ist für die Verbesserung der Weltgesundheit relevant. Seine 13 Unterziele greifen die MDGs 4–6 wieder auf. Weitere Unterziele sind die Prävention von NCD (non-communicable diseases) Substanzmissbrauch und Verkehrsunfällen, sowie die Stärkung der Gesundheitssysteme.

Zusammenfassung

- Politische Unruhen, Konflikte, Kriege, Hungersnöte, Armut und Umweltkatastrophen stellen die Gesundheitsversorgung v. a. in ressourcenschwachen Ländern immer wieder vor Herausforderungen.
- Die Millennium Development Goals der UN sollten Hunger und Armut bekämpfen sowie Bildung, Gesundheit und den Umweltschutz verbessern. Leider konnten bis 2015 nicht alle Ziele erreicht werden.
- Die 2030 Agenda führt mit den Sustainable Development Goals diese Ziele fort.

Exkurs: Global Burden of Disease

Definition
Das **Global-Burden-of-Disease-Projekt (GBD)** dient der Erfassung und Quantifizierung der Krankheitslast weltweit. Es stellt die Belastung durch Krankheit, Behinderung, Unfälle und den vorzeitigen Tod dar und soll erkennen, wie diese auf unterschiedliche Populationen verteilt sind.

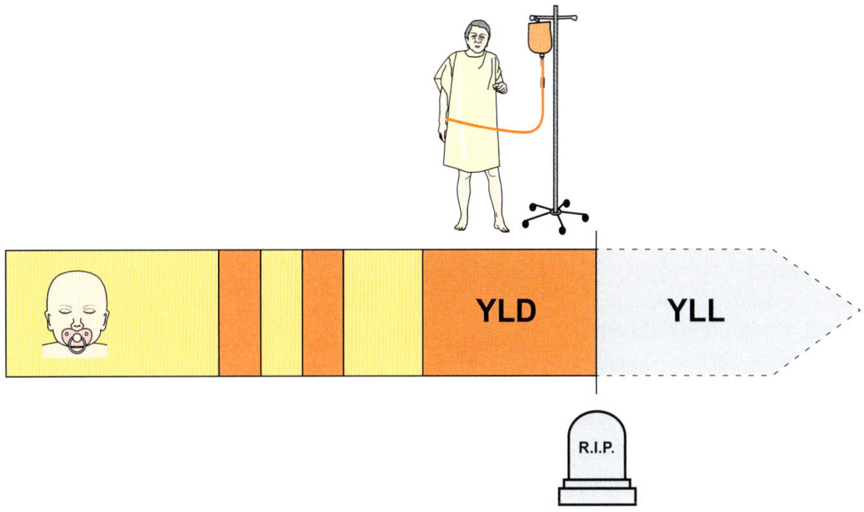

Abb. 37.1 Disability-adjusted life years [L143/P1065]

Hintergrund

Das GBD-Projekt wurde im Jahr 1992 erstmalig durch eine Arbeitsgruppe der Harvard School of Public Health, der WHO und der Weltbank ins Leben gerufen. Das Projekt hatte drei initiale Ziele:

- Ein Maß für die Mortalität der einzelnen Krankheiten sollte gefunden werden.
- Die Gesamtlast der Krankheiten weltweit sollte quantifiziert werden.
- Ein Instrument der Vergleichbarkeit sollte entstehen, um die Entscheidungsfindung in der Verteilung knapper Ressourcen z. B. durch einheitliche Kosten-Effektivitäts-Analysen transparenter zu machen. Das Bestreben war es, hierfür einen einzelnen Parameter zu finden.

Methodik

Als diese einheitliche Maßzahl wurden die **DALYs** (*disability-adjusted life years*) eingeführt. Sie summieren jeweils Mortalität und Morbidität einer Ursache in einer Zahl. Die Mortalität wird durch die **YLLs** (*years of life lost due to premature mortality*) beziffert. Die Morbidität wird durch **YLDs** (*years of life lived with disability*) angegeben. Somit ergibt sich für DALYs folgende einfache Formel: **DALY = YLL + YLD** (→ Abb. 37.1).
Die YLL ergeben sich auf Populationsebene als Produkt aus der Anzahl der Todesfälle (N) und der Lebenserwartung (L), die zum Zeitpunkt des vorzeitigen Todes verloren geht (d. h. die Lebenserwartung, abzüglich des Alters zum Todeszeitpunkt). Es gilt somit: **YLL = N × L.**
Die YLD errechnen sich aus der Inzidenz einer Erkrankung (I), derjenigen Lebensjahre (L), die mit einer Krankheit gelebt werden, und einem krankheitsspezifischen Gewichtungsfaktor – dem Disability Weight (DW). Hier gilt: **YLD = I × DW × L.**
Das **Disability Weight** soll die einzelne Krankheit in ihrer Belastung widerspiegeln und entsprechend gewichten. Es ist als eine Zahl zwischen 0 und 1 gewählt. 0 steht für den Zustand perfekter Gesundheit und 1 für ein Äquivalent zum Tod. Vier Jahre, die mit Krankheit A (DW = 0,25) gelebt werden, werden so vergleichbar mit 2 Jahren, die mit Krankheit B (DW = 0,5) gelebt werden.
Die einzelnen DW wurden ursprünglich in vielen Treffen der WHO und einzelnen Ländergruppen definiert. In diesen Treffen wurden Gesundheitsexperten gefragt, wie sie unterschiedliche Gesundheitszustände bewerten. Dabei sollte eine gesellschaftliche Perspektive auf Krankheit maßgeblich sein. Auf diese Weise wurden lebensverlängernde und lebensverbessernde Maßnahmen in unterschiedlichen fiktiven Populationen miteinander verglichen. Dieser Prozess wurde mehrfach wiederholt, bis eine Reihenfolge gefunden wurde, um die unterschiedlichen Gesundheitszustände in das Kontinuum zwischen 0 und 1 einzuordnen. Spezifische Krankheiten wurden dann diesen Gesundheitszuständen zugeordnet. Dabei wurden prä- und posttherapeutische Zustände beachtet, da auch eine medizinische Intervention nicht immer zur vollen Gesundheit (DW = 0) führt.
In der ursprünglichen Methodik wurden für das Modell der DALYs unterschiedliche Annahmen getroffen. Alle Individuen wurden auf ihr Alter und Geschlecht reduziert. Andere Merkmale, wie z. B. Herkunft oder Religion, wurden vernachlässigt.
Die Methodik basierte auf der Inzidenz und nicht der Prävalenz, da Mortalität ein Inzidenz-basierter Parameter ist und die Inzidenz sensitiver gegenüber epidemiologischen Veränderungen ist.
Die Lebenserwartung in jedem Alter basierte auf der Lebenserwartung in Japan (damals die höchste Lebenserwartung weltweit). Auch nach Ausklammern einer eventuell unterschiedlichen Risikoexposition zwischen den Geschlechtern (Rauchen, Alkohol etc.) wurde ein gewisser biologischer Unterschied angenommen und 80 Jahre für Männer bzw. 82,5 Jahre für Frauen festgelegt.
Des Weiteren wurden eine Altersgewichtung (*age-weighting*) sowie eine Diskontierung der DALYs mit 3 % angenommen.
2010 wurde diese initiale Methodik vollständig überarbeitet. Die Lebenserwartung wurde auf 86 Jahre für beide Geschlechter hochgesetzt. Es wurden keine Altersgewichtung und keine Diskontierung mehr empfohlen. Zudem wurden neue Disability Weights gefunden. Hierzu wurde die Bevölkerung in fünf Ländern sowie durch Telefoninterviews zu ihren Präferenzen befragt. Dies soll der Diversität der globalen Gemeinschaft besser gerecht werden. Für → Tab. 37.1 wurden aus insgesamt 235 Disability Weights einige exemplarisch ausgewählt.

Tab. 37.1 Disability Weights für ausgewählte Erkrankungen und Behinderungen gemäß GBD 2013

Erkrankung	Disability Weight
Herzinsuffizienz	
• Mild	0,041
• Moderat	0,072
• Schwergradig	0,179
HIV, symptomatisch/Prä-AIDS	0,274
HIV/AIDS (unter antiretroviraler Therapie)	0,078
AIDS (keine antiretrovirale Therapie)	0,582
Angststörung	
• Mild	0,030
• Moderat	0,133
• Schwergradig	0,523
Autismus	0,262
Presbyopie	0,011
Parodontitis	0,007
Schwindel	0,113
Demenz	
• Mild	0,069
• Moderat	0,377
• Schwergradig	0,449

Entwicklung

Die GBD-Mitarbeiter geben regelmäßig neue Studienergebnisse heraus. Diese beruhen auf aktuellen Daten (Literatur, Umfragen, Krankenhaus- und Versicherungsdaten etc.) und spiegeln jeweils die aktuelle Entwicklung von Krankheitslast in der Welt wider. Diese Updates werden in der Regel jährlich herausgegeben. Die Global Burden of Disease Study 2019 berichtete zuletzt über DALYs für 369 Krankheiten und Verletzungen, getrennt für beide Geschlechter und für 204 Länder und Regionen. So lässt sich die Krankheitslast von heute mit den Vorjahren (bis 1990 zurückreichend) vergleichen (→ Abb. 37.2).

→ Abb. 37.2 zeigt, dass sich die Gesundheit der Welt insgesamt verbessert hat. Die Gesamtzahl aller DALYs ist zwar stabil geblieben – wenn man jedoch das Bevölkerungswachstum und die zunehmende Altersstruktur miteinberechnet, wird deutlich, dass die hierauf standardisierte DALY-Anzahl stetig fällt. Vor allen in den jüngeren Altersgruppen (insbesondere bei den 0- bis 9-Jährigen) ist dieser Trend gut zu beobachten.

Bei Kindern zwischen 0 und 9 Jahren sind immer noch Infektionskrankheiten vorherrschend (6 der 10 Hauptgründe für verlorene gesunde Lebensjahre). Bei jungen Erwachsenen werden Geschlechterunterschiede deutlich. Männer leiden v. a. unter Verkehrsunfällen, Selbstverletzung und Gewaltdelikten, während bei Frauen am ehesten Kopfschmerzen, Depressionen und Angststörungen zu den Gesamt-DALYs beitragen. Bei den 50- bis 74-Jährigen sowie den über 75-Jährigen sind die koronare Herzkrankheit und der Schlaganfall die Hauptkrankheitsursache.

Insgesamt machen, im Vergleich zu 1990, heutzutage nichtübertragbare Erkrankungen und Verletzungen einen deutlich höheren Anteil aller YLDs aus. Die Krankheitslast durch HIV/AIDS hatte seinen Höchststand im Jahr 2004 und ist seit der globalen Implementierung von antiretroviralen Therapieprogrammen stetig gefallen. Trotz dieser positiven Entwicklungen lassen sich weiterhin deutliche Länderunterschiede erkennen. Auch zeichnen sich in wohlhabenden Ländern neue negative Entwicklungen ab. So hat die Mortalität durch Drogenabusus deutlich zugenommen. 2019 hat mehr als die Hälfte aller durch Überdosierung bedingten Todesfälle in den USA stattgefunden.

In Deutschland hat die **BURDEN 2020**-Studie des RKI (zwischen 2017–2021) Daten zur nationalen Krankheitslast ausgewählter, vorwiegend nichtübertragbarer Erkrankungen in Deutschland erhoben. Ziel ist, die regionale Krankheitslast derjenigen Erkrankungen, die laut der Globalen Burden-of-Disease-Studie die höchsten DALYs aufweisen, abzubilden und gezielt Präventions- bzw. Behandlungsbedarfe zu identifizieren.

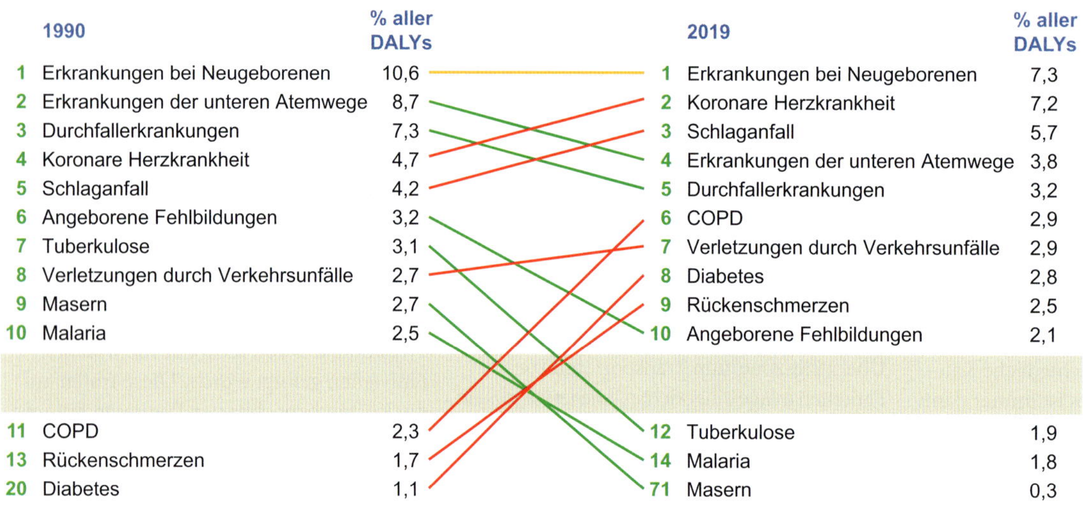

Abb. 37.2 Weltweite Krankheitslast nach Daten der GBD (1990–2019) [L143/P1065]

Zusammenfassung

- Das Global-Burden-of-Disease-Projekt quantifiziert die Krankheitslast weltweit.
- DALY *(disability-adjusted life years)* = YLL *(years of life lost due to premature mortality)* + YLD *(years of life lived with disability)*
- *Nichtübertragbare Erkrankungen nehmen* weltweit einen immer größeren Stellenwert ein.

→ 38 Katastrophenmedizin

Definition
Als Teilgebiet der Medizin befasst sich die Katastrophenmedizin mit der medizinischen Versorgung von Patient*innen bei Katastrophen oder Großschadensereignissen.
Als **Großschadensereignis** wird ein Ereignis definiert, welches mit einer hohen Anzahl an Verletzten und/oder einer großen Schadenslast einhergeht. Wird hierüber hinaus auch die lokale Infrastruktur zerstört oder ist die Situation nicht mehr mit den gegebenen Rettungsmitteln zu bewältigen, spricht man von einer **Katastrophe.** Hierdurch werden zahlreiche Menschen oder ihre Versorgung mit lebenswichtigen Ressourcen bedroht. Im Unterschied zur Individualmedizin liegt der Blick nicht auf der bestmöglichen Versorgung des Einzelnen, oberstes Ziel ist vielmehr der Erhalt möglichst vieler Leben. Bei einer Katastrophe handelt es sich dabei in der Regel um eine noch nie dagewesene Situation, in der es an jeglichen Ressourcen (auch an Zeit!) mangelt. Sie erfordert ein hohes Maß an Struktur und Organisation. Somit wird oftmals auf vorhandene Algorithmen, wie z. B. die Triage (auch Sichtung) der Verletzten zurückgegriffen.

Triage

Mit der Triage ist die Sichtung der betroffenen Personen gemeint. Dies ist immer ärztliche Aufgabe und erfordert eine gute medizinische Fachkenntnis in der Notfallmedizin. Anhand dieser Sichtung können Verletzte abhängig von ihrer Prognose in unterschiedliche Kategorien eingeteilt werden. Dies ist immer dann nötig, wenn Ressourcen so knapp sind, dass nicht alle Betroffenen gleichermaßen versorgt werden können. Um diese ethisch durchaus schwierige Aufgabe besser zu bewältigen, geben Sichtungskategorien einen Leitfaden vor (→ Abb. 38.1):

- Zur **Kategorie I** zählen unter anderem schwere lebensbedrohliche Blutungen, Störungen der Atmung (z. B. Pneumothorax) oder Schockzustände. Sie werden direkt behandelt.
- Verletzte der **Kategorie II** (z. B. intraabdominelle Verletzungen) können zusätzlich mit einer **Transportpriorität I** für die Verbringung ins Krankenhaus gekennzeichnet werden. Ihre medizinische Behandlung sollte innerhalb von 6 h erfolgen. Verletzte mit der **Transportpriorität II** (z. B. Frakturen ohne lebensbedrohliche Blutung) werden nachranging verlegt und dürfen über dieser 6-Stunden-Grenze liegen.
- Patienten der **Kategorie III** sollten möglichst zeitnah evakuiert bzw. gesammelt werden. Sie werden nicht akut medizinisch versorgt.

Kategorie	Beschreibung	Konsequenz
I (rot)	Vitale Bedrohung	Sofortige Behandlung
II (gelb)	Schwer verletzt bzw. erkrankt	Dringende Behandlung
III (grün)	Leicht verletzt bzw. erkrankt	Spätere (ambulante) Behandlung
IV (blau)	Keine Überlebenschance	Betreuende (abwartende) Behandlung
EX (schwarz)	Tod	Registrierung

Abb. 38.1 Sichtungskategorien [L143/P1065]

- Innerhalb der **Kategorie IV** erfolgt lediglich eine palliative Betreuung.

Es ist eine regelmäßige Re-Evaluation nötig!

Struktur und Organisation

Der Leitende Notarzt (LNA) und der Organisatorische Leiter des Rettungsdienstes (OrgL) formen die **Einsatzleitung.** Sie müssen den Gesamtüberblick behalten und die entsprechende Rettungsstruktur einrichten. Aufgrund der hohen Anzahl von Betroffenen bedarf es hierbei einer besonders stringenten Organisation. Diese ist unter anderem durch eine örtliche Strukturierung in Raumzonen durchzuführen. Verletzte müssen aus dem Gefahrenbereich evakuiert werden. Dabei sollte stets auf den Selbstschutz der Rettungskräfte geachtet werden. Es wird eine Übergangszone zum Transport und zur Patientenablage eingerichtet. Die letztendliche Behandlung und Betreuung erfolgen außerhalb der Gefahrenzone – im Absperrbereich. Bei einem **Massenanfall von Verletzten** (MANV) kann je nach Anzahl der Verletzten auch auf Ressourcen von außerhalb, z. B. aus anderen (Bundes-)Ländern, zurückgegriffen werden. Die juristische Grundlage für jegliches Handeln im Katastrophenfall bilden auf Bundesebene das **Zivilschutz- und Katastrophenhilfegesetz** (ZSKG) und auf Länderebene die **Rettungsgesetze.** Das **Technische Hilfswerk (THW)** gehört als Bundesanstalt zum Bundesministerium des Innern und für Heimat. Trotz dieser Struktur ist der Großteil der Mitglieder ehrenamtlich tätig. Sie sind im Zivil- und Katastrophenschutz sowohl im In- wie auch Ausland tätig.

Beispiel

Eine Katastrophe kann als verheerendes Unglücksereignis unterschiedlichen Ursprung haben. Im medizinischen Kontext sind hierbei vor allem Folgende zu unterscheiden:

- **Naturkatastrophen,** wie z. B. Waldbrände, Lawinen, Hochwasser und Erdbeben
- **Industriekatastrophen,** wie z. B. Explosionen und Brände
- **Terroranschläge**

Erdbeben im Indischen Ozean
Das **Sumatra-Andamanen-Beben** ereignete sich in der Nacht des 26. Dezembers 2004. Das Epizentrum des Unglücks lag nördlich der indonesischen Insel Sumatra. Durch das Beben entstand zunächst ein Wellental, das von teilweise mehrfachen Flutwellen gefolgt wurde. Diese trafen auf die Küsten benachbarter Regionen auf und verursachten dort einen großen Schaden. In den folgenden Tagen ergaben sich weitere Nachbeben. Ein Großteil der Infrastruktur und wichtige Versorgungssysteme, wie z. B. Wasserquellen, wurden zerstört. Trotz schneller internationaler Hilfen und einer hohen Spendenbereitschaft starben schätzungsweise 230.000 Menschen an dem Tsunami oder seinen Folgen. Eine genaue Anzahl der Todesopfer bleibt jedoch unbekannt, da viele Menschen nicht identifiziert, sondern aus Angst vor Seuchen zeitnah in Massengräbern beerdigt wurden.

Zusammenfassung

- Bei einer Katastrophe ist die lokale Infrastruktur zerstört oder die Situation aus anderen Gründen nicht mehr mit den vorhandenen Rettungsmitteln zu bewältigen.
- In der Triage werden Verletzte anhand ihrer Prognose in vier Behandlungskategorien eingeteilt.
- Bei einem Massenanfall von Verletzten (MANV) bedarf es einer hohen personellen und räumlichen Strukturierung, um die Betroffenen zu betreuen.

39 Preparedness und Response

Definition

Die Begriffe **Preparedness und Response** beschreiben die Vorbereitung auf eine und das Verhalten in einer medizinischen Notlage, welche durch biologische Gefahren (in der Regel durch Infektionsgeschehen) verursacht werden. Da sich diese oftmals länderübergreifend ausbreiten, ist eine gute nationale und internationale Zusammenarbeit unabdingbar. Ziele sind, das Erkennen und Bewerten einer solchen Gefahrenlage zu beschleunigen und unser Handeln zu verbessern. Hierbei nimmt das Robert Koch-Institut eine zentrale Position ein.

Meldeweg infektiöser Geschehen

In der Infektionsprävention gibt es auf jedem Verwaltungslevel Institutionen und Frühwarnsysteme, an die im Verdachtsfall eine Meldung zu erfolgen hat. Die juristische Grundlage hierfür bildet das **Infektionsschutzgesetz (IfSG),** welches am 01.01.2001 in Kraft trat und im Zusammenhang mit der COVID-19-Pandemie mehrfach überarbeitet wurde. Es legt fest, welche Krankheiten bei Verdacht, Nachweis oder im Todesfall gemeldet werden müssen. Zudem ist der labordiagnostische Nachweis von Erregern meldepflichtig (→ Tab. 39.1). Weiterhin legt es fest, welche Angaben in einer Meldung gemacht werden müssen und welche dieser Angaben vom Gesundheitsamt weitergeleitet werden müssen. Je nach Erkrankung und Ausmaß kann dies folgenden Weg nehmen:
Nachdem der Arzt bzw. die Ärztin oder das Labor an das zuständige Gesundheitsamt gemeldet haben, meldet dieses an die zuständige Landesbehörde (Bundesland). Die Landesbehörde meldet wiederum auf Bundesebene an das Robert Koch-Institut (RKI). Das RKI kann nun über das GMLZ (Gemeinsames Melde- und Lagezentrum von Bund und Ländern) an die WHO melden. Diese verteilt die Information über ein eigenes Meldesystem an alle WHO-Staaten.
In der Europäischen Union wird zusätzlich über das **Early Warning and Response System (EWRS)** gemeldet.

Risikomanagement

Um im Bedarfsfall schnell und sicher handeln zu können, wurden über die Jahre hinweg zahlreiche Überwachungssysteme entwickelt. Eines davon unterscheidet die indikatorbasierte von der eventbasierten Überwachung. Bei der **indikatorbasierten Überwachung** werden routinemäßig Informationen über Krankheiten gesammelt. Wird eine vorab definierte Fallzahlschwelle überschritten, wird automatisch eine Meldung erstellt. Bei der **eventbasierten Überwachung** werden erst bei akuten Infektionsgeschehnissen Informationen gesammelt.
Bei jeglicher Meldung muss jedoch im Rahmen des Risikomanagements eine Risikobewertung erfolgen (→ Abb. 39.1). Hierbei wird die Meldung in drei Kategorien eingeteilt:

1. Es handelt sich um eine falsche Meldung.
2. Die Meldung ist korrekt, es liegt jedoch kein akutes Risiko vor.
3. Die Meldung ist korrekt und es liegt ein akutes Risiko vor.

Nun müssen mögliche Maßnahmen zur Bewältigung des Ereignisses getroffen werden. Dabei sind die fortlaufende Überwachung der Entwicklung und eine gute Kommunikation der durchführenden Institutionen essenziell. Nach erfolgreichem Abschluss der Maßnahmen sollte zudem eine Evaluation der Methodik erfolgen, um das Risikomanagement ggf. verbessern zu können.

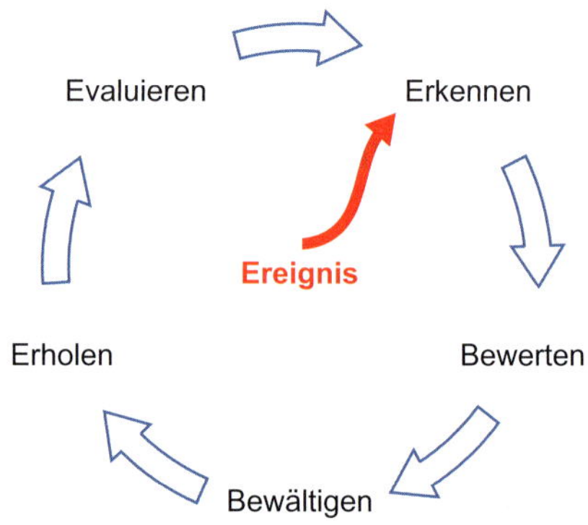

Abb. 39.1 Risikomanagement [L143/P1065]

Tab. 39.1 Bundesweit meldepflichtige Erkrankungen und Erreger

Arztmeldepflicht	Labormeldepflicht
Namentlich zu melden bei Verdacht einer Erkrankung, bei Erkrankung und bei Tod: Botulismus, Cholera, Diphtherie, humane spongiforme Enzephalopathien (außer familiär-hereditäre Formen), akute Virushepatitis, enteropathisches hämolytisch-urämisches Syndrom (HUS), virusbedingtes hämorrhagisches Fieber, Keuchhusten, Masern, Meningokokkenmeningitis oder -sepsis, Milzbrand, Mumps, Pest, Poliomyelitis, Röteln (einschließlich Embryopathien), Tollwut, Typhus abdominalis, Paratyphus, Windpocken, zoonotische Influenza, COVID-19	**Namentlich zu melden:** Adenoviren (Nachweis im Konjunktivalabstrich), *Bacillus anthracis*, *Bordetella pertussis/parapertussis*, humanpathogene Bornaviren, *Borrelia recurrentis*, *Brucella sp.*, darmpathogene *Campylobacter spp.*, Chikungunya-Virus, *Chlamydia psittaci*, *Clostridium botulinum* (auch Toxinnachweis), *Corynebacterium spp.*, *Coxiella burnetii*, Dengue-Virus, humanpathogene *Cryptosporidium spp.*, Ebolavirus, darmpathogene *E. coli* (enterohämorrhagische Stämme [EHEC]), *Francisella tularensis*, FSME-Virus, Gelbfiebervirus, *Giardia lamblia*, Hantaviren, Hepatitis-Virus A-E, Influenzaviren, Lassavirus, *Legionella spp.*, humanpathogene *Leptospira spp.*, Marburgvirus, Masernvirus, MERS-CoV, Mumpsvirus, *Mycobacterium leprae/tuberculosis/africanum/bovis*, Norovirus, Poliovirus, Rabiesvirus, *Rickettsia prowazekii*, Rotavirus, Rubellavirus, *Salmonella paratyphi/typhi*, SARS-CoV-2, *Shigella spp.*, *Trichinella spiralis*, Varizella-Zoster-Virus, humanpathogene *Vibrio spp.*, West-Nil-Virus, *Yersinia pestis*, darmpathogene *Yersinia spp.*, Zika-Virus und andere Arboviren
Namentlich zu melden sind die Erkrankung und der Tod durch: behandlungsbedürftige Tuberkulose (auch ohne Erregernachweis), *Clostridioides-difficile*-Infektion bei klinisch schwerem Verlauf	**Bei Nachweis aus Blut, Liquor oder anderen ansonsten sterilen Substraten:** *Haemophilus influenzae*, *Listeria monocytogenes*, *Neisseria meningitidis*, *Streptococcus pneumoniae*
Namentlich zu melden sind: akute infektiöse Gastroenteritiden, wenn dies Personen betrifft, die mit Lebensmitteln arbeiten oder ein epidemischer Zusammenhang zweier oder mehrerer Erkrankungen vermutet wird	**Bei Antibiotikaresistenzen:** Methicillin-resistente *S.-aureus*-Stämme (MRSA), *Enterobacterales*, *Acinetobacter spp.*
Verletzungen eines Menschen durch ein tollwutkrankes Tier (auch Verdachtsfall)	**Nichtnamentlich zu melden:** *Treponema pallidum*, HIV, *Echinococcus spp.*, *Plasmodium spp.*, *Toxoplasma gondii* (konnatale Infektion), *Neisseria gonorrhoeae* (verminderte Antibiotikaempfindlichkeit)

Zusammenfassung

- Strukturierte Meldewege erleichtern innerhalb Deutschlands und der EU den Informationsaustausch v. a. für Infektionsgeschehen.
- Krankheitsausbrüche sollen durch Überwachungssysteme rasch erkannt werden.

Epi- und Pandemien

Definition

Epidemie Eine Epidemie beschreibt ein gehäuftes Auftreten von Erkrankungsfällen mit einheitlicher Ursache innerhalb einer zeitlichen und räumlichen Begrenzung.

Pandemie Erstreckt sich dieses Geschehen über mehrere Kontinente spricht man von einer Pandemie. Eine zunehmende Mobilität begünstigt hierbei eine rasche Ausbreitung.

Endemie Von einer Endemie spricht man hingegen, wenn ein solches Krankheitsauftreten innerhalb einer Population über längere Zeit hinweg stabil bleibt, es also weder zu einer wesentlichen Zu- oder Abnahme der Fallzahl kommt.

> Die Begriffe Epidemie, Pandemie und Endemie beziehen sich in der Regel auf Infektionsgeschehen – sie sind aber nicht strikt auf diese beschränkt!

Übertragungswege

Bei einem Infektionsgeschehen breitet sich ein Erreger von Wirt zu Wirt aus. Hierfür kann er unterschiedliche Übertragungswege nutzen:

- **Direkte Übertragung:** Die direkte Übertragung erfolgt durch physischen Kontakt (z. B. Sexualkontakte), aerogen (über Tröpfchenproduktion) oder als Schmierinfektion (fäkal-oral).
- **Indirekte Übertragung:** Die indirekte Übertragung erfolgt entweder über unbelebte Vehikel oder belebte Vektoren. Zu den Vehikeln zählen Nahrungsmittel (*food-borne transmission*), Wasser (*water-borne transmission*), Aerosole (*air-borne transmission*) oder Blut bzw. körperliche Flüssigkeiten (*blood-borne transmission*). Zu den Vektoren zählen vorrangig Insekten (z. B. Mücken oder Zecken).

Weiterhin wird eine horizontale von einer vertikalen Übertragung unterschieden:

- Bei der **horizontalen Übertragung** überträgt sich die Erkrankung innerhalb einer Generation. Dies trifft auf alle Infektionen zu, die nicht vertikal übertragen werden.
- Bei der **vertikalen Übertragung** tritt die Erkrankung von einer Generation auf die nächste über. Dies ist der Fall, wenn eine Mutter während der Schwangerschaft oder bei der Geburt ihr Kind ansteckt.

Übertragungsdynamik

Die Übertragungsdynamik beschreibt die Geschwindigkeit und das Muster der Ausbreitung einer Infektion innerhalb einer Population. Diese ist von unterschiedlichen Faktoren abhängig. Die **Infektiosität,** also die Ansteckbarkeit, beschreibt die Fähigkeit eines Erregers, von Wirt zu Wirt zu gelangen, sich dort zu vermehren und seine pathogene Wirkung zu entfalten. Die Infektiosität ist von unterschiedlichen biologischen Merkmalen von Erreger und Wirt abhängig. Auch die **Dichte** und **Zusammensetzung** einer Population spielen eine wichtige Rolle. Wenn viele Menschen auf engstem Raum zusammenleben, kann dies die Ausbreitung einer Krankheit beschleunigen. Auch dort, wo Menschen mit ähnlichen Merkmalen gehäuft zusammentreffen (z. B. Altersheim), kann es schneller zu Krankheitsausbrüchen kommen.

Wird die Fallzahl einer Erkrankung über die Zeit aufgetragen, ergibt sich die sog. **Epidemiekurve** (→ Abb. 40.1). Sie kann wertvolle Informationen über die Art der Infektion, deren Ursache und die Übertragungsdynamik liefern.

Die **Reproduktionszahl R** beschreibt, wie viele Menschen von einer einzigen infizierten Person durchschnittlich angesteckt werden. Die **Basisreproduktionszahl R_0** bezieht sich dabei auf die Population ganz zu Anfang einer Epidemie. Zu diesem Zeitpunkt besteht noch keine Immunität, sodass noch alle Menschen für eine Infektion empfänglich sind.

> - Wenn $R > 1$, dann steigt die Anzahl der Neuinfektionen.
> - Wenn $R = 1$, dann bleibt die Anzahl der Neuinfektionen stabil.
> - Wenn $R < 1$, dann nimmt die Anzahl der Neuinfektionen ab.

Infiziert eine einzelne Person ungewöhnlich viele Menschen (weit über der Basisreproduktionszahl R_0), spricht man von einem **Superspreader**. Dies kann an biologischen Merkmalen der Person liegen, oder daran, dass die Person überdurchschnittlich viele Sozialkontakte hat (z. B. Flugbegleiter*in, Besuch von Feierlichkeiten). Ein historisches Beispiel hierfür ist Mary Mallon („Typhoid Mary"). Die Köchin war asymptomatische Trägerin des Bakteriums *Salmonella typhi* und steckte Anfang des 20. Jahrhunderts zahlreiche Menschen in New York mit Typhus an. Sie verbrachte schließlich viele Jahren in einer Isolierstation (→ Abb. 40.2).

Sind im Verlauf eines Infektionsgeschehens ausreichend Menschen immun (nach durchgemachter Infektion oder Impfung), spricht man von einer **Herdenimmunität.** Der Krankheitserreger kann sich nun nicht oder nur sehr langsam weiter ausbreiten und auch nichtimmune Menschen sind hierdurch vor Ansteckung geschützt.

Maßnahmen

Zunächst ist ein rasches Erkennen eines möglichen Infektionsgeschehens maßgeblich, um die Erkrankung frühzeitig einzudämmen. Anschließend gilt es, Schutzmaßnahmen für vulnerable Gruppen und ihre Kontaktpersonen zur Verfügung zu stellen. Mit **vulnerablen Gruppen** sind

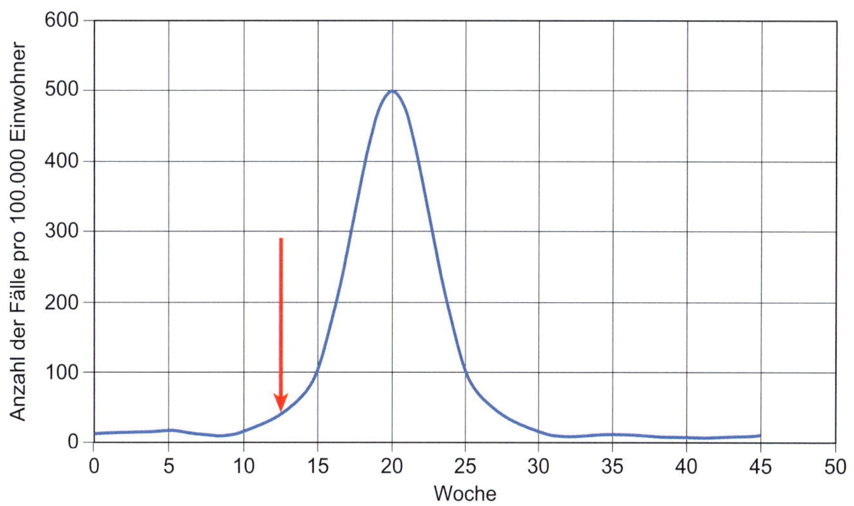

Abb. 40.1 Epidemiekurve. Beispielhaft für Influenza, der rote Pfeil markiert den Jahreswechsel. [L143/P1065]

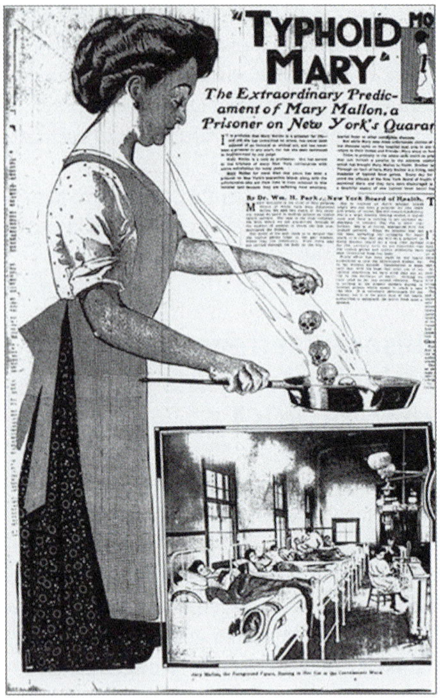

Abb. 40.2 Typhoid Mary [X390]

diejenigen gemeint, die ein erhöhtes Risiko für einen schweren oder gar tödlichen Krankheitsverlauf haben. Das Verhindern von schweren Krankheitsverläufen soll auch dazu dienen, einer möglichen Überlastung des Versorgungssystems vorzubeugen.
Spezifische infektionshygienische Maßnahmen können darüber hinaus zunächst fallbezogen angewandt werden (→ Tab. 40.1).
Je nach Anzahl der Neuinfektionen können

Tab. 40.1 Mögliche infektionshygienische Maßnahmen

Individuelle Verhaltensmaßnahmen: • Händehygiene • Schutzkleidung, Mund-Nasen-Schutz • Desinfektionsmaßnahmen
Kontaktreduzierende Maßnahmen: • Ermittlung von Kontaktpersonen
Impfung (falls verfügbar), Einsatz verfügbarer Arzneimittel
Isolationsmaßnahmen: • Häusliche Quarantäne • Schließung von Gemeinschaftseinrichtungen • Tätigkeitsverbote und -beschränkungen

sie aber auf ganze Populationsgruppen ausgeweitet werden. Hierbei ist es wichtig, möglichst früh Infektionsketten zu erkennen und zu unterbinden.
Bei abnehmender Reproduktionszahl können dann die getroffenen Schutzmaßnahmen schrittweise deeskaliert werden. Hierbei sollte jedoch auch an das mögliche Auftreten einer zweiten Infektionswelle gedacht werden!

Beispiel

Lebensmittelbedingte Ausbrüche von Infektionskrankheiten entstehen durch Nahrungsmittel, welche mit einem pathogenen Erreger oder seinem Toxin verunreinigt sind. Sie bestehen, wenn mindestens zwei Personen durch den Verzehr dieser Nahrungsmittel ähnliche Krankheitssymptome erfahren. Oftmals handelt es sich dabei um gastroenteritische Beschwerden. Durch ihre lokale Häufung sind solche Ausbrüche meist schnell zu erkennen (z. B. Besuch der gleichen Kantine). Es ist jedoch eine weitflächige Verteilung durch die Lebensmittelindustrie möglich. Umso wichtiger ist deswegen die Zusammenarbeit mit den unterschiedlichen Lebensmittelüberwachungsbehörden. Liefer- und eventuelle Infektionsketten können so schneller nachvollzogen werden. Ein gutes Beispiel hierfür ist der **EHEC-Ausbruch 2011.** Von Mai bis Juli 2011 kam es vornehmlich in Norddeutschland zu gehäuften Fällen von Gastroenteritiden. Bei etwa 20–30 % der Erkrankten kam es zu einem **hämolytisch-urämischen Syndrom (HUS)**, welches sonst eine deutlich niedrigere Inzidenz zeigt. Als Verursacher dieser Epidemie konnten enterohämorrhagische *Escherichia coli* (EHEC) des Subtyps O104:H4 identifiziert werden. Vermutlich wurden diese durch Sprossengemüse übertragen. Nach internationalen Ermittlungen von Lebensmittelbehörden ergaben sich kontaminierte Bockshornklee-Sprossensamen als gemeinsame Quelle. Diese wurden vorrangig nach Deutschland und Frankreich importiert. Anfang Juni wurde in Deutschland ein Vertriebsstopp ausgesprochen. Hiernach traten keine neuen Erkrankungsfälle auf, sodass die Epidemie im Juli als beendet erklärt werden konnte. Insgesamt wurden 2.987 Fälle von akuter Gastroenteritis gemeldet. 855 Personen erkrankten an HUS und 53 Menschen starben an der Infektion.

Zusammenfassung

- Während Epidemien örtlich begrenzte Infektionsgeschehen bezeichnen, breiten sich Pandemien über Kontinentalgrenzen hinaus aus.
- Die Infektiosität eines Erregers ist von seiner biologischen Beschaffenheit, dem Wirt sowie der Dichte und Zusammensetzung einer Population abhängig.
- Sind genug Menschen nach Infektion oder Impfung gegen einen Krankheitserreger immun, sind innerhalb einer Population auch nichtimmune Personen geschützt. Der Erreger kann sich nicht oder nur sehr langsam weiter ausbreiten. Man spricht von einer Herdenimmunität.

Exkurs: COVID-19

Definition

Im Dezember 2019 traten erstmals gehäufte Fälle einer neuen Lungenerkrankung in Wuhan, China, auf. Von hier aus verbreitete sich der Erreger der Erkrankung in der ganzen Welt. Dieses Geschehen wurde am 11. März 2020 durch die WHO zur **Pandemie** erklärt.

Medizinischer Hintergrund

Ätiologie

Als Erreger wurde **SARS-CoV-2** (*severe acute respiratory syndrome coronavirus type 2*), ein neues Coronavirus, identifiziert. Coronaviren kommen in Säugetieren und Vögeln vor und können beim Menschen respiratorische Erkrankungen verursachen. Sie verbreiten sich hauptsächlich über virushaltige Aerosole, wie sie beim Husten, Sprechen und Niesen abgegeben werden. Somit überträgt sich das Virus direkt von Mensch zu Mensch und ist auf einen nahen Kontakt dieser (unter 1,5–2 m) angewiesen.

Klinik

Das durch den Erreger verursachte Krankheitsbild wird **COVID-19** (*coronavirus disease 2019*) genannt. Je nach befallenem Organsystem kann es zu einer Vielzahl unterschiedlicher Symptome kommen. Häufige Erstsymptome sind Fieber, Husten und/oder Schnupfen. Da SARS-CoV-2 Atemwegsinfektionen verursacht, kann COVID-19 im Verlauf u. a. zur respiratorischen Insuffizienz führen.

Diagnostik

Das Krankheitsbild lässt sich aufgrund der unterschiedlichen Verläufe klinisch nicht von anderen Atemwegserkrankungen und viralen Infektionen unterscheiden. Deswegen wird die Diagnose anhand des labormedizinischen Erregernachweises gestellt. Hierzu eignet sich vor allem die Polymerase-Kettenreaktion (PCR) von Proben aus dem Oro- oder Nasopharynx. Zum schnelleren und einfacher zugänglichen Nachweis wurden Antigennachweise entwickelt.

Therapie

Die Therapie erfolgt vorrangig symptomatisch. Im Verlauf der Pandemie wurden zudem unterschiedliche Interleukin-1- und -6-Rezeptorantagonisten, antivirale Medikamente und neutralisierende Antikörper für die COVID-19-Therapie zugelassen. Zusätzliche Medikamente werden im *off-label use* verwendet. Über den aktuellen Stand zugelassener Medikamente informieren die EMA sowie das RKI.

Komplikationen

Trotz intensivmedizinischer Behandlung können schwer betroffene Patienten zahlreiche Komplikationen, wie z. B. Thromboembolien und respiratorische Insuffizienz, erleiden. Auch mit intensivmedizinischer Behandlung kann die Erkrankung zum Tod führen.
Die Mehrzahl der betroffenen Kinder zeigt einen milden oder asymptomatischen Verlauf. In seltenen Fällen können Kinder nach einer SARS-CoV-2-Infektion durch eine überschießende Immunreaktionen das sog. PIMS-TSS (eine Kombination aus dem *paediatric inflammatory multisystem syndrome* (PIMS) und dem *toxic shock syndrome* [TSS]) erleiden. Unter intensivmedizinischer Betreuung ist die Prognose jedoch gut.

Long-COVID

Auch nach milden oder gar asymptomatischen Verläufen wird ein Fortbestehen oder (Neu-)Auftreten von Symptomen nach mehreren Monaten beobachtet. Diese Beschwerden werden als **Long-COVID-Syndrom** bezeichnet. Die Symptome können stark variieren und betreffen v. a. längerfristige Müdigkeit, Gedächtnisprobleme oder eine fehlende Belastbarkeit.

COVID-19-Pandemie in Deutschland

Der erste Fall von COVID-19 wurde am 27.01.2020 in Deutschland gemeldet. Dieser und die darauf folgenden Fälle konnten zunächst gut isoliert werden. Während der Karnevalszeit traten vermehrt Infektionen im Kreis Heinsberg (Nordrhein-Westfalen) sowie im Landkreis Göppingen (Baden-Württemberg) auf. Nach diesen ersten Infektionsclustern breitete sich COVID-19 in Deutschland rasch aus und wurde am 25.03.2020 als **epidemische Lage von nationaler Tragweite** eingestuft. Ab März 2020 wurden wiederholt Einschränkungen im öffentlichen Leben beschlossen. Zudem wurden temporäre Kontaktbeschränkungen sowie das Tragen eines Mund-Nasen-Schutzes eingeführt. Insgesamt kam es in Deutschland bisher zu fünf Infektionswellen (→ Abb. 41.1) (Stand 07/2022).

Besorgniserregende Virusvarianten (*variants of concern*, VOC)

Seit Ausbruch der COVID-19-Pandemie wurden sog. **besorgniserregende Virusvarianten** (*variants of concern*, VOC) von SARS-CoV-2 festgestellt, die mit einer höheren Infektiosität, einem schwereren Verlauf und/oder einer geringeren Wirksamkeit der bisherigen Impfungen bzw. therapeutischen Maßnahmen einhergehen. Neben den VOC gibt es **unter Beobachtung stehende Varianten** (*variants of interest*, VOI) sowie speziell in Deutschland unter Beobachtung stehende Varianten (VOI-D). Diese definieren sich über genetische Veränderungen, die die Viruseigenschaften in Bezug auf Übertragbarkeit, Krankheitsschwere, Immunabwehr, Diagnostik und Therapie beeinflussen sowie einen Einfluss auf den epidemiologischen Verlauf haben können.

Strategien

Der **Infektionsschutz** spielte von Anfang an eine zentrale Rolle. Oberstes Ziel war es, die Zahl der Neuinfektionen gering zu halten, um eine Überlastung des Gesundheitssystems zu vermeiden. Zudem sollte die Epidemiekurve durch diverse Maßnahmen

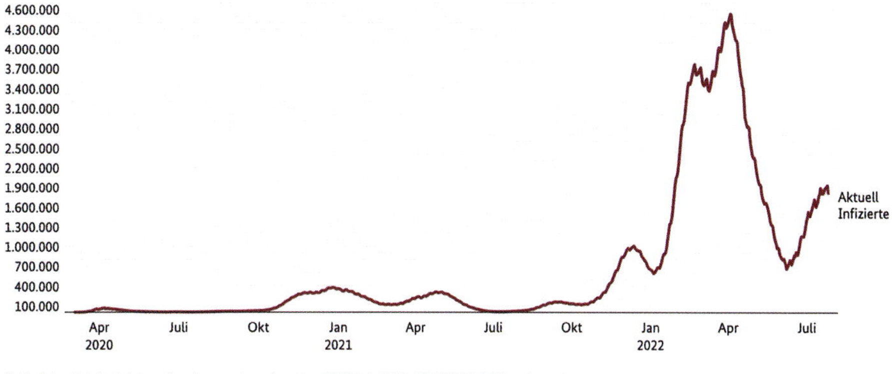

Abb. 41.1 Entwicklung der Fallzahlen der COVID-19-Pandemie von März 2020 bis Juli 2022 in Deutschland [X221]

abgeflacht werden. Bei einer möglichst niedrigen Zahl an Neuinfektionen bleiben Infektionsketten besser nachverfolgbar. Eine diffuse Verbreitung innerhalb einer Population, welche zur sog. *community transmission* führt, kann dadurch vermieden werden.

Hygienemaßnahmen

Auf individueller Ebene wurden in Deutschland Abstand halten, regelmäßiges Händewaschen und das Tragen von Alltagsmasken (sog. **AHA-Regel**) empfohlen und in Teilbereichen des öffentlichen Lebens auch verpflichtend gemacht. Bei Krankheitssymptomen wurde eine **Selbstisolierung** empfohlen und bei Erkrankung, Kontakt oder nach Einreise aus dem Ausland wurden **Quarantänemaßnahmen** teilweise temporär verpflichtend eingeführt. Zu Pandemiebeginn erfolgte bei einem Infektionsfall die **Nachverfolgung** möglicher Kontaktpersonen, um diese ebenfalls zu testen und ggf. eine Quarantäne anzuordnen. Auch wurden im Verlauf der Pandemie zeitweise **Kontaktbeschränkungen** erlassen, welche den Kontakt zwischen verschiedenen Haushalten auf ein Minimum reduzieren sollten. Vulnerable Patientengruppen (z. B. Bewohner von Pflegeeinrichtungen) wurden hierbei besonders geschützt.

Teststrategien

Da infektiöse Personen nicht immer Symptome zeigen, ist eine möglichst engmaschige Testung ein wichtiges Mittel zur Identifizierung und Unterbrechung von Infektionsketten. Wie oben beschrieben, standen zur Diagnostik zunächst **PCR-Tests** zur Verfügung. Im Februar 2021 wurden dann auch **Antigen-Tests (Schnelltests)** zur Selbstnutzung durch Laien zugelassen. Für sie sind jedoch größere Virusmengen notwendig, sodass sie eine geringere Spezifität und Sensitivität als PCR-Tests aufweisen. Ein positiver Schnelltest sollte somit immer durch einen PCR-Test bestätigt werden.
Zur **nationalen Teststrategie** zählten zeitweise die Testungen folgender Personengruppen:

- Alle symptomatischen Personen (respiratorische Symptome aller Schweregrade)
- Nichtsymptomatische Personen:
  - Zur präventiven Testung in Krankenhäusern, Pflege- und Betreuungseinrichtungen (Personal, Patienten, Besucher)
  - Zur präventiven Testung in weiteren Bereichen: Bildungseinrichtungen (Schulen!), Betriebe, als „Bürgertests" kostenlose Schnelltests mit möglichst niedrigschwelligem Testangebot (mit Bescheinigung), als Selbsttests zur Eigenkontrolle (keine Bescheinigung)

Impfung

Am 21.12.2020 wurde der mRNA-basierte Impfstoff von BioNTech/Pfizer (Comirnaty®) als erster Impfstoff durch die EMA in Deutschland zugelassen. Kurz darauf begannen die ersten Impfungen in Deutschland. Im Januar 2021 folgte dann die Zulassung von zwei weiteren Impfstoffen der Hersteller Moderna (Spikevax®) und AstraZeneca (Vaxzevria®). Im März 2021 wurde zudem ein vektorbasierter Impfstoff der Firma Janssen Cilag International (JCOVDEN®) zugelassen. Im Dezember desselben Jahres folgte ein adjuvantierter Proteinimpfstoff von Novavax (Nuvaxovid®).
Die Impfungen erfolgten in Deutschland zunächst in **regionalen Impfzentren.** Im April 2021 wurde anschließend begonnen, Impfstoff an Hausarztpraxen zu liefern. Aufgrund von Impfstoffknappheit wurde initial nach einer **Impfpriorisierung** (vorrangig nach Alter, Beruf und Vorerkrankungen) geimpft.
Im März wurde der Impfstoff Vaxzevria® (AstraZeneca) temporär ausgesetzt, nachdem es zu einer Häufung von seltenen **Sinusvenenthrombosen** nach Impfung gekommen war. Diese werden vermutlich durch Antikörperbildung gegen Thrombozytenantigene ausgelöst. Hierdurch kann es zu einer massiven Thrombozytenaktivierung kommen. Nach Wiederaufnahme der Impfungen mit diesem Impfstoff wurde hiermit vorrangig die Impfung von Menschen über 60 Jahren empfohlen.

Epidemiologische Maßzahlen der COVID-19-Pandemie

7-Tage-Inzidenz pro 100.000 Einwohner

Die **7-Tage-Inzidenz** beziffert die Anzahl an nachgewiesenen Infektionen mit SARS-CoV-2 pro 100.000 Einwohner, die in den vergangenen 7 Tagen gemeldet wurden. Sie wurde in Deutschland als wichtige Messzahl zur Bewertung des aktuellen Infektionsgeschehens festgelegt. Viele regulative Maßnahmen (Einschränkungen oder Lockerungen) wurden an ihr festgemacht.

R-Wert

Der R-Wert, also die **Reproduktionszahl,** wurde in der Pandemie als Messzahl für den Pandemieverlauf genutzt, nahm jedoch keinen so großen Stellenwert wie die 7-Tage-Inzidenz ein (→ Kap. 40).

Intensivbetten/-kapazität

Die Auslastung der Krankenhäuser, v. a. der Intensivstationen, war von Beginn an ein wichtiger Faktor in der Pandemie. Eine Überlastung der Stationen und damit einhergehend eine mögliche Triage von Patienten sollte dringend vermieden werden. Schon im Frühjahr 2020 wurde in Deutschland damit begonnen, die Kapazitäten von Beatmungsplätzen deutlich auszubauen. Weitere Beatmungsplätze wurden als Reserve fertig gestellt. Hierbei war jedoch Personalknappheit der wichtigste limitierende Faktor. Durch das **Intensivregister der Deutschen Interdisziplinären Vereinigung für Intensiv- und Notfallmedizin (DIVI)** konnte die Kapazität an freien Beatmungsplätzen jederzeit erfasst werden.
Weitere wichtige Maßzahlen in der COVID-19-Pandemie waren der Anteil neuer Virusvarianten, der Anteil der Fälle ohne identifizierbare Infektionsquelle sowie die Anzahl, Größe und das Setting der Ausbruchsgeschehen.

Zusammenfassung

- SARS-CoV-2 und die dadurch verursachte Erkrankung (COVID-19) breiteten sich im Jahr 2020 global aus und wurde am 11. März 2020 durch die WHO zur weltweiten Pandemie erklärt.
- COVID-19 kann von leichten grippalen Symptomen bis zu einer Vielzahl an schwerwiegenden Organbeteiligungen führen. Auch Langzeitfolgen (Long-COVID) sind bekannt und gehen mit einer verminderten Belastbarkeit einher.
- Die Fallzahlmeldung der vergangenen 7 Tage pro 100.000 Einwohner (7-Tage-Inzidenz) wurde zum wichtigsten Verlaufsparameter der Pandemie in Deutschland.
- Abhängig von der 7-Tage-Inzidenz wurden einschränkende Maßnahmen gelockert oder implementiert.

Fallbeispiele

BASICS

Fall 1: Prävention und Passivrauchen

Fallbeschreibung

Sie arbeiten als Referatsleiterin im Gesundheitsministerium von Imppistan. Ihr Mitarbeiter berichtet Ihnen, dass in seinem Bekanntenkreis kürzlich mehrere Personen neu an Lungenkrebs erkrankt seien. Er fragt Sie, ob dies ein Problem in ganz Imppistan sei? Und wenn ja, was die Ursache sein könne? Seine Bekannten seien Nichtraucher, durchschnittlich gebildet und hätten überdurchschnittlich lange Haare. Darüber hinaus seien ihm keine Besonderheiten aufgefallen.

Wie gehen Sie vor?

Zunächst wollen Sie herausfinden, ob es sich hier um eine zufällige Häufung im Bekanntenkreis Ihres Mitarbeiters handelt oder die Anzahl der Erkrankten im ganzen Land zugenommen hat. Mithilfe des Krebsregisters von Imppistan bestimmen Sie die kumulative **Inzidenz,** die Anzahl der an Lungenkrebs Neuerkrankten innerhalb des vergangenen Jahres. Diese beträgt 15 Personen pro 100.000 Einwohner und liegt damit nicht über den Vorjahreswerten. Anhand der Todesursachenstatistik Ihres Landes sehen Sie, dass auch die **Mortalität,** die Anzahl der Todesfälle an Lungenkrebs im vergangenen Jahr, unverändert ist.

Ihr Mitarbeiter merkt an, wenn er so darüber nachdenke, würden die Bekannten auch überdurchschnittlich gerne und häufig Kneipen besuchen. Er habe den Verdacht, dass es an den Kneipenbesuchen liegen könnte. Ein Rauchverbot gibt es in Imppistan (noch) nicht. Ob man den Einfluss der Kneipenbesuche nicht näher untersuchen könne?

Welche epidemiologischen Studientypen kennen Sie und welche erscheinen Ihnen in diesem Fall als geeignet?

Grundsätzlich können Interventionsstudien von Beobachtungsstudien unterschieden werden. Da es sich in diesem Fall um die Untersuchung einer Exposition mit einem bekannt schädlichen Risikofaktor (Zigarettenrauch in Kneipen) handelt, kommt aus ethischen Gründen eine **Interventionsstudie** nicht in Betracht. Eine **Fall-Kontroll-Studie** ist retrospektiv. Sie würde in diesem Fall bereits an Lungenkrebs erkrankte Nichtraucher (Fälle) mit nicht an Lungenkrebs erkrankten Nichtrauchern (Kontrollen) vergleichen und untersuchen, inwieweit **vor Erkrankung** regelmäßig Kneipen aufgesucht worden sind. Sie ist nützlich, um bei der Identifizierung von Risikofaktoren zu helfen (insbesondere bei seltenen Erkrankungen). Durch Berechnung der **Odds Ratio** kann sie zudem Anhalt darauf geben, ob Kneipenbesucher innerhalb der untersuchten Gruppe wahrscheinlicher an Lungenkrebs erkranken. Das relative Risiko für die Gesamtbevölkerung kann hingegen nicht berechnet werden, da gezielt erkrankte Personen ausgewählt werden.

Eine prospektive **Kohortenstudie** hingegen untersucht das Auftreten eines Erkrankungsfalls in der Zukunft. Ein Beispiel wäre, alle gesunden 25- bis 50-jährigen Bewohner von Imppistan nach ihren Kneipenbesuchen (ja oder nein) zu befragen, in zwei Gruppen einzuteilen und ab dem heutigen Zeitpunkt auf das Auftreten von Lungenkrebs über einen Zeitraum (z. B. 10 Jahre) hin zu beobachten.

Sie haben Glück: Nachdem Sie in einer kurzen Fall-Kontroll-Studie zu Lungenkrebserkrankungen eine Odds Ratio > 1 für kneipenbesuchende Nichtraucher (gegenüber nicht kneipenbesuchenden Nichtrauchern) gefunden haben und somit einen Anhalt für eine erhöhte Wahrscheinlichkeit haben, entdecken Sie bei Ihrer Recherche in PubMed eine repräsentative **(rein fiktive) Kohortenstudie** zum Thema (→ Tab. 42.1). Diese gibt Ihnen folgende Werte: Von 1.200 beobachteten Nichtrauchern besuchten 600 regelmäßig eine Raucherkneipe, 600 nie. Hiervon entwickelten 180 Kneipenbesucher und 60 Nichtkneipenbesucher ein Lungenkarzinom. Raucher hingegen hatten ein bekanntes Erkrankungsrisiko von 60 %, unabhängig von ihren Kneipenbesuchen und wurden nicht weiter betrachtet.

Tab. 42.1 Kohortenstudie (Nichtraucher) fiktive Daten

	Lungenkarzinom	Kein Lungenkarzinom	Gesamt
Kneipenbesuch	**180**	**420**	600
Kein Kneipenbesuch	**60**	**540**	600
Gesamt	240	940	1.200

Berechnen Sie absolutes, relatives und attributales Risiko.

Das **absolute Risiko** der Kneipenbesucher zu erkranken, berechnet sich aus der Zahl der Ereignisse (180) an der Gesamtzahl der Ereignisse (600), also AR1 = 180/600 = 0,3 = 30 %
Absolutes Risiko der Nichtkneipenbesucher: AR2 = 60/600 = 0,1 = 10 %.
Sie schließen hieraus, dass Nichtraucher, die eine Kneipe besuchen, ein Lungenkrebsrisiko von 30 %, ohne Kneipenbesuch von 10 % haben.
Das **relative Risiko** ist das Verhältnis des Risikos der Kneipenbesuchern zu den Nichtkneipenbesuchern: RR = Risiko (Kneipe)/Risiko (nicht Kneipe) = 0,3 / 0,1 = 3.
Das Risiko, an Lungenkrebs zu erkranken, ist bei den Kneipenbesuchern dreimal so hoch.
Das **attributale Risiko,** also die Krebsfälle, die dem Kneipenbesuch zuzuschreiben sind, lassen sich durch die **Risikodifferenz** (auch absolute Risikoreduktion, ARR) berechnen: Es ist der Unterschied des absoluten Risikos zwischen beiden Gruppen.
ARR = Risiko (Kneipe) – Risiko (nicht Kneipe): 0,3 – 0,1 = 0,2 = 20 %.

Das heißt, 20 % der Kneipenbesucher bekommen das Bronchialkarzinom aufgrund ihrer Kneipenbesuche. Daten aus Metaanalysen mehrerer repräsentativer Studien zum Rauchverbot im Nachbarland zeigen, dass sich durch ein Rauchverbot in Kneipen das Lungenkrebsrisiko der nichtrauchenden Kneipenbesucher im Schnitt um relativ 50 % senken ließe.

Sie gehen davon aus, dass diese Werte auch auf Imppistan übertragbar sind. Wie viele nichtrauchende Kneipenbesucher müssen Sie (mit gleicher Risikokonstellation) durch das Rauchverbot erreichen, um einen Lungenkrebsfall zu verhindern?

Dies wird auch als **Number needed to treat** bezeichnet.

Die Number needed to treat entspricht dem Kehrwert der absoluten Risikoreduktion, 1/ARR. In diesem Fall wird das 30 %-ige Risiko der Kneipenbesucher, zu erkranken, durch das Rauchverbot um 50 % reduziert, es beträgt also nur noch 30 % – (50 % von 30 %) = 0,3 – (0,5 * 0,3) = 0,15 = 15 %. Die Risikodifferenz bzw. ARR zwischen Kneipenbesuch mit und ohne Rauchverbot beträgt in diesem Fall 0,3 – 0,15 = 0,15. Die Number needed to treat beträgt somit 1/0,15 = 6,66, gerundet 7.

Das heißt, sieben regelmäßige Raucherkneipenbesucher müssten stattdessen eine Nichtraucherkneipe besuchen, um einen Lungenkrebsfall zu verhindern.

Welche Number needed to treat ergäbe sich, wenn Sie einfach alle Kneipen schließen würden?

Würde man im Gegensatz einfach alle Kneipen schließen, betrüge die Risikodifferenz 30 % – 10 % = 20 % (siehe oben), die Number needed to treat also nur 1/0,2 = 5 Personen.

> Sie beschließen, einen Gesetzentwurf in den Bundestag von Imppistan einzubringen, der nur das Rauchen in Kneipen verbietet. Während die pulmologische Fachgesellschaft Ihnen begeistert zustimmt, laufen der Verband der Raucherkneipenwirte sowie die „Initiative Rauchende Öffentlichkeit" Sturm. Dies sei ein schwerer Eingriff in die Freiheit und Selbstbestimmung der Kneipenbesucher, schließlich werde niemand zum Kneipenbesuch gezwungen. Man fordert Ihren Rücktritt.

Welche ethischen Prinzipien wägen Sie ab?

Sie wägen insbesondere das **Prinzip der Autonomie** (Recht auf Selbstbestimmung der Raucher) mit dem Prinzip der gegenseitigen Abhängigkeit (schädliche Wirkung des Passivrauchens) ab. Hierbei streben Sie eine **Maximierung des Gesamtnutzens** für die gesamte Bevölkerung an. Das **Prinzip der Fürsorge** sowie das **Prinzip des Nichtschadens** (Pflicht des Staates, durch Maßnahmen die Gesundheit der Bevölkerung zu fördern bzw. schädigende Maßnahmen zu unterlassen) leiten Sie hierbei.

Sie bewerten Ihre geplante Maßnahme nach folgenden Kriterien:

Nutzenpotenzial Die Hälfte der erwachsenen Bevölkerung Imppistans besucht regelmäßig Kneipen, Sie können also eine große Anzahl potenzieller Lungenkrebsfälle verhindern.

Schadenspotenzial Das Rauchverbot selbst ist (durch Studien im Nachbarland) belegt wirksam und birgt keine gesundheitlichen Risiken per se, Sie berücksichtigen jedoch auch indirekte Folgen (z. B. erhöhtes Erkrankungsrisiko durch Armut oder Arbeitslosigkeit der Kneipenwirte).

Selbstbestimmung Hier wägen Sie insbesondere die Prinzipien der Autonomie und der Fürsorge ab. Sie beschließen, dass das Fürsorgeprinzip in diesem Fall – auch in Anbetracht des Gesamtnutzens für die Bevölkerungsgesundheit – stärker zu gewichten ist. Zudem beschließen Sie, die Gesundheitskompetenz der Bevölkerung zu fördern und parallel zum Rauchverbot durch Informationskampagnen das Wissen um die Schädlichkeit des (Passiv-)Rauchens zu erhöhen.

Gerechtigkeit Sie untersuchen, ob gewisse Bevölkerungsgruppen besonders von den Auswirkungen Ihrer Maßnahme betroffen sind, und ergreifen gezielte Gegenmaßnahmen. Zudem wägen Sie die Verhältnismäßigkeit möglicher anderer Maßnahmen zum Nichtraucherschutz ab. So entscheiden Sie, die Kneipen insgesamt offen zu lassen, obwohl die Daten hierfür noch größere Nutzeneffekte zeigen.

Effizienz Sie vergleichen die Kosten der Morbidität an Lungenkrebserkrankungen, die Wirkung anderer Maßnahmen (wie Aufklärungskampagnen) im Vergleich zu möglichen (auch politischen) Kosten der Maßnahme und kommen zu dem Schluss, dass sie hocheffizient ist.

Legitimität Sie sind als Mitarbeiterin der Regierung formal legitimiert, das Rauchverbot zu initiieren, binden in den transparenten Entscheidungsprozess aber auch Interessenvertreter von Fachverbänden und dem Verband der Kneipenwirte ein. Hierbei argumentieren Sie insbesondere mit der wissenschaftlichen Evidenz für die Wirksamkeit der Maßnahme. Sie beschließen eine begleitende wissenschaftliche Evaluation der Maßnahme durch die Fakultät für Public Health des Landes.

> Nach Beurteilung der Kriterien auf Basis der Ihnen vorliegenden Daten kommen Sie zu dem Schluss, dass das Rauchverbot in Kneipen als Public-Health-Maßnahme ethisch vertretbar ist.

→ 43 Fall 2: Cholera auf Haiti

Fallbeschreibung

Am 12. Januar 2010 ereignete sich ein schweres Erdbeben in Haiti (Stärke 7,0 auf der Richterskala). Das Epizentrum des Bebens lag nur 25 km südlich der Hauptstadt Port-au-Prince. In vielen Regionen des Landes wurden zahlreiche Gebäude zerstört und viele Menschen kamen ums Leben (→ Abb. 43.1). Genaue Opferzahlen der Katastrophe wurden nicht erfasst, da viele Opfer nicht identifiziert werden konnten und in Massengräbern beerdigt wurden. Es wurde jedoch geschätzt, dass etwa 3 Millionen von dem Erdbeben betroffen waren. Dies entspricht etwa einem Drittel der damaligen Gesamtbevölkerung. Hiervon waren geschätzte 220.000 bis 500.000 Todesopfer, 310.000 Verletzte und 1,85 Millionen, die ihre Wohnstätte verloren hatten.
Schon vor dieser Katastrophe zählte Haiti zu den ärmsten Regionen der Welt. Durch das Erdbeben war nun die ohnehin schwache Infrastruktur zerstört. Krankenhäuser waren eingestürzt, Straßen blockiert und die Stromversorgung unterbrochen. Dies gestaltete die Rettung und Primärversorgung der Opfer äußerst schwierig.
Schnell wurde internationale Hilfe mobilisiert, um die betroffenen Regionen zu unterstützen. Diese kam aus der benachbarten Dominikanischen Republik, aus den USA, aus Deutschland und zahlreichen weiteren Staaten.

An was müssen Sie als ärztliche Hilfskraft vor Ort neben der Akutversorgung denken?

Durch die Zerstörung zahlreicher Gebäude und Teilen der Infrastruktur ist auch die Versorgung der überlebenden Bevölkerung in Gefahr. Die große Anzahl an obdachlos gewordenen Menschen, die in Notlagern auf kleinstem Raum zusammenleben müssen, stellt einen Risikofaktor für Krankheitsausbrüche dar. Die Versorgung mit sauberem Trinkwasser ist häufig ein zentrales Problem, da bei einem solchen Unglück auch Brunnen und Leitungen zerstört werden können.

Sie bekommen nun Berichte von Menschen, die über wässrige Diarrhöen, Erbrechen und teilweise Bauchschmerzen klagen. In extremen Fällen treten diese wässrigen Stühle mit Schleimbeimengungen („Reiswasserstühle") bis zu 30-mal pro Tag auf. Die Betroffenen, die sich bei Ihnen vorstellen, zeigen starke Zeichen einer Dehydratation (eingefallenes Gesicht, stehende Hautfalten). Ihnen fällt zudem auf, dass die Betroffenen größtenteils aus der Region *Artibonite* stammen. Ihr Kollege aus Port-au-Prince meldet jedoch bereits ähnliche Beobachtungen.

An welche Erkrankung denken Sie?

Ihre klinischen Beobachtungen lassen an Fälle der **Cholera** denken. Diese Erkrankung wird durch das gramnegative Bakterium *Vibrio cholerae* verursacht (→ Abb. 43.2). Es zeigt sich als kommaförmig gekrümmtes Stäbchen und weist eine einzelne Geißel auf, die der Fortbewegung dient.
Der Erreger bildet ein Choleratoxin (Exotoxin), das im Darmepithel die Chloridsekretion steigert. Hierdurch kommt es zur Ausscheidung von großen Mengen Wasser. Die Inkubationszeit beträgt in der Regel 2–3 Tage. Es werden nicht alle Infizierten symptomatisch. Die asymptomatischen Träger können den Erreger jedoch über Wochen ausscheiden und die Krankheit somit übertragen. Auch bei symptomatisch Betroffenen kommt es meist zu einem milden Verlauf. Ein schwerer Verlauf kann ohne adäquate Therapie schnell zum Tod führen.

Die WHO definiert die Cholera im Epidemiefall als klinische Diagnose anhand der folgenden Symptome: akuter, reiswasserartiger Durchfall mit oder ohne Erbrechen.

Welche Therapie leiten Sie für die Betroffenen ein?

Die wichtigste Maßnahme ist die **Flüssigkeitssubstitution.** Diese sollte in der Regel intravenös erfolgen, da die Darmwand durch die Infektion beschädigt ist. Hierfür reichen die medizinischen Kapazitäten vor Ort jedoch oftmals nicht aus, sodass auch eine orale Gabe möglich ist.

Zur oralen Rehydratation gibt es eine WHO-Trinklösung mit folgender Zusammensetzung:
- 13,5 g Glukose
- 2,6 g Natriumchlorid
- 2,9 g Natriumcitrat
- 1,5 g Kaliumchlorid

auf 1 l Wasser

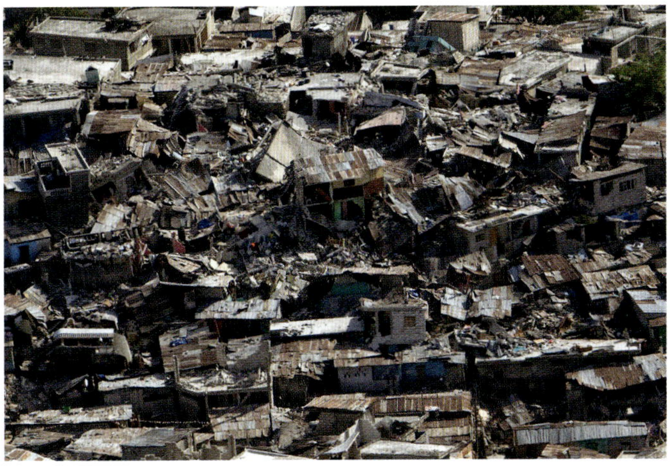

Abb. 43.1 Zerstörung nach dem Erdbeben [X333]

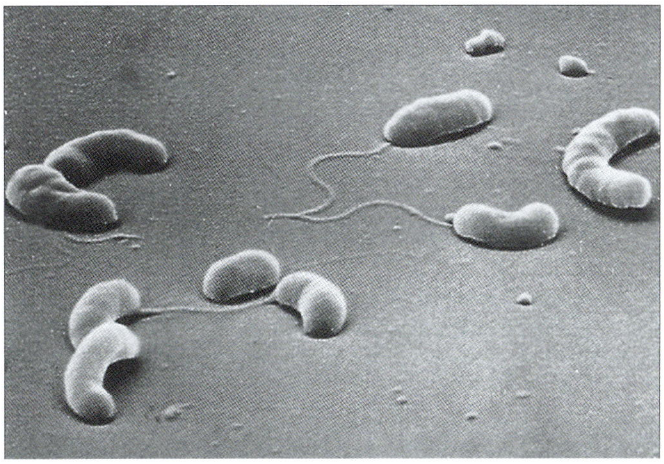

Abb. 43.2 *Vibrio cholerae* (Elektronenmikroskopie, 13.000-fache Vergrößerung) [G946]

Nur bei schweren Verläufen wird die zusätzliche Gabe eines Antibiotikums empfohlen. Kinder unter 12 Jahren sollten Erythromycin über 3 Tage erhalten. Kindern über 12 Jahren und Erwachsenen wird Tetrazyklin über 3 Tage oder eine einmalige Dosis Doxycyclin empfohlen.

Welche weiteren Maßnahmen leiten Sie ein?

Die **Primärprävention** nimmt in dieser Situation eine wichtige Stellung ein, da sich die Infektion nicht weiter verbreiten sollte. Der Bevölkerung muss sauberes Trinkwasser zur Verfügung gestellt werden (z. B. über neue Brunnen oder Wasserentkeimung). Sanitäranlagen müssen in ausreichender Anzahl und gutem hygienischen Zustand vorhanden sein. Zudem sollte die Bevölkerung über individuelle Hygienemaßnahmen (Händewaschen etc.) aufgeklärt werden. Weiterhin sollten mögliche Punktquellen als Krankheitsauslöser identifiziert werden.
Impfungen sind ein weiteres Instrument der Primärprävention. Es gibt aktuell zwei Impfstoffe zur Schluckimpfung, von denen einer in Deutschland zugelassen ist. Zum Zeitpunkt des Erdbebens gab es noch einen weiteren Impfstoff zur Injektion, der aufgrund seiner geringen Wirksamkeit heute nicht mehr in Gebrauch ist.
Die WHO bewertete die Choleraimpfung als kein probates Mittel zur Bekämpfung der Epidemie in Haiti, da der Impfstoff einer strikten Kühlkette bedarf, welche aufgrund der schlechten Infrastruktur nicht einzuhalten war. Zudem bedarf es zwei Impfungen, bevor eine ausreichende Immunisierung angenommen werden kann.
Auch wenn es noch einige Jahre dauern sollte, bis die Choleraepidemie in Haiti als beendet erklärt werden konnte, gingen die Infektionszahlen im Verlauf stetig zurück.

Was sollte nach Abklingen des Akutzustands geklärt werden?

Jede Handlung in einer medizinischen Notlage wird im Verlauf evaluiert (→ Kap. 39). Dazu gehört auch die Klärung eventueller Ursachen einer Epidemie. Hierzu gab es in Haiti verschiedene Untersuchungen, die den Fluss **Artibonite** als Quelle des Infektionsgeschehens identifizieren konnten. Dieser wurde am ehesten durch Abwasser aus Leitungen kontaminiert, die aus einem UN-Camp stammten. Genauere DNA-Proben ergaben als Erreger *Vibrio cholerae* Serogruppe O1, die vorrangig in Südasien vorkommt. Es wurde vermutet, dass diese Kontamination von ausländischen Soldaten stammte, die als asymptomatische Träger in dem UN-Camp stationiert waren. Für eine bisher vor Ort nicht bekannte Serogruppe ist eine solche Population besonders vulnerabel. Hierbei trägt selbst eine kleine Infektionsquelle ein hohes epidemisches Potenzial mit sich. Auch dies muss bei einer Krisenintervention bedacht werden.
Eine zusätzliche Belastung war der Hurrikan Tomas, der nach dem Erdbeben auftrat und für Überschwemmungen sorgte, sodass Abwasser nicht abfließen konnte. Dies verschlechterte die hygienische Situation zusätzlich.
Durch die Choleraepidemie verstarben knapp 10.000 Menschen in Haiti. Eine genaue Überwachung der Epidemie war aufgrund der prekären Lage vor Ort kaum möglich. Betroffene, die außerhalb von Versorgungseinrichtungen verstarben, wurden nicht erfasst.

Exkurs: Geschichtlicher Hintergrund der Cholera

Die erste Choleraepidemie ereignete sich Anfang des 19. Jahrhunderts in Asien und breitete sich vermutlich von Indien ausgehend über die Schifffahrt auch nach Europa aus. Die Industrialisierung sorgte dafür, dass immer mehr Menschen in große Städte wie z. B. London zogen und dort auf engstem Raum zusammenlebten. Das Trinkwasserversorgungs- und das Abwassersystem konnten mit dieser Entwicklung nicht mithalten. In London wurde das Abwasser größtenteils direkt in die Themse geleitet, die sich dadurch zu einer offenen und stinkenden Kloake entwickelte. Sie war der Ursprung zahlreicher Infektionskrankheiten wie auch der Cholera. Damals vermutete man, dass sich Krankheiten über schlechte Luft übertragen würden **(Miasmentheorie).**
1854 kam es zu einem erneuten Ausbruch der Cholera in Soho, einem sozial benachteiligten Stadtteil Londons. Dem Arzt John Snow fiel auf, dass die hiervon Betroffenen nahe einer Wasserpumpe in der Broad Street wohnten. Er verzeichnete dies auf einer Karte (→ Abb. 43.3).
Menschen, die diese Pumpe nicht nutzten, blieben von der Krankheit verschont. John Snow riet der örtlichen Verwaltung, die Pumpe außer Betrieb zu nehmen und wurde nach anfänglicher Skepsis erhört. Daraufhin klang die Epidemie ab. Auch in der nächsten Choleraepidemie im Oktober dokumentierte John Snow die Opfer pro 10.000 Haushalte und stellte fest, dass solche, die ihr Wasser von einem bestimmten Versorger bezogen, besonders betroffen waren. Mit diesen Betrachtungen legte er einen wichtigen Grundstein der heutigen Epidemiologie. Im Verlauf gelang es dann Robert Koch und Filipo Pucini, den Erreger der Cholera zu identifizieren.

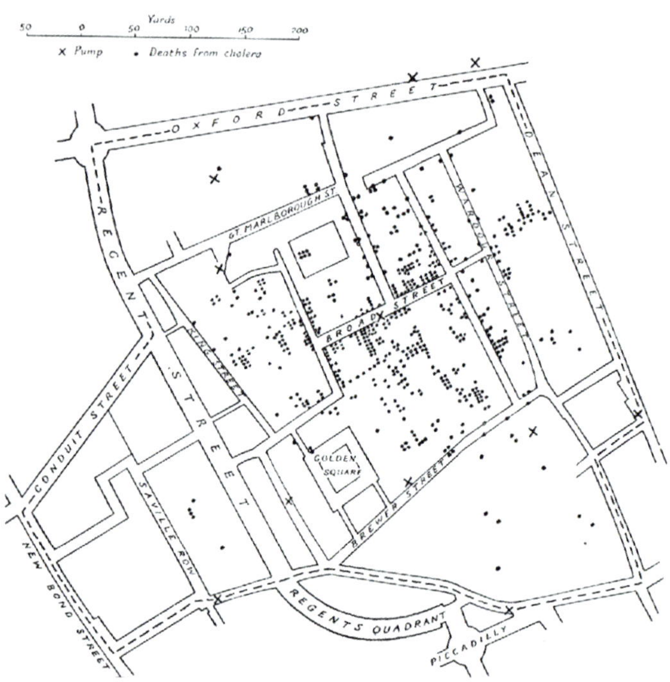

Abb. 43.3 Dr. John Snows Karte des Choleraausbruchs 1855 [O251]

Fall 3: Screening und Diagnostik

Fallbeschreibung

Der kleine Ahmed (2 Jahre alt) wird mit seinen Eltern bei Ihnen in der pädiatrischen Ambulanz vorstellig. Seine Familie ist aus Syrien geflüchtet und aktuell in einer Unterkunft in der Nähe Ihrer Klinik untergebracht. Durch einen begleitenden Dolmetscher erfahren Sie, dass es bei Ahmed erstmalig zu einem Krampfanfall gekommen sei. Auf Nachfrage berichten die Eltern, dass sich Ahmed bisher nicht wie sein älterer Bruder entwickelt habe. Er zeige bislang keine sprachliche Entwicklung und wirke weniger interessiert an seiner Umwelt.

An was müssen Sie aufgrund der Anamnese von Ahmeds Familie denken?

Durch den Bürgerkrieg in Syrien hat sich die Gesundheitsversorgung vor Ort deutlich verschlechtert. Ein Teil der Geflüchteten hatte nur einen beschränkten Zugang zu Gesundheitseinrichtungen. Durch die Migration können zudem wichtige Unterlagen zu Voruntersuchungen und/oder zur Anamnese verloren gegangen sein.

Sie müssen annehmen, dass Ahmed bisher nicht die medizinische Betreuung hatte, wie sie in Deutschland angeboten wird (z. B. U-Untersuchungen, Neugeborenen-Hör- und Stoffwechselscreening).

Welche Untersuchungen kennen Sie in Deutschland für Neugeborene?

In Deutschland werden folgende zwei Screeninguntersuchungen beim Neugeborenen durchgeführt: das erweiterte Neugeborenenscreening zur Früherkennung von angeborenen Stoffwechselstörungen sowie Erkrankungen des Hormon- und Immunsystems und das Screening auf Hörstörungen. Die regelmäßig durchzuführenden U-Untersuchungen dienen neben diesen Screeningprogrammen als Vorsorgeuntersuchungen.

Was sind wichtige Voraussetzungen für ein Screeningprogramm?

- Die zu untersuchende Erkrankung muss ein relevantes Problem darstellen.
- Es muss eine wirksame Therapie geben.
- Es muss eine latente Phase der Erkrankung geben, in der diese vorliegt, aber noch nicht durch Symptome augenscheinlich wird.
- Die Untersuchung sollte möglichst sensitiv sein.
- Die Untersuchung sollte möglichst wenige Risiken und Nebenwirkungen aufweisen.
- Der Nutzen des Screenings sollte seine Kosten übersteigen.

Was wissen Sie über das Neugeborenenscreening?

Für das **Neugeborenenscreening** ist eine Blutabnahme aus der Ferse nötig, die am 3. Lebenstag (49.–72. Lebensstunde) erfolgen sollte. Diese Blutprobe wird dann auf unterschiedliche Stoffwechselerkrankungen hin untersucht (→ Tab. 44.1). Durch eine frühe Diagnostik kann eine eventuell nötige Behandlung frühzeitig begonnen werden, dadurch können langfristige Folgeschäden verhindert oder zumindest abgemildert werden.

Tab. 44.1 Zielkrankheiten des Neugeborenenscreenings

Erkrankung	Prävalenz
Hypothyreose	Ca. 1:3.500
Adrenogenitales Syndrom	Ca. 1:13.500
Biotinidasemangel	Ca. 1:23.000
Galaktosämie	Ca. 1:70.000
Phenylketonurie, Hyperphenylalaninämie	Ca. 1:5.300
Ahornsirupkrankheit	Ca. 1:153.000
Tyrosinämie Typ I	Ca. 1:135.000
Glutarazidurie Typ I	Ca. 1:133.000
Isovalerianazidämie	Ca. 1:97.000
MCAD-Mangel	Ca. 1:10.000
LCHAD-Mangel	Ca. 1:170.000
VLCAD-Mangel	Ca. 1:85.000
Carnitinstoffwechselstörung	Ca. 1:1.500.000 – 1:900.000
Mukoviszidose	Ca. 1:3.300
Schwere kombinierte Immundefekte (SCID, *severe combined immunodeficiency*)	Ca. 1:32.500

Der Grundstein des Neugeborenenscreenings wurde in der ersten Therapie einer genetischen Stoffwechselerkrankung – der **Phenylketonurie (PKU)** – gelegt. Die PKU ist eine der häufigsten angeborenen Stoffwechselerkrankungen und wird autosomal-rezessiv vererbt. Bei ihr handelt es sich um den gestörten Abbau der Aminosäure Phenylalanin. Diese reichert sich hierdurch im Körper (v. a. im ZNS) an und führt zu einer psychomotorischen Entwicklungsverzögerung.

Historischer Exkurs

Im Jahr 1953 entwickelte der Heidelberger Arzt Horst Bickel eine **phenylalaninarme Diät** für Patienten mit einer PKU. Ab Geburt begonnen, kann diese Diät die Symptome abmildern bzw. verhindern und so den Erkrankten eine normale Entwicklung ermöglichen. Zehn Jahre später entwickelte der US-Amerikaner Robert Guthrie einen Test, anhand dessen die Krankheit aus einem auf Filterpapier getrockneten Blutstropfen diagnostiziert werden kann **(Guthrie-Test).**

Das Neugeborenenscreening wurde in den 1970er-Jahren in Deutschland eingeführt. Die Tandemmassenspektrometrie ermöglicht es dabei, eine einzelne Probe auf mehr als 60 Metabolite des Fett- und Eiweißstoffwechsels gleichzeitig hin zu untersuchen. Seit 2005 ist das Neugeborenenscreening eine Regelleistung der Gesetzlichen Krankenkassen. Im Verlauf kamen weitere Untersuchungen hinzu (Mukoviszidose im Jahr 2016 und Tyrosinämie Typ I im Jahr 2018).

Ihr Verdacht auf eine PKU bestätigt sich. Sie leiten eine phenylalaninarme Diät ein. Zudem wird Ahmed im sozialpädiatrischen Zentrum ihrer Klinik weiterhin begleitet und betreut.

Fallbeschreibung

Sie sind in einer gynäkologischen Praxis niedergelassen und haben heute Besuch von einer 23-jährigen Patientin. Diese ist in der 16. Woche schwanger und erkundigt sich nach Möglichkeiten der Pränataldiagnostik. Eine Freundin habe ihr von dem **nichtinvasiven Pränataltest (NIPT)** berichtet und die Patientin fragt, ob dieser auch für sie empfohlen werde.

Der NIPT gilt als nichtinvasiv, da hierfür eine Blutabnahme bei der Schwangeren ausreichend ist. Aus dieser Probe können dann bestimmte Chromosomenanomalien des Kindes (u. a. Trisomien 13, 18 und 21) pränatal diagnostiziert werden. Ein positives Testergebnis bedeutet ein hohes Risiko für eine solche Erkrankung und kann mit einer weiterführenden Untersuchung (Amniozentese oder Chorionzottenbiopsie) bestätigt werden. Dabei handelt es sich jeweils um invasive Eingriffe mit einem Fehlgeburtsrisiko von 0,5 (Amniozentese) bzw. 1 % (Chorionzottenbiopsie).

Zur Bewertung einer diagnostischen Untersuchung sind u.a. Sensitivität und Spezifität relevant. Was bedeuten diese Begriffe?

- **Sensitivität** beschreibt die Fähigkeit eines Tests, kranke Patient*innen korrekt als solche zu identifizieren **(richtig positiv)**.
- **Spezifität** beschreibt die Fähigkeit eines Tests, gesunde Patient*innen korrekt als solche zu identifizieren **(richtig negativ)**.

Für den NIPT ist in der Praxis jedoch auch der positiv prädiktive Wert von Bedeutung. Bitte erklären Sie, wieso.

Der **positiv prädiktive Wert (PPV)** besagt, ob bei Vorliegen eines positiven Testergebnisses tatsächlich eine Erkrankung vorliegt. Hierfür ist die Prävalenz der Erkrankung entscheidend. Diese Prävalenz kann von unterschiedlichen Faktoren (z. B. Vorerkrankungen, Alter, Geschlecht) abhängen. So steigt z. B. das Risiko für eine Trisomie 21 des Kindes mit zunehmendem Alter der Schwangeren. Es macht daher einen Unterschied, ob die Untersuchung bei Ihrer 23-jährigen Patientin oder bei einer 45-jährigen Schwangeren durchgeführt wird.

Der positiv prädiktive Wert errechnet sich durch folgende Formel:

$$PPV = \frac{(Sensitivität \times Prävalenz)}{(Sensitivität \times Prävalenz) + (1 - Spezifität)(1 - Prävalenz)}$$

Wir nehmen folgende Werte für die Diagnostik einer Trisomie 21 mittels NIPT in der 16. Schwangerschaftswoche an:

- Sensitivität: 99,20 %
- Spezifität: 99,91 %

Die geschätzte Prävalenz für eine Trisomie 21 liegt bei Ihrer 23-jährigen Patientin bei 1 in 1.114.

Welchen positiv prädiktiven Wert hat der NIPT für die 23-jährige Patientin?

$$PPV = \frac{(0{,}992 \times 0{,}0008976660682)}{(0{,}992 \times 0{,}0008976660682) + (1 - 0{,}9991)(1 - 0{,}0008976660682)}$$

$$= 0{,}4976 = 49{,}76\,\%$$

Die Wahrscheinlichkeit, dass ein positives Testergebnis auch tatsächlich eine Trisomie 21 des Kindes bedeutet, beträgt somit nur etwa **50 %**.

Wie sähe die Situation für eine 45-jährige Patientin aus? Wir nehmen für dieses Alter eine Prävalenz von 1 in 22 an.

Für eine 45-Jährige beträgt der PPV **98,13 %**.

Der NIPT hängt in seinem PPV also vom Alter der Schwangeren ab. Da ein positiver NIPT nur ein hohes Risiko für das Vorliegen der getesteten Chromosomenanomalie bedeutet und diese nicht beweist, folgen einem positiven Ergebnis weitere, invasivere Untersuchungen. Ein falsch positives Ergebnis kann somit zu unnötiger Diagnostik führen. Auch verursachen Chromosomenanomalien nur einen gewissen Anteil der möglichen kindlichen Erkrankungen bei Geburt. Wie mit einem positiven Befund anschließend umgegangen werden kann, ist eine individuelle Entscheidung. Daher ist die Untersuchung aktuell eine Privatleistung und wird nicht von den Gesetzlichen Krankenkassen finanziert. Als Behandler sollten Sie Ihre Patientin ausführlich beraten, können ihr die Entscheidung aber nicht abnehmen.

Anhang

BASICS

Tab. 45.1 Ausgewählte Embryo- und Fetopathien

Erkrankung	Erreger und Übertragungswege	Übersicht: Klinik
Konnatale Toxoplasmose	*Toxoplasma gondii* (Protozoa) Rohes Fleisch, Katzenkot	Fehlgeburt (1. Trimenon) Retinochorioiditis, Hydrozephalus, intrazerebrale Verkalkungen, Hepatosplenomegalie und Ikterus (2. und 3. Trimenon)
Konnatale Listeriose	v. a. *Listeria monocytogenes* Fleisch oder Fisch (roh/geräuchert), Rohmilchkäse	Fehl- oder Frühgeburt, Early-onset- und Late-onset-Sepsis (je nach Übertragungszeitpunkt)
Konnatale CMV-Infektion	Zytomegalie-Virus Körperflüssigkeiten (v. a. durch Kinder übertragen)	Manifestation an ZNS, Auge, Leber und Blutbildung
Konnatale Röteln-Infektion	Rötelnvirus Tröpfcheninfektion	Fehlgeburt, geistige Retardierung, Gregg-Trias: Innenohrschwerhörigkeit, Katarakt, Herzfehler (Embryopathie) Hepatosplenomegalie, Anämie, Thrombozytopenie (Fetopathie)
Konnatale Parvovirus-B19-Infektion	Parvovirus B19 Tröpfcheninfektion	Hydrops fetalis, Fehlgeburt
Konnatale Herpes-simplex-Infektion	Herpes-simplex-Virus 2 (auch HSV-1) Perinatal	Mikrozephalie/-ophthalmie, lokale Hautreaktion, septisches Krankheitsbild mit ZNS-Beteiligung (je nach Übertragungszeitpunkt)
Konnatale Hepatitis B	Hepatitis B-Virus Perinatal	Meist asymptomatisch, später ggf. subklinisch-chronisch; selten akute Hepatitis

Tab. 45.2 *Millenium Development Goals* der Vereinten Nationen

Entwicklungsziele	Zielvorgaben
MDG1: Extreme Armut und Hunger bekämpfen	1. Zwischen 1990 und 2015 den Anteil der Menschen halbieren, deren Einkommen weniger als einen US-Dollar pro Tag beträgt 2. Zwischen 1990 und 2015 den Anteil der Menschen halbieren, die Hunger leiden
MDG2: Allgemeine Grundschulbildung verwirklichen	3. Bis zum Jahr 2015 sicherstellen, dass Kinder in der ganzen Welt, Jungen wie Mädchen, eine Primarschulbildung vollständig abschließen können
MDG3: Gleichstellung der Geschlechter fördern und die Rolle der Frauen stärken	4. Das Geschlechtergefälle in der Grund- und Sekundarschulbildung beseitigen, vorzugsweise bis 2005 und auf allen Bildungsebenen spätestens bis 2015
MDG4: Die Kindersterblichkeit senken	5. Zwischen 1990 und 2015 die Sterblichkeitsrate von Kindern unter 5 Jahren um zwei Drittel senken
MDG5: Die Gesundheit von Müttern verbessern	6. Zwischen 1990 und 2015 die Müttersterblichkeit um drei Viertel senken
MDG6: HIV/AIDS, Malaria und andere schwere Krankheiten bekämpfen	7. Bis 2015 die Ausbreitung von HIV/AIDS zum Stillstand bringen und allmählich umkehren 8. Bis 2015 die Ausbreitung von Malaria und anderen schweren Krankheiten zum Stillstand bringen und allmählich umkehren
MDG7: Die ökologische Nachhaltigkeit sichern	9. Die Grundsätze der nachhaltigen Entwicklung in einzelstaatliche Politiken und Programme einbauen und den Verlust von Umweltressourcen umkehren 10. Bis 2015 den Anteil der Menschen um die Hälfte senken, die keinen nachhaltigen Zugang zu einwandfreiem Trinkwasser und grundlegenden sanitären Einrichtungen haben 11. Bis 2020 eine erhebliche Verbesserung der Lebensbedingungen von mindestens 100 Millionen Slumbewohnern herbeiführen
MDG8: Eine weltweite Entwicklungspartnerschaft aufbauen	12. Ein offenes, regelgeschütztes, berechenbares und nicht-diskriminierendes Handels- und Finanzsystem weiterentwickeln 13. Den besonderen Bedürfnissen der am wenigsten entwickelten Länder Rechnung tragen 14. Den besonderen Bedürfnissen der Binnen- und kleinen Inselentwicklungsländer Rechnung tragen 15. Die Schuldenprobleme der Entwicklungsländer durch Maßnahmen auf nationaler und internationaler Ebene umfassend angehen und so die Schulden langfristig tragbar werden lassen

Literaturverzeichnis

BARMER Institut für Gesundheitssystemforschung (bifg) (Hrsg.) (2021): BARMER Arztreport 2021. Psychotherapie bei Kindern und Jugendlichen. Unter Mitarbeit von Grobe TG und Szecsenyi J (Schriftenreihe zur Gesundheitsanalyse, Band 27).

Brenne S, David M, Borde T et al. (2015): Werden Frauen mit und ohne Migrationshintergrund von den Gesundheitsdiensten gleich gut erreicht? Das Beispiel Schwangerenvorsorge in Berlin. Bundesgesundheitsblatt, Gesundheitsforschung, Gesundheitsschutz 58(6): 569–576.

Bundesamt für Migration und Flüchtlinge (BAMF) (Hrsg.) (2007): Migrationsbericht des Bundesamtes für Migration und Flüchtlinge im Auftrag der Bundesregierung. Migrationsbericht 2006. Berlin: Bundesministerium des Innern.

Bundesinstitut für Arzneimittel und Medizinprodukte (BfArM) (2022): Internetangebot für Fachkreise, Bürgerinnen und Bürger. Köln. https://www.dimdi.de, zuletzt geprüft am 25.10.2022.

Bundesministerium für Gesundheit; Bundesministerium des Auswärtigen; Bundesministerium des Innern: Internationale Gesundheitsvorschriften (2005)/International Health Regulations (2005). In: Gesetz zu den Internationalen Gesundheitsvorschriften (2005) (IGV) vom 23. Mai 2005. Berlin: Bundesgesetzblatt (Jahrgang 2007 Teil II Nr. 23, ausgegeben zu Bonn am 27.07.2007), S. 932 f.

Bundesministerium für wirtschaftliche Zusammenarbeit und Entwicklung (2022): Millenniumsentwicklungsziele (MDGs). https://www.bmz.de/de/service/lexikon/mdg-millenniumsentwicklungsziele-mdgs-14674, zuletzt geprüft am 25.10.2022.

Busch M A, Maske U E, Ryl L, Schlack R, Hapke U (2013): Prävalenz von depressiver Symptomatik und diagnostizierter Depression bei Erwachsenen in Deutschland: Ergebnisse der Studie zur Gesundheit Erwachsener in Deutschland (DEGS1). Bundesgesundheitsblatt, Gesundheitsforschung, Gesundheitsschutz, 56 (5–6): 733–739.

Dahlgren G, Whitehead M (1991): Policies and strategies to promote social equity in health. Background document to WHO – Strategy paper for Europe. Stockholm: Institute for Future Studies.

Deutsche Gesetzliche Unfallversicherung e. V. (DGUV) (Hrsg.) (2020): Statistik Arbeitsunfallgeschehen 2019. Berlin: Deutsche Gesetzliche Unfallversicherung e. V. (DGUV).

Deutsche Rentenversicherung Bund (Hrsg.) (2020): Rentenversicherung in Zahlen 2020. Statistik der Deutschen Rentenversicherung. Berlin: Deutsche Rentenversicherung Bund.

Deutsches Institut für Medizinische Dokumentation und Information (DIMDI) (2020): Internationale statistische Klassifikation der Krankheiten und verwandter Gesundheitsprobleme. 10. Revision. German Modification. Version 2020.

Deutsches Institut für Wirtschaftsforschung e.V (2022): Forschungsbasierte Infrastruktureinrichtung 'Sozio-oekonomisches Panel (SOEP)'. Kurzportrait. https://www.diw.de/de/soep, zuletzt geprüft am 25.10.2022.

Donabedian A (1980): The Definition of Quality and Approaches to its Assessment. Ann Arbor, Michigan: Health Administration Press (Explorations in Quality Assessment and Monitoring, Vol. 1).

Eagle N, Pentland A (2006): Reality mining: sensing complex social systems. Personal and Ubiquitous Computing, 10(4): 255–268.

Egger M, Razum O, Rieder A (2021): Public Health Kompakt. 4., aktualisierte und erweiterte Auflage. Berlin: De Gruyter.

forsa Politik- und Sozialforschung GmbH (2021): Befragung von nicht geimpften Personen zu den Gründen für die fehlende Inanspruchnahme der Corona-Schutzimpfung. Ergebnisbericht. Berlin. https://www.bundesgesundheitsministerium.de/fileadmin/Dateien/3_Downloads/C/Coronavirus/Befragung_Nichtgeimpfte_-_Forsa-Umfrage_Okt_21.pdf, zuletzt geprüft am 25.10.2022.

Fries J F (1980): Aging, Natural Death, and the Compression of Morbidity. The New England Journal of Medicine, 303(3): 130–135.

GBD 2013 DALYs and HALE Collaborators (2020): Global, regional, and national disability-adjusted life years (DALYs) for 306 diseases and injuries and healthy life expectancy (HALE) for 188 countries, 1990–2013: quantifying the epidemiological transition. Lancet, 386(10009): 2145–2191.

GBD 2019 Diseases and Injuries Collaborators (2020): Global burden of 369 diseases and injuries in 204 countries and territories, 1990–2019: a systematic analysis for the Global Burden of Disease Study 2019. The Lancet, 396(10258): 1204–1222. Erratum (2020) in: The Lancet, 396(10262): 1562.

Goodman R (2001): Psychometric properties of the strengths and difficulties questionnaire. Journal of the American Academy of Child and Adolescent Psychiatry, 40(11): 1337–1345.

Heidemann C, Scheidt-Nave C, Beyer A-K et al. (2021): Gesundheitliche Lage von Erwachsenen in Deutschland – Ergebnisse zu ausgewählten Indikatoren der Studie GEDA 2019/2020-EHIS. Journal of Health Monitoring (Robert Koch-Institut, Berlin), 6(3): 3–26.

Herausgeberbeirat Bundesgesundheitsblatt (2019): Neue Daten zur Gesundheit von Kindern und Jugendlichen - Ergebnisse aus KiGGS Welle 2. Bundesgesundheitsblatt, Gesundheitsforschung, Gesundheitsschutz 62 (10 [Oktober]).

Hollands G J, Shemilt I, Marteau T M et al. (2013): Altering micro-environments to change population health behaviour: towards an evidence base for choice architecture interventions. BMC Public Health, 13, Artikel 1218: 1–6.

Institut der Deutschen Zahnärzte (IDZ) (Hrsg.) (2006): Vierte Deutsche Mundgesundheitsstudie (DMS IV). Neue Ergebnisse zu oralen Erkrankungsprävalenzen, Risikogruppen und zum zahnärztlichen Versorgungsgrad in Deutschland 2005. Unter Mitarbeit von W. Micheelis und U. Schiffner. Köln: Deutscher Zahnärzte Verlag DÄV.

Jacobi F, Höfler M, Strehle J et al. (2014): Psychische Störungen in der Allgemeinbevölkerung: Studie zur Gesundheit Erwachsener in Deutschland und ihr Zusatzmodul Psychische Gesundheit (DEGS1-MH). [Mental disorders in the general population: Study on the health of adults in Germany and the additional module mental health (DEGS1-MH)]. Der Nervenarzt, 85(1): 77–87. Erratum (2016) in: Der Nervenarzt, 87(1): 88–90.

Kessler R C, Berglund P, Demler O et al. (2005): Lifetime prevalence and age-of-onset distributions of DSM-IV disorders in the National Comorbidity Survey Replication. Archives of General Psychiatry, 62(6): 593–602.

Krisam M, Philipsborn von P, Meder B (2017): Nudging in der Primärprävention: Eine Übersicht und Perspektiven für Deutschland. (The Use of Nudging for Primary Prevention: A Review and Perspectives for Germany). Gesundheitswesen (Bundesverband der Ärzte des Öffentlichen Gesundheitsdienstes), 79(2): 117–123.

Lahmann N A, Heinze C, Rommel A (2014): Stürze in deutschen Krankenhäusern und Pflegeheimen 2006–2013. Häufigkeiten, Verletzungen, Risikoeinschätzung und durchgeführte Prävention. Bundesgesundheitsblatt, Gesundheitsforschung, Gesundheitsschutz, 57(6): 650–659.

Lampert T, Hoebel J, Krol LE (2019): Soziale Unterschiede in der Mortalität und Lebenserwartung in Deutschland – Aktuelle Situation und Trends. Journal of Health Monitoring. 2019 4(1).

Lange C, Finger J D, Allen J et al. (2017): Implementation of the European health interview survey (EHIS) into the German health update (GEDA). Archives of Public Health (Archives belges de santé publique), 75(40): 1–14.

Lima A, Domenico M de, Pejovic V, Musolesi M (2013): Exploiting Cellular Data for Disease Containment and Information Campaigns Strategies in Country-Wide Epidemics: arXiv. https://arxiv.org/pdf/1306.4534, zuletzt geprüft am 25.10.2022.

Littlejohns T J, Hayat S, Luben R et al. (2022): Visual Impairment and Risk of Dementia in 2 Population-Based Prospective Cohorts: UK Biobank and EPIC-Norfolk. The Journals of Gerontology. Series A, Biological Sciences and Medical Sciences, 77(4): 697–704.

Lo N C, Lowe A, Bendavid E (2016): Abstinence Funding Was Not Associated With Reductions In HIV Risk Behavior In Sub-Saharan Africa. Health Affairs, 35(5): 856–863.

Luy M (2002): Warum Frauen länger leben: Erkenntnisse aus einem Vergleich von Kloster- und Allgemeinbevölkerung. Wiesbaden: Bundesinstitut für Bevölkerungsforschung (BiB) beim Statistischen Bundesamt (Materialien zur Bevölkerungswissenschaft, Heft 106).

Marmot M G, Rose G, Shipley M, Hamilton P J (1978): Employment grade and coronary heart disease in British civil servants. Journal of Epidemiology and Community Health, 32(4): 244–249.

Marschall J, Hildebrandt S, Kleinlercher K-M, Nolting H-D (2020): DAK Gesundheitsreport 2020. Stress in der modernen Arbeitswelt. Sonderanalyse: Digitalisierung und Homeoffice in der Corona-Krise. 1. Auflage. Andreas Storm (Hrsg.). Heidelberg: medhochzwei Verlag (Beiträge zur Gesundheitsökonomie und Versorgungsforschung, Band 33).

MDG MONITOR – Tracking the Millennium Development Goals (2016): Goal 6: Combat HIV/AIDS, Malaria, and Other Diseases. https://www.mdgmonitor.org/mdg-6-combat-hiv-aids-malaria-and-other-diseases/, zuletzt geprüft am 25.10.2022.

Neal S, Channon A A, Chandra-Mouli V, Madise N (2020): Trends in adolescent first births in sub-Saharan Africa: a tale of increasing inequity? International Journal for Equity in Health, 19(1), Artikel 151: 1–11.

Pabst A, Bär J, Röhr S et al. (2021): Do self-reported hearing and visual impairments predict longitudinal dementia in older adults? Journal of the American Geriatrics Society, 69(6): 1519–1528.

Richter A, Schienkiwitz A, Starker A et al. (2021): Gesundheitsfördernde Verhaltensweisen bei Erwachsenen in Deutschland – Ergebnisse der Studie GEDA 2019/2020-EHIS. Journal of Health Monitoring (Robert Koch-Institut, Berlin), 6(3): 28–47.

Robert Koch-Institut; Statistisches Bundesamt (Hrsg.) (2008): Migration und Gesundheit. Schwerpunktbericht der Gesundheitsberichterstattung des Bundes. Unter Mitarbeit von Razum O, Zeeb H, Meesmann U et al. Berlin (Gesundheitsberichterstattung des Bundes).

Robert Koch-Institut; Statistisches Bundesamt (Hrsg.) (2009): Mundgesundheit. Unter Mitarbeit von Brauckhoff G, Kocher T, Holtfreter B et al. Berlin (Gesundheitsberichterstattung des Bundes, Heft 47). https://www.rki.de/DE/Content/Gesundheitsmonitoring/Gesundheitsberichterstattung/GBEDownloadsT/mundgesundheit.pdf?__blob=publicationFile, zuletzt geprüft am 25.10.2022.

Robert Koch-Institut (Hrsg.) (2011): Beiträge zur Gesundheitsberichterstattung des Bundes. KiGGS – Kinder- und Jugendgesundheitsstudie Welle 1. Projektbeschreibung. Unter Mitarbeit von Schlack R, Hölling H, Kurth B-M. Berlin (Gesundheitsberichterstattung des Bundes).

Robert Koch-Institut (Hrsg.) (2012): Daten und Fakten: Ergebnisse der Studie „Gesundheit in Deutschland aktuell 2010". Beiträge zur Gesundheitsberichterstattung des Bundes. Berlin: Robert Koch-Institut.

Robert Koch-Institut (2013): Studie zur Gesundheit Erwachsener in Deutschland – Ergebnisse aus der ersten Erhebungswelle (DEGS1). Bundesgesundheitsblatt, Gesundheitsforschung, Gesundheitsschutz, 56(5–6).

Robert Koch-Institut (Hrsg.) (2014): Gesundheitliche Lage der Männer in Deutschland. Beiträge zur Gesundheitsberichterstattung des Bundes. Berlin: Robert Koch-Institut.

Robert Koch-Institut (2019): Etablierung eines migrationssensiblen Gesundheitsmonitorings am Robert Koch-Institut – Ergebnisse des IMIRA-Projektes. Journal of Health Monitoring (Gesundheitsberichterstattung des Bundes, gemeinsam getragen von RKI und destatis), 4(3): 1–68.

Robert Koch-Institut (Hrsg.) (2020a): Bericht zur Epidemiologie der Tuberkulose in Deutschland für 2019. Berlin: Robert Koch-Institut.

Robert Koch-Institut (Hrsg.) (2020b): Gesundheitliche Lage der Frauen in Deutschland. Gesundheitsberichterstattung des Bundes. Gemeinsam getragen von RKI und Destatis. Berlin: Robert Koch-Institut.

Robert Koch-Institut (2021a): Das Projekt BURDEN 2020 – Die Krankheitslast in Deutschland und seinen Regionen. https://www.daly.rki.de/about, zuletzt geprüft am 25.10.2022.

Robert Koch-Institut (Hrsg.) (2021b): Studieninformation Gesundheit 65+. Bundesweite Studie zur Gesundheit älterer Menschen in Deutschland. Berlin: Robert Koch-Institut.

Robert Koch-Institut (2022a): Dashboard zu Gesundheit in Deutschland aktuell – GEDA 2019/2020. Berlin. https://public.tableau.com/app/profile/robert.koch.institut/viz/Gesundheit_in_Deutschland_aktuell/GEDA_20192020-EHIS, zuletzt geprüft am 25.10.2022.

Robert Koch-Institut (2022b): GEDA. Gesundheit in Deutschland aktuell. https://www.geda-studie.de/deutsch/home.html, zuletzt geprüft am 25.10.2022.

Robert Koch-Institut (2022c): KiGGS – Studie zur Gesundheit von Kindern und Jugendlichen in Deutschland. https://www.kiggs-studie.de/deutsch/home.html, zuletzt geprüft am 25.10.2022.

Saß A-C, Lange C, Finger J D et al. (2017). „Gesundheit in Deutschland aktuell" – Neue Daten für Deutschland und Europa. Hintergrund und Studienmethodik von GEDA 2014/2015-EHIS. Journal of Health Monitoring (Robert Koch-Institut, Berlin), 2(1): 83–89.

Schott G (2015): Erfundene Krankheiten? Zur aktuellen Problematik des Disease Mongering. Arzneiverordnung in der Praxis (Arzneimittelkommission der Deutschen Ärzteschaft, Berlin), 42(4): 178–183.

Schupp J (2012): Das Sozio-oekonomische Panel (SOEP). Bundesgesundheitsblatt, Gesundheitsforschung, Gesundheitsschutz, 55(6–7): 767–774.

Schwartz F W, Walter U, Siegrist J et al. (2012): Public Health. Gesundheit und Gesundheitswesen. 3., völlig neu bearbeitete und erweiterte Auflage. München: Elsevier/Urban & Fischer.

Seitz N-N, John L, Atzendorf J et al. (2019a): Kurzbericht Epidemiologischer Suchtsurvey 2018. Tabellenband: Konsum illegaler Drogen, multiple Drogenerfahrung und Hinweise auf Konsumabhängigkeit und -missbrauch nach Geschlecht und Alter im Jahr 2018. München: IFT Institut für Therapieforschung. https://www.esa-survey.de/fileadmin/user_upload/Literatur/Berichte/ESA_2018_Tabellen_Drogen.pdf, zuletzt geprüft am 25.10.2022.

Seitz N-N, John L, Atzendorf J et al. (2019b): Kurzbericht Epidemiologischer Suchtsurvey 2018. Tabellenband: Medikamenteneinnahme und Hinweise Konsumabhängigkeit und -missbrauch nach Geschlecht und Alter im Jahr 2018. München: IFT Institut für Therapieforschung.

Somers J M, Goldner E M, Waraich P, Hsu L (2006): Prevalence and incidence studies of anxiety disorders: a systematic review of the literature. The Canadian Journal of Psychiatry, 51(2): 100–113.

Statistisches Bundesamt (Hrsg.) (2019): Bevölkerung im Wandel. Annahmen und Ergebnisse der 14. koordinierten Bevölkerungsvorausberechnung. Wiesbaden: Statistisches Bundesamt.

Statistisches Bundesamt (2020a): Natürliche Bevölkerungsbewegung und Wanderungssaldo. Querschnittsthema: Demografischer Wandel. Stichwort: Demografische Aspekte.

Statistisches Bundesamt (2020b): Todesursachen: Anzahl der Gestorbenen nach Kapiteln der ICD-10 und nach Geschlecht für 2020. https://www.destatis.de/DE/Themen/Gesellschaft-Umwelt/Gesundheit/Todesursachen/Tabellen/gestorbene_anzahl.htm, zuletzt geprüft am 25.10.2022.

Statistisches Bundesamt; Wissenschaftszentrum Berlin für Sozialforschung (WZB); Bundesinstitut für Bevölkerungsforschung (BiB) (Hrsg.) (2021): Datenreport 2021. Ein Sozialbericht für die Bundesrepublik Deutschland. Unter Mitarbeit von Das Soziooekonomische Panel (SOEP) am Deutschen Institut für Wirtschaftsforschung (DIW Berlin). Bonn: Bundeszentrale für politische Bildung (bpb) (Reihe Zeitbilder).

Statistisches Bundesamt (Hrsg.) (2021): Fachserie 1 Reihe 2.2. Bevölkerung und Erwerbstätigkeit. Bevölkerung mit Migrationshintergrund – Ergebnisse des Mikrozensus 2021. Erstergebnisse. Wiesbaden: Statistisches Bundesamt.

Statistisches Bundesamt (Hrsg.) (2021): Sterbetafel 2018/2020. Ergebnisse aus der laufenden Berechnung von Periodensterbetafeln für Deutschland und die Bundesländer (Artikelnummer: 5126203-20700-4).

Statistisches Bundesamt (2022): Themenschwerpunkt Migration und Integration. Glossar: Migrationshintergrund. https://www.destatis.de/DE/Themen/Gesellschaft-Umwelt/Bevoelkerung/Migration-Integration/Glossar/migrationshintergrund.html, zuletzt geprüft am 25.10.2022.

Strayhorn J M, Strayhorn J C (2009): Religiosity and teen birth rate in the United States. Reproductive Health, 6(14): 1–7.

The World Bank (2022): World Bank Country and Lending Groups. https://datahelpdesk.worldbank.org/knowledgebase/articles/906519#High_income, zuletzt geprüft am 25.10.2022.

Tomkins A, Duff J, Fitzgibbon A et al. (2015): Controversies in faith and health care. The Lancet, 386(10005) (October): 1776–1785.

Zentrum für Krebsregisterdaten (ZfKD) im Robert Koch-Institut; Gesellschaft der Epidemiologischen Krebsregister in Deutschland e.V. (Hrsg.) (2021): Krebs in Deutschland für 2017/2018. Berlin: Robert Koch-Institut (13. Ausgabe).

Abbildungsnachweis

Der Verweis auf die jeweilige Quellenangabe befindet sich bei allen Abbildungen im Werk am Ende des Legendentextes in eckigen Klammern.

[F1070-001] Vlaev I et al. The Theory and Practice of "Nudging": Changing Health Behaviors. IPublic Administration Review, 2016; 76(4): 550–561
[F684-001] Hollands GJ et al. Altering micro-environments to change population health behaviour: towards an evidence base for choice architecture interventions. BMC Public Health, 2013; 13(1218): 1218
[G910] Dahlgren G, Whitehead M. Policies and Strategies to Promote Social Equity in Health. Stockholm, Sweden: Institute for Futures Studies, 1991
[G946] Goering R V et al. Mims' Medical Microbiology and Immunology. Elsevier, 6. Aufl. 2019
[L106] Henriette Rintelen, Velbert
[L138] Martha Kosthorst, Borken
[L143] Heike Hübner, Berlin
[L231] Stefan Dangl, München
[O251] Dr. John Snow
[O252] Franz von Stuck
[P1064] Dr. med. Anja Hohmann, Heidelberg
[P1066] Dr. med. Berit Hackenberg, Wiesbaden
[S110] Michalk D, Schönau E. Differenzialdiagnose Pädiatrie. München: Urban & Schwarzenberg, 1999
[T1198] Institut für Qualität und Wirtschaftlichkeit im Gesundheitswesen, Köln
[V955] NichtraucherHelden GmbH
[W1002] Aktion Zahnfreundlich e. V., Berlin
[W1166] Our World in Data (www.ourworldindata.org)
[W193] Statistisches Bundesamt (Destatis), Wiesbaden
[W233] Bundeszentrale für gesundheitliche Aufklärung (BZgA), Köln
[W257] Gemeinsamer Bundesausschuss (G-BA), juristische Person des öffentlichen Rechts, Berlin
[W798] World Health Organization (WHO), Genf
[W854-019] Deutsche Gesellschaft für Kardiologie – Herz- und Kreislaufforschung e.V.: ESC Pocket Guidelines. Prävention von Herz-Kreislauf-Erkrankungen, Version 2016. Grünwald: Börm Bruckmeier. Kurzfassung der „2016 European Guidelines on Cardiovascular Disease Prevention in Clinical Practice". Eur Heart J, 2016; 37: 2315–2381
[W855] Bundesministerium für Arbeit und Soziales
[W988] Ärztliches Zentrum für Qualität in der Medizin
[X221] Robert Koch-Institut, Berlin
[X221-022] Robert Koch-Institut (Hrsg.) und die Gesellschaft der epidemiologischen Krebsregister in Deutschland e. V. (Hrsg.). Krebs in Deutschland für 2015/2016. 12. Ausgabe. Berlin, 2019
[X333] Wikimedia Commons (Wikipedia.org)
[X390] New York American, 20.06.1909

→ 47 Register